常见老年慢性病的
防治及护理

主编　徐　军　王春英　胡耀仁　黄　童

ZHEJIANG UNIVERSITY PRESS
浙江大学出版社

图书在版编目（CIP）数据

常见老年慢性病的防治及护理／徐军等主编. —杭州：浙江大学出版社，2016.7（2024.1重印）

ISBN 978-7-308-15806-0

Ⅰ.①常… Ⅱ.①徐… Ⅲ.①常见病—老年病—慢性病—防治②常见病—老年病—慢性病—护理 Ⅳ.①R592②R473

中国版本图书馆 CIP 数据核字（2016）第 089979 号

常见老年慢性病的防治及护理

徐　军　王春英　胡耀仁　黄　童　主编

责任编辑	张　鸽
责任校对	潘晶晶　林允照
封面设计	黄晓意
出版发行	浙江大学出版社
	（杭州市天目山路 148 号　邮政编码 310007）
	（网址：http://www.zjupress.com）
排　　版	杭州林智广告有限公司
印　　刷	广东虎彩云印刷有限公司绍兴分公司
开　　本	880mm×1230mm　1/32
印　　张	10.375
字　　数	260 千
版 印 次	2016 年 7 月第 1 版　2024 年 1 月第 8 次印刷
书　　号	ISBN 978-7-308-15806-0
定　　价	48.00 元

《常见老年慢性病的防治及护理》
编委会

主　编　徐　军　王春英　胡耀仁　黄　童

副主编　蔡　挺　陈　勇　黄建达

编　委　(按姓氏笔画排序)

丁春波　王启玉　孔振芳　叶静芬

邵玉阳　冯亚波　朱春琳　任皎皎

严洁琼　李幼娣　杨爱玲　吴　丹

吴文晓　张　力　张君颖　张海棠

陆晓兰　陈　萍　陈　燕　陈丽君

周静娣　周署霞　郑文巧　胡之琳

郎　萍　徐　虹　黄丹凤　黄冬梅

黄淑群　蒋　晔　谢小玲

序

　　1843 年，美国传教士马高温在宁波开启了西医的先河，后逐渐发展，创设了华美医院，这也是宁波市第二医院的前身。170 多年来，经过几代人孜孜不倦的努力，医院在治病救人、疾病防疫和健康宣教等方面做出了卓越的贡献，在宁波市民中赢得了广泛的赞誉和认同。

　　1925 年，华美医院附设"华美护士学校"（1937 年，更名为"宁波华美高级护士职业学校"），学制 3 年，招生 28 届，培养毕业生 247 名。1952 年，因与其他学校合并成立宁波卫生学校而完成使命。期间，该校教学非常严格，办学成绩斐然，多名学生获得全国会考第一名，不少人成为我国护理界骨干人才。1965 年，宁波市第二医院还创办了半工半读的护士学校，一段时间内解决了当时护理人才的短缺问题。

　　建院 170 多年来，宁波市第二医院就一直保持着这样的传统：除了诊治病人外，还把预防疾病、公共防疫、普及医学常识作为己任，不断实践，至今仍然经常深入社区开展医学普及和健康宣教，把祖国传统医学的精髓"上医治未病"深入人心。本书的主编和编委们就是这种传统精髓的忠实传承者,她们基本都在护理岗位辛勤耕耘了二三十年,积累了丰富的临床诊疗护理经验和健康宣教技能。为了让老年朋友们清晰地了解常见老年慢性病的病因、临床表现、治疗、护理、预防及干预措施,也为了践行对健康科普的那一份责任,她们在繁忙的工作之余写下了她们的点滴感受,既是她们平时工作体会的总结,也是她们健康宣教的一种速成方式。本书内容丰富,浅显易懂,涉及常见老年慢性病的方方面面,有较高的学习借鉴意义。相信本书能够帮助提高基层医务人员的业务水平,也会给老年朋友在健康保健上带来一定帮助。

防大于治,如何不生病、少生病应是健康领域的最高境界。期待有更多的医务工作者写下你们对疾病防治的经验之谈,共同筑起防病的百年堤坝,让更多民众受益受惠,让健康春风吹进老年朋友的心中。

应黎明

2016 年 5 月 6 日

前　言

当人们渐渐步入中老年,人体器官功能会随着年龄的增长而减退,各种疾病不期而至,面对疾病的到来,有些人不把疾病当回事,相反,有些人却会惊慌失措。面对疾病,我们应该怎么办?我们是否应该多了解一些疾病的相关知识,做到既不讳疾忌医,又不过度紧张;做到有病治病,无病防病,能够泰然处之。

本书是一本面对广大基层医务工作人员和老年朋友的医学科普书,介绍了60余种老年人常见疾病的起因、预防、治疗、护理及营养保健知识,每一位基层医务工作人员和老年朋友只要翻阅此书,一定开卷有益。

由于编者水平有限,书中必定存在不少疏漏,欢迎广大读者指正。

编　者

2016 年 5 月 1 日

目 录

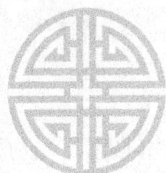

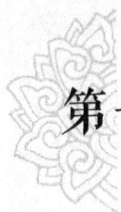

第一章 呼吸系统疾病

呼吸系统疾病以慢性阻塞性肺疾病为常见。那么什么是慢性阻塞性肺疾病？慢性阻塞性肺疾病简称慢阻肺，是一组以气流受限为特征的肺部疾病，气流受限不完全可逆，呈进行性发展。慢性阻塞性肺疾病是一种常见病、多发病，病死率较高，严重影响患者的生命质量，并给其家庭及社会带来沉重的经济负担。据世界卫生组织最新统计，目前全球已有 2.1 亿慢性阻塞性肺疾病患者。我国 40 岁以上人群慢性阻塞性肺疾病发病率达 8.2%，共有 4300万人。据"全球疾病负担研究"预测，2020 年慢性阻塞性肺疾病将位居全球死亡原因的第 3 位。世界银行和世界卫生组织的资料表明，至 2020 年，慢性阻塞性肺疾病将位居世界疾病经济负担的第 5 位。慢性阻塞性肺疾病与慢性支气管炎、慢性肺气肿所致通气功能障碍密切相关。当慢性支气管炎或慢性肺气肿患者经肺功能检查发现气流受限且不能完全可逆时，即可诊断为慢性阻塞性肺疾病。

第一节　慢性支气管炎

一、什么是慢性支气管炎？

慢性支气管炎是指气管、支气管黏膜及其周围组织的慢性非特异性炎症。临床上以慢性反复发作的咳嗽、咳痰和（或）伴有喘息为特征。如每年咳嗽、咳痰达三个月以上，连续两年或更长，排除其他已知原因所致的慢性咳嗽，即可确诊。

二、为什么会发生慢性支气管炎？

病因及发病机制尚未完全清楚，一般将病因分为外因和内因两个方面。

1. 外因

（1）吸烟：国内外研究均表明，吸烟时间越长，烟量越大，慢性支气管炎发病率也越高。戒烟后症状可减轻或消失，病情缓解，甚至痊愈。

（2）感染因素：感染是慢性支气管炎发生、发展的重要因素，主要为病毒和细菌感染。

（3）理化因素：如刺激性烟雾、粉尘、大气污染（如二氧化硫、二氧化氮、氯气、臭氧等）的慢性刺激，常为慢性支气管炎的诱发因素之一。接触工业刺激性粉尘和有害气体的工人，慢性支气管炎患病率远较不接触者高。

（4）气候：寒冷常为慢性支气管炎发作的重要诱因，慢性支气管炎发病及急性加重常见于冬天寒冷季节，尤其是在气候突然变化时。寒冷空气刺激呼吸道，除减弱上呼吸道黏膜的防御功能外，还能通过反射引起支气管平滑肌收缩、黏膜血液循环障碍和分泌物排出困难等，导致容易感染。

（5）过敏因素：据调查，喘息性支气管炎患者往往有过敏史。在患者痰液中嗜酸性粒细胞数量与组胺含量都有增高倾向，说明部分患者发病与过敏因素有关。尘埃、尘螨、细菌、真菌、寄生虫、花粉及化学气体等，都可能成为过敏因素而致病。

2. 内因

（1）呼吸道局部防御及免疫功能减低：正常人呼吸道具有完

善的防御功能,对吸入空气具有过滤、加温和湿润的作用。全身或呼吸道局部的防御及免疫功能减弱,可为慢性支气管炎发病提供内在的条件。老年人常因呼吸道免疫功能减退,免疫球蛋白减少,呼吸道防御功能退化,导致慢性支气管炎发病率增高。

(2)自主神经功能失调:当呼吸道副交感神经反应性增高时,对正常人不起作用的微弱刺激,即可引起支气管收缩痉挛,分泌物增多,而产生咳嗽、咳痰、气喘等症状。

综合上述因素,当机体抵抗力减弱时,气道存在不同程度敏感性(易感性),在此基础上,存在一种或多种外因的长期反复作用,可发展成为慢性支气管炎。如长期吸烟损害呼吸道黏膜,加上微生物的反复感染,可导致慢性支气管炎,甚至引发慢性阻塞性肺气肿或慢性肺源性心脏病。

三、慢性支气管炎有哪些表现?

1. 咳嗽

支气管黏膜充血、水肿,或分泌物积聚在支气管腔内,可引起咳嗽。晨起时,咳嗽加重,白天较轻,临睡前可有阵咳或排痰现象。

2. 咳痰

痰液一般呈白色泡沫黏痰,急性发作并发感染时痰量增多,多为黄色脓性。

3. 喘息或气促

支气管痉挛的慢性支气管炎患者可出现喘息,常伴有哮鸣音。

四、如何预防?

1. 戒烟

吸烟是引起慢性支气管炎的重要原因,烟雾对周围人群也会带来危害,应大力宣传吸烟的危害性,杜绝吸烟和避免置身于吸烟的环境中。

2. 运动

加强锻炼,增强体质,提高人体的抗病能力,并进行耐寒锻炼,预防上呼吸道感染。

3. 避免接触污染的环境

减少有害物的吸入,如污染的空气、汽车尾气、烟、香水等,尽量避免在交通拥挤区域或工业区活动,空气质量差时避免室外活动。

4. 加强营养

多饮水,补充必要的优质蛋白质,增强机体免疫力,忌食生冷、辛辣刺激性食物。

五、如何治疗?

1. 急性发作期的治疗

(1)控制感染:抗菌药治疗可选用喹诺酮类、β-内酰胺类、头孢菌素类,也可以根据培养的致病菌的药敏试验选用抗菌药物。

(2)镇咳、祛痰:中成药物可用三拗、复方甘草合剂等,西药可用氨溴索、桃金娘油、复方甲氧那明、美可糖浆等。

(3)平喘:常用的平喘药物有氨茶碱、多索茶碱、特布他林、信必可、舒利迭、顺尔宁、噻托溴铵,必要时加用糖皮质激素。

2. 缓解期的治疗

(1)戒烟,避免有害气体和其他有害颗粒的吸入。

(2)增强体质,预防感冒。

(3)反复呼吸道感染者,可以试用免疫调节剂或中药调理,增强体质。每年进行肺炎和流感疫苗的接种。

(蒋　晔)

第二节　慢性阻塞性肺气肿

一、什么是慢性阻塞性肺气肿?

慢性阻塞性肺气肿简称肺气肿,是指末梢肺组织(呼吸性细支气管、肺泡管、肺泡囊和肺泡)出现异常而持久的扩张,含气量过多,并同时伴肺泡间隔破坏而无明显的肺纤维化,是肺气肿中最常见的类型。严格地说,肺气肿不是一种独立的疾病,而是一个解剖学术语,是慢性支气管炎或其他慢性肺部疾患发展的结果。由于其发病缓慢,病程较长,故称为慢性阻塞性肺气肿。在我国的发病率为 $0.6\% \sim 4.3\%$。

二、为什么会发生慢性阻塞性肺气肿?

肺气肿的发病机制至今尚未完全明确,多认为是多种因素协同作用形成的。引起慢性支气管炎的各种因素都可引起阻塞性肺气肿。

1. 支气管阻塞

慢性炎症可使支气管管腔狭窄,形成不完全阻塞,造成气体不易排出,残留在肺中的气体过多,肺泡充气过度。

2. 细支气管壁软骨破坏

炎症破坏细支气管壁软骨,使之失去正常的支架作用,周围纤维组织增生,管腔僵硬或塌陷,造成气道阻力增加。吸气时支气管舒张,气体尚能进入肺泡;但呼气时,由于胸腔内压增高使细支气管及肺泡受压塌陷,气体排出受阻,肺泡内积聚大量气体,残气量增加,肺泡内压力增高,肺泡明显膨胀。

3. 肺泡壁毛细血管受损

肺组织供血量减少或营养障碍,都会引起肺泡壁弹性减退,进一步促进肺气肿的发生。

4. 蛋白酶-抗蛋白酶失衡

维持蛋白酶-抗蛋白酶平衡是保证肺组织正常结构免受损害和破坏的主要因素。吸烟、慢性炎症等因素可诱导中性粒细胞释放蛋白酶,抑制抗蛋白酶系统,导致肺组织弹力纤维分解,引起肺气肿。此外,先天性 α_1-抗胰蛋白酶不足,可诱发肺气肿,但国内少见报道。

三、慢性阻塞性肺气肿有哪些表现?

1. 症状

(1)呼吸困难:逐渐加重的呼吸困难是肺气肿患者的主要症状,早期仅在体力劳动或上楼等活动时出现,随着病情发展逐渐加重,轻度活动,甚至在静息时患者也感呼吸困难。

(2)慢性咳嗽咳痰:慢性支气管炎并发肺气肿时,常有反复发作的咳嗽咳痰,冬春加重,天暖缓解。当急性发作时,呼吸道分泌物增多,进一步加重通气功能障碍,有胸闷、呼吸困难加剧。

(3)全身症状:疲乏、食欲不振及体重减轻。

2. 体征

早期体征不明显,随着病情发展出现典型体征:桶状胸,呼吸运动减弱,触诊语颤减弱或消失,叩诊呈过清音,听诊心音遥远,呼吸音减弱,呼气延长。

3. 并发症

并发症有自发性气胸、慢性肺源性心脏病及慢性呼吸衰竭等。

四、如何预防？

一般的预防措施同慢性支气管炎，如戒烟、运动、饮食及避免暴露在有害环境中。45 岁以上人群应定期到医院进行肺功能检测。高危人群，如抽烟人士、有家族病史者，更应"提高警觉"，应从 40 岁就开始定期检查。

五、如何治疗与功能锻炼？

治疗的目的在于减轻症状、延缓疾病的进展，预防各种并发症，发挥机体代偿作用，改善呼吸功能，提高患者的工作、生活能力。

1. 去除致病因素

戒烟，避免接触刺激性气体及粉尘等物质。

2. 慢性支气管炎并发肺气肿者的治疗

对于慢性支气管炎并发肺气肿者，按支气管炎进行治疗。

3. 长期家庭氧疗

长期家庭氧疗可提高肺气肿患者的生活质量和生存率。一般用鼻导管吸氧，每分钟氧流量为 1~2 升，每天吸氧时间＞15 小时。其目标是使患者在海平面、静息状态下动脉血氧分压达到 60 毫米汞柱（1 毫米汞柱＝0.133 千帕）以上和（或）经皮血氧饱和度升至 90%。

4. 坚持做好稳定期的康复训练

（1）缩唇呼吸：可以帮助患者控制呼吸频率。它使更多的气体进入患者的肺部，减少呼吸功耗。

方法（见图 1-1）：①通过鼻子缓慢地深吸气，直到无法吸入为止；②缩唇，如吹口哨那样；③保持缩唇姿势缓慢呼气；④呼与吸的时间比例为 2:1 或 3:1，每次 10~20 分钟，每天 2 次。

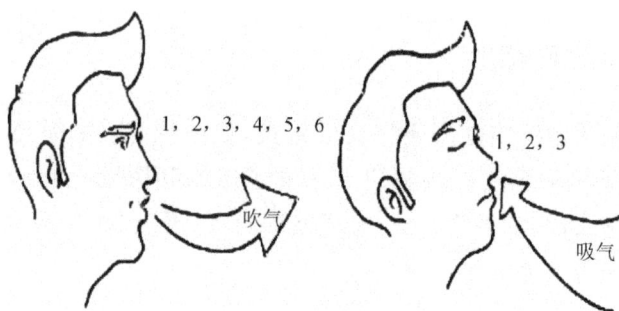

图 1-1　缩唇呼吸方法

（2）深呼吸：屏住呼吸可延长肺内氧气和二氧化碳的交换时间，使更多氧气进入血液中。方法：①吸气；②屏住呼吸 3 秒；③呼气。

（3）腹式呼吸：

方法（见图 1-2）：①患者取立位或坐位，一手放于胸前，一手放于腹部；②吸气时闭嘴用鼻吸气，胸部不动，尽量挺腹；③呼气时用口呼出，同时收缩腹部，胸廓保持最小活动幅度；④一呼一吸掌握在 15 秒左右，即深吸气（鼓起肚子）3～5 秒，屏气 1 秒，然后慢呼气（回缩肚子）3～5 秒，屏息 1 秒。每次 5～15 分钟，做 30 分钟最佳。

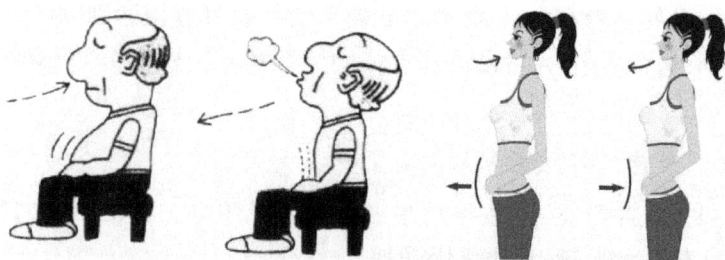

图 1-2　腹式呼吸方法

（4）有效咳嗽：深呼吸和有效咳嗽。

方法：①患者取坐位，双脚着地，身体稍向前倾，双手环抱一个枕头;②进行数次深而缓慢的腹式呼吸,深吸气末屏气,然后缩唇(噘嘴),缓慢呼气;③在深吸一口气后屏气 3～5 秒,身体前倾,从胸腔进行 2～3 次短促有力的咳嗽;④张口咳出痰液,咳嗽时收缩腹肌,或用自己的手按压上腹部,帮助咳嗽。

5. 手术治疗

对于局限性肺大疱和肺气肿患者,可选择适当的手术治疗;对于部分患者,可采用肺减容术或肺移植术。

（蒋　晔）

第三节　肺源性心脏病

一、什么是肺源性心脏病?

肺源性心脏病简称肺心病,是由于肺组织、肺血管及胸廓慢性病变引起肺组织结构和(或)功能异常,肺循环阻力增加,肺动脉高压进而使右心室扩张和(或)肥厚,引起伴或不伴右心功能衰竭的心脏病。

二、为什么会发生肺源性心脏病?

1. 支气管和肺疾病

引起肺源性心脏病的支气管和肺疾病以慢性支气管炎并发阻塞性肺气肿最为多见,其次为支气管哮喘、支气管扩张、重症肺结核、肺尘埃沉着症、慢性弥漫性肺间质纤维化、结节病、过敏性肺泡炎及嗜酸性肉芽肿等。

2. 胸廓运动障碍性疾病

由胸廓运动障碍性疾病引起的肺源性心脏病较为少见。此类疾病主要包括严重的脊椎后突、侧突,脊椎结核,类风湿关节炎,胸膜广泛粘连,胸廓形成术后造成的严重胸廓或脊椎畸形,以及神经肌肉疾病(如脊髓灰质炎)等。

3. 肺血管疾病

罕见肺血管疾病引起的肺源性心脏病。累及肺动脉的过敏性肉芽肿病,广泛或反复发生的多发性肺小动脉栓塞及肺小动脉炎,以及原因不明的原发性肺动脉高压症,可发展成肺源性心脏病。

三、肺源性心脏病有哪些表现?

1. 肺、心功能代偿期

在肺、心功能代偿期,肺源性心脏病的表现主要是慢性阻塞性肺疾病,包括慢性咳嗽、咳痰、气急、活动后心悸、呼吸困难、乏力和劳动耐力下降。

2. 肺、心功能失代偿期

在肺、心功能失代偿期,肺源性心脏病的临床表现以呼吸衰竭为主,有或无心力衰竭。

四、如何预防?

主要是防治引起本病的支气管、肺、肺血管等基础疾病。

1. 积极采取各种预防措施,如戒烟。

2. 积极防治原发病的诱发因素(如呼吸道感染、支气管扩张、慢性阻塞性肺疾病),避免各种过敏原、有害气体等的吸入。注意防寒保暖。

3. 选择合适的体育锻炼方法,如打太极拳、散步等,增强体质。

五、如何治疗？

1. 急性加重期的治疗

(1) 控制感染，遵医嘱合理使用抗生素。

(2) 保持呼吸道的通畅。

(3) 氧疗，纠正缺氧和二氧化碳潴留。

(4) 控制心力衰竭，采取利尿、强心、扩血管措施。

(5) 其他治疗措施同慢性阻塞性肺气肿。

2. 缓解期的治疗

基本同慢性阻塞性肺气肿。

（蒋　　晔）

第四节　呼吸衰竭

一、什么是呼吸衰竭？

呼吸衰竭是各种原因引起的肺通气和（或）换气功能严重障碍，以致不能进行有效的气体交换，导致缺氧伴（或不伴）二氧化碳潴留，从而引起一系列生理功能和代谢紊乱的临床综合征。其标准为在海平面大气压、静息状态、呼吸空气的情况下，动脉血氧分压（PaO_2）<60 毫米汞柱伴或不伴动脉血二氧化碳分压（$PaCO_2$）>50 毫米汞柱，无心内解剖分流和心排血量降低等因素。

二、为什么会发生呼吸衰竭？

引发呼吸衰竭的病因很多，凡影响肺通气和换气过程中任何一个环节的因素都可导致呼吸衰竭。

1. 呼吸系统疾病

引起呼吸衰竭的呼吸系统疾病主要包括以下几类：①呼吸道疾病，如慢性支气管炎、慢性阻塞性肺疾病、支气管扩张、支气管哮喘等；②肺组织病变，如重症肺炎、重度肺结核、弥漫性肺间质纤维化、肺尘埃沉着症、急性呼吸窘迫综合征等；③胸廓病变，如胸廓外伤、畸形、气胸等；④肺血管疾病，如肺栓塞。

2. 神经肌肉疾病

神经肌肉疾病导致的呼吸衰竭见于脑血管病变、脑炎、脑外伤、脊髓灰质炎、多发性神经炎及重症肌无力等。

3. 中毒或意外

电击、药物中毒等可直接或间接抑制呼吸中枢，导致呼吸衰竭。

三、呼吸衰竭有哪些表现？

1. 呼吸困难

呼吸困难是呼吸衰竭早期的主要表现，通常表现为呼吸费力伴呼吸频率加快，呼吸表浅，鼻翼煽动，辅助呼吸肌参与呼吸运动，节律和幅度改变。慢性阻塞性肺气肿所致的呼吸衰竭的表现是由慢而较深的呼吸转为浅快呼吸，辅助呼吸肌活动加强，呈点头或提肩呼吸，二氧化碳麻醉（二氧化碳分压过高所引起的中枢神经系统功能障碍综合征）时则出现浅慢呼吸。中枢性呼吸衰竭呈潮式呼吸、间停呼吸或抽泣样呼吸。肺实质炎症、胸廓运动受限引起的呼吸衰竭常表现为混合性呼吸困难，吸气和呼气同样费力，呼吸浅快。呼吸困难的程度与呼吸衰竭的程度不一定相关。

2. 发绀

发绀是缺氧的典型表现，主要取决于缺氧的程度，也受血红蛋白量、皮肤色素及心功能状态的影响。舌色发绀较口唇、指甲更早、更明显。

3. 精神、神经症状

患者轻度缺氧可出现注意力分散，智力或定向力减退；缺氧程度加重，则出现烦躁不安、神志恍惚、嗜睡、昏迷。患者轻度二氧化碳潴留时，表现为兴奋症状，如多汗、烦躁、白天嗜睡、夜间失眠；二氧化碳潴留加重时，中枢神经系统受抑制，出现神志淡漠、间歇抽搐、昏睡、昏迷等症状。

4. 循环系统症状

二氧化碳潴留使患者外周体表静脉充盈，皮肤充血、温暖、多汗，血压升高，心排血量增多而致脉搏洪大；多数患者心率加快，脑血管扩张，产生搏动性头痛。严重缺氧、酸中毒可引起心肌损害，亦可引起周围循环衰竭、血压下降、心律失常、心脏停搏等。慢性缺氧和二氧化碳潴留引起肺动脉高压，可引发右心衰竭，伴有体循环淤血体征。

5. 体征

缓解期多无阳性体征，急性期可出现强迫体位，呼吸音降低、两肺干湿啰音或管状呼吸音等体征。

四、如何预防？

1. 积极防治原发病的诱发因素。

2. 减少能量消耗，肺部基础疾病急性发作应及时就医。

3. 改善机体的营养状况，增强营养，提高糖、蛋白质及各种维生素的摄入量。

4. 坚持锻炼，做好呼吸功能锻炼。

5. 按时服药。

6. 坚持家庭氧疗。

五、如何治疗？

1. 保持呼吸道通畅

气道通畅是纠正缺氧和二氧化碳潴留的先决条件。

（1）清除呼吸道分泌物：鼓励患者咳嗽、咳痰，予以翻身拍背。呼吸道分泌物或胃内反流物阻塞气道时，应立即行机械吸引，必要时应使用纤维支气管镜吸除阻塞物。

（2）缓解支气管痉挛：用支气管解痉剂来缓解症状，必要时加用糖皮质激素。

（3）建立人工气道：对于病情危重，无力咳痰的患者，可采用经鼻或经口气管插管或气管切开，以方便吸痰和行机械通气治疗。

2. 氧疗

对于缺氧不伴二氧化碳潴留的患者，给予高浓度吸氧（>35%），使氧分压（PaO_2）提高到 60 毫米汞柱或血氧饱和度（SaO_2）在 90% 以上；对于缺氧伴二氧化碳潴留的患者，应低浓度（<30%）持续给氧。

3. 增加通气

（1）呼吸兴奋剂：呼吸兴奋剂刺激呼吸中枢或周围化学感受器，通过增强呼吸中枢兴奋性，增加呼吸频率和潮气量以改善通气。主要用于中枢抑制为主、通气量不足引起的呼吸衰竭，不宜用于换气功能障碍为主所致的呼吸衰竭。常用药物有尼可刹米和洛贝林。

（2）无创通气：用于急性呼吸衰竭或慢性呼吸衰竭急性发作的治疗，无须建立人工气道，简便易行，与机械通气相关的严重并发症发生率低。对于慢性阻塞性肺疾病患者，应在急性加重早期使用，可缓解呼吸肌疲劳，减少后期气管插管频率，改善预后。

使用无创通气的患者须具备以下基本条件：①神志清楚能够合作；②血流动力学稳定；③不需要气管插管保护（即患者无误吸、严重消化道出血、气道分泌物过多且排痰不利等情况）；④无影响使用鼻/面罩的头面部畸形或创面；⑤能够耐受鼻/面罩。

（3）有创机械通气：对于有意识障碍，气道分泌物多的患者，应尽早建立人工气道以进行机械通气。

4. 治疗原发病或诱发因素

积极治疗原发疾病，避免和消除诱发因素。

5. 纠正酸碱平衡失调和电解质紊乱

①对于呼吸性酸中毒，主要是改善肺泡通气量，一般不宜补碱。②对于呼吸性酸中毒合并代谢性酸中毒，由于低氧血症、血容量不足、心排血量减少和周围循环障碍等，应积极治疗代谢性酸中毒的病因，适量补碱，使 pH 值升至 7.25 左右即可。③呼吸性酸中毒合并代谢性碱中毒治疗时，应防止发生碱中毒的医源性因素和避免 CO_2 排出过快，适量补氯和补钾，以缓解碱中毒，当 pH> 7.45 而且 $PaCO_2$<60 毫米汞柱时，可考虑使用碳酸酐酶抑制剂，促进肾排出 HCO_3^-，纠正代谢性碱中毒。

6. 并发症的防治

患者呼吸衰竭急性加重时可能合并消化道出血、休克、心功能不全、肺性脑病和多器官功能衰竭等，应积极防治。

7. 营养支持

在患者胃肠功能允许的条件下，应尽早开始肠内营养，如肠内营养无法全量补充或无法补充时，则应给予静脉高营养治疗。

（蒋　晔）

第五节 支气管哮喘

一、什么是支气管哮喘?

支气管哮喘简称哮喘,是由多种细胞(如嗜酸性粒细胞、肥大细胞、淋巴细胞、中性粒细胞和气道上皮细胞等)和细胞组分参与的气道慢性炎症性疾病。这种慢性炎症可导致气道高反应性,并引起反复性的喘息、气急、胸闷或咳嗽等症状,患者通常出现广泛多变的可逆性气流受限,多数可自行缓解或经治疗缓解。60 岁以上的哮喘患者可统称为"老年性哮喘",可分为两种情况:①患者60 岁以前发病迁延至老年,称为早发性老年哮喘;②患者 60 岁以后新发生哮喘,称为晚发性老年哮喘。

二、为什么会发生哮喘?

1. 遗传因素

哮喘与多基因遗传有关,哮喘患者亲属患病率高于群体患病率,并且亲缘关系越近,患病率越高;患者病情越严重,其亲属患病率也越高。

2. 变应原

(1)室内外变应原:尘螨是最常见、危害最大的室内变应原,也是哮喘在世界范围内的重要发病原因。尘螨存在于皮毛、唾液、尿液与粪便等分泌物里。真菌亦是存在于室内空气中的变应原之一,特别是在阴暗、潮湿以及通风不良的地方。花粉是最常见的引起哮喘发作的室外变应原。

(2)职业性变应原:常见的变应原有谷物粉、面粉、木材、饲料、茶、咖啡豆、家蚕、鸽子、蘑菇、抗生素(青霉素、头孢菌素)、松香、活性染料、过硫酸盐、乙二胺等。

(3)药物：阿司匹林、普萘洛尔(心得安)和一些非皮质激素类抗炎药是药物所致哮喘的主要变应原。

3. 诱发因素

常见诱发因素包括空气污染、吸烟、呼吸道病毒感染、妊娠、剧烈运动及气候转变；多种非特异性刺激，如吸入冷空气、蒸馏水雾滴等都可诱发哮喘。此外，精神和心理因素亦可诱发哮喘。

三、支气管哮喘有哪些表现?

1. 症状

典型表现为发作性呼气性呼吸困难或发作性胸闷和咳嗽，伴哮鸣音，严重者呈被迫坐位或端坐呼吸，甚至出现发绀。有时咳嗽可作为唯一症状(咳嗽变异性哮喘或过敏性咳嗽)，干咳或咳大量白色泡沫样痰。症状在夜间及凌晨发作和加重常为哮喘的特征之一，可在数分钟内发作，持续数小时至数天，应用支气管舒张药后或自行缓解。有些青少年的哮喘症状表现为运动时出现胸闷、咳嗽和呼吸困难，称为运动性哮喘。

2. 体征

发作时胸部呈过度充气征象，双肺可闻及广泛的哮鸣音(如笛声的高音调)，呼气音延长。但当轻度哮喘或非常严重哮喘发作时，哮鸣音可不出现。严重者常出现心率增快、奇脉、胸腹反常运动和发绀。非发作期体检可无异常。

3. 并发症

发作时可并发气胸、纵隔气肿、肺不张，长期反复发作和感染可并发慢性支气管炎、肺气肿、支气管扩张症、间质性肺炎、肺纤维化和肺源性心脏病、呼吸衰竭、呼吸骤停等。

四、如何预防？

1. 哮喘的预防分三级

一级预防：旨在通过祛除危险因素而预防哮喘。

二级预防：是在无症状时进行早期诊断和治疗，防止哮喘病情发展。

三级预防：积极地控制哮喘症状，防止病情恶化，减少并发症。

2. 危险因素及干预措施

（1）哮喘是一种多基因遗传病，其遗传度为 $70\% \sim 80\%$，因此遗传是重要的危险因素。如父母双方均为易感患者，其子女也是易感患者的可能性远大于父母仅一方易感者。

（2）控制环境促发因素：主要是确定、控制并避免接触各种变应原、职业致敏物和其他非特异性刺激因素。引起过敏最常见的食物是鱼类、虾蟹、蛋类、牛奶等。职业致敏物如甲苯二异氰酸酯、邻苯二甲酸锌、乙二胺、青霉素、蛋白酶、淀粉酶、蚕丝、动物皮屑或排泄物等。此外，非特异性的尚有甲醛、甲酸等。另外，一些特异性和非特异性吸入物也可诱发哮喘。前者如尘螨、花粉、真菌、动物毛屑等；非特异性吸入物如硫酸、二氧化硫、氯、氨等。当气温、湿度、气压和（或）空气中离子等改变时均可诱发哮喘，故哮喘在寒冷季节或秋冬季节改变时发病较多。

（3）精神因素：患者情绪激动、紧张不安、怨怒等，都会促使哮喘发作，一般认为它是大脑皮质和迷走神经反射或过度换气所致。因此应对老年哮喘患者进行心理治疗，加强自我管理、自我放松和自我调整。

（4）避免呼吸道感染：哮喘的形成和发作与反复呼吸道感染

有关。哮喘患者机体中可存在针对细菌、病毒、支原体等的特异性免疫球蛋白 E(immunoglobulin E,IgE),如果吸入相应的抗原,则可诱发哮喘。病毒感染可直接损害呼吸道上皮细胞,致使呼吸道反应性增高。有学者认为,病毒感染所产生的干扰素、白细胞介素-1(interleukin-1,IL-1)使嗜碱性粒细胞释放的组胺增多。因此在日常生活中应注意保持室内空气新鲜、流通。在易感期内,尽量避免出入公共场合。增强自身抵抗力,及时添加衣物,在寒冷季节配戴口罩。

(5) 避免服用会引起哮喘的药物:有些药物可引起哮喘发作,如普萘洛尔等 β-肾上腺素能受体拮抗剂。2.3%～20.0%哮喘患者因服用阿司匹林类药物而诱发哮喘,这类哮喘称为阿司匹林哮喘。因患者常伴有鼻息肉和对阿司匹林耐受低下,又被称为阿司匹林三联症。患者对其他解热镇痛药和非甾体抗炎药可能也有交叉反应。老年人为治疗心脑血管病常需服用阿司匹林、β_2 受体拮抗药,但为避免哮喘发作,应权衡利弊,选择性用药。

(6) 戒烟:老年哮喘患者中有吸烟史者占 60%左右,多数患者在多年吸烟的基础上才形成哮喘。正是由于常年吸烟导致了气道高反应性,从而诱发哮喘,因而老年人应避免吸烟,或尽早戒烟。

(7) 社区干预:鼓励患者与医护人员建立伙伴关系;通过规律的肺功能检测客观评价患者哮喘的发作程度;避免和控制哮喘的诱发因素,减少复发;制订哮喘的长期管理用药计划和发作期处理方案;长期、定期随访保健。

(8) 饮食保健:①忌酒,忌过咸食物。酒和过咸食物的刺激,可以加强支气管的反应,加重咳嗽、气喘、心悸等症状,诱发哮喘。②多吃高蛋白食物,如瘦肉、肝、蛋、家禽、大豆及豆制品等,增加热量的摄入,提高抗病力。消化功能不好的人要少食多餐。③多吃含有维生素 A、维生素 C 及钙质的食物。含维生素 A 的食物有润肺、保护气管之功效,如猪肝、蛋黄、鱼肝油、胡萝卜、韭菜、南瓜、杏等;含维生素 C 的食物有抗感染、抗癌、防感冒的功能,如大枣、柚、番茄、青椒等;含钙食物能增强气管抗过敏能力,如猪骨、青菜、豆腐、芝麻酱等。④根据自己平日身体状况,针对性地选择食品。如痰多、食少、舌苔白,宜选食南瓜、莲子、山药、糯米、芡实等来补脾;如四肢发冷、小便清长、腰酸,宜选麻雀肉、胡桃、牛睾丸、羊肉来补肾;如多汗、易感冒,宜选食动物肺、蜂蜜、银耳、百合来补肺。

五、如何治疗?

尽管哮喘尚不能根治,但坚持长期规范化治疗可使哮喘症状得到良好的控制,减少复发甚至不再发作。

1. 治疗目标

(1)有效控制急性发作症状并维持最轻的症状,甚至无任何症状。

(2)防止哮喘的加重。

(3)尽可能使肺功能维持在接近正常水平。

(4)保持正常活动(包括运动)的能力。

(5)避免哮喘药物治疗过程中发生不良反应。

(6)防止发生不可逆的气流受限。

(7)防止患者因哮喘死亡,降低哮喘病死率。

2. 哮喘防治基本临床策略

(1)长期抗炎治疗是基础,首选吸入肾上腺皮质激素。

(2)应急缓解症状的首选药物是吸入型 β_2 受体激动剂。

(3)对于规律吸入肾上腺皮质激素后病情控制不理想者,宜加用吸入型长效 β_2 受体激动剂,或缓释茶碱,或白三烯调节剂(联合用药);亦可考虑增加吸入激素量。

(4)对于重症哮喘患者,经过上述治疗仍长期反复发作时,可考虑强化治疗,即按照严重哮喘发作处理(给予大剂量激素等治疗),待症状完全控制、肺功能恢复最佳水平和呼气流量峰值(peak expiratory flow,PEF)波动率正常后 2～4 天,逐渐减少激素用量。部分患者经过强化治疗后病情控制理想。

3. 综合治疗措施

(1) 消除病因和诱发原因。

(2) 防治合并症,如过敏性鼻炎、反流性食管炎等。

(3) 免疫调节治疗。

(4) 经常检查患者吸入药物的使用是否正确和对医嘱的依从性。

(黄建达　胡之琳　任皎皎　吴文晓)

第六节　支气管扩张

一、什么是支气管扩张?

支气管扩张是指由多种原因引起的支气管扩张和与之相关的咳嗽、咳痰和咯血等临床表现,其名称来源于病理解剖的改变,但临床特征具有一定的共性。

二、为什么会发生支气管扩张?

支气管扩张与很多疾病相关,可分为三组:与囊性肺纤维化相关、与其他肺部疾病相关和特发性支气管扩张症。在与其他肺部疾病相关的病因中,各种感染、气管/支气管先天性或获得性的异常改变、气道纤毛功能异常、先天性或获得性免疫功能低下等,均可导致支气管扩张。

三、支气管扩张有哪些表现？

支气管扩张可发生于任何年龄，常见于青少年，在中老年人群中也不少见。很多支气管扩张患者在幼年曾有麻疹、百日咳或支气管肺炎的病史，一些患者可能伴有慢性鼻窦炎或家族免疫缺陷病史。支气管扩张根据临床表现，可分为四种类型：快速进展型、缓慢进展型、惰性无症状型和咯血为主型。

支气管扩张患者的症状可以分为由支气管扩张本身引起的和由原发病变引起的两组症状。支气管扩张本身可以引起的症状有慢性咳嗽、脓痰、发热、乏力和体重下降。咳痰的量和性状取决于病情轻重及是否合并感染。咳嗽通常发生于早晨和晚上，患者晨起时由于体位变化，痰液在气道内流动而刺激气道黏膜引起咳嗽和咳痰，痰液为脓性或黏液脓性。当合并急性感染时，咳嗽和咳痰量明显增多，痰液常呈黄绿色、脓性。厌氧菌感染者的痰液和呼出气常有臭味。收集患者全日痰量并静置于玻璃瓶中，数小时后痰液可分离成四层：上层为黏液泡沫，下层为脓液，中层为混浊浆液，最下层为坏死沉淀组织，此为典型支气管扩张的痰液变化，但现在已较少见。部分支气管扩张患者会出现呼吸困难。反复发作的支气管扩张患者常可出现咯血症状，通常咯血程度不重，表现为脓痰中带血丝，随病情的发展，咯血量由少到多，可出现反复大量咯血，咯血间隔时间由长到短。一些患者以咯血为首发表现，另一些患者无咳嗽和咳痰，而以咯血为唯一表现，称为干性支气管扩张症。

支气管扩张患者如果反复继发感染，可有发热、咳嗽、咳痰、气急和咯血等症状。支气管炎迁延不愈而反复发作者，可有食欲减退、消瘦和贫血。此外，重症支气管扩张患者由于支气管周围肺组织化脓性炎症和广泛的肺组织纤维化，可并发阻塞性肺气肿，亦可产生上述症状；极其严重者，可导致心脏负担加重，甚或右心衰竭而发生下肢水肿、腹腔积液形成和呼吸困难加重等。

支气管扩张患者的肺部体检可发现啰音，有时可闻及哮鸣音。部分患者有杵状指、发绀和多血质，可能会有鼻息肉或慢性鼻窦炎。患者体重下降和出现肺源性心脏病的体征多提示病情进展。

支气管扩张常见的并发症有反复的肺部感染、脓胸、气胸和肺脓肿等，小部分患者可出现肺源性心脏病。

四、如何预防？

1. 提高抵抗力和消除诱因

开展健康教育，提高人群免疫水平，有组织地进行预防接种，如麻疹、百日咳、卡介苗等疫苗的预防接种。增进健康、提高抗病能力，注意合理营养和膳食；经常进行体格锻炼，培养良好的行为与生活方式；保持良好的心态和社会适应能力。环境保护，对大气、水源、土壤、食品采取保护措施，制订环境保护法规及卫生标准，创造并维护有益于身心健康的自然环境和社会环境，减少致病因素。

2. 做好临床前期预防

定期进行健康检查，在疾病前期做好早发现、早诊断、早治疗的预防工作，以控制疾病的发展和恶化，防止疾病的复发。治疗慢性鼻窦炎，注意防止异物吸入气管。

3. 防治支气管炎

对已患病者，应防止或减少呼吸道感染的发生，保持呼吸道通畅和痰液引流，合理使用抗生素。对于病灶位置局限，反复咯血且经内科治疗效果差者，应行手术治疗。

4. 心理支持

老年人由于家庭及社会环境变迁等因素影响,会表现出不同性质上的精神行为障碍,如孤独、多疑、自卑、抑郁、情绪不稳等。建立全社会的关怀和保障组织,对老年患者实行全方位的照料,不能仅限于疾病,还要考虑到物质、精神、社会自然环境等因素的影响,包括整个老年幸福生活的全部,如组织老年人开展各种有益身心健康的文体活动、互助互济活动等。

5. 社区干预

建立、健全老年人健康档案和系统管理工作,实行分级的系统管理和提供一系列从健康教育、心理咨询到住院门诊治疗、日常生活护理等连续的卫生保健措施。同时,建立、健全老年社会保健网,由社区医生对病情进行连续性监测。

6. 饮食保健

宜清淡为主,多吃蔬果,合理搭配膳食,注意营养充足。忌烟酒,忌辛辣,忌油腻,忌吃生冷食物。

五、如何治疗?

1. 病因治疗

由于引起支气管扩张的原因较多,发现并治疗导致支气管扩张的基础疾病是很重要的环节。虽然特发性支气管扩张症的气道结构改变是不可逆的,但对一些继发性支气管扩张,如变态反应性支气管肺曲霉菌病,通过有效的治疗,症状可以明显改善。对于一些相关联的疾病或症状,如鼻窦炎,需要进行有效的处理。下面的讨论主要针对特发性支气管扩张症。

2. 对症和支持治疗

一般的支持治疗包括戒烟、营养支持、康复治疗和对有氧疗指征的患者给予氧疗。针对常见的咳痰、咯血和呼吸困难分别给予祛痰剂、止血药物和支气管扩张剂。

3. 抗生素的应用——治疗慢性气道炎症

慢性气道炎症是支气管扩张一个很重要的诱发因素。抗炎治疗可减轻气道炎症，帮助修复受损气道黏膜和纤毛功能。

4. 体位引流和物理治疗

综合性的物理治疗方法包括体位引流、胸部叩击和机械呼吸治疗等。体位引流是一种简单、有效的手段，其效果与需引流部位所对应的体位很有关系（见图 1-3）。一般根据扩张支气管所在的部位选择不同的引流体位。原则：将病变部位抬高，引流支气管开口向下，使痰液流入气管而咳出，一般在饭前进行，每次引流15～30分钟，每天 2～3 次。在体位引流时，辅以祛痰药物和胸部叩击则效果更佳。

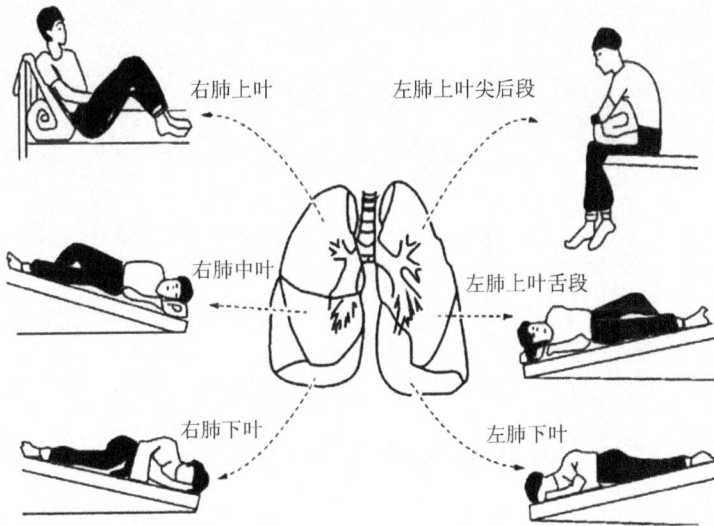

右肺上叶　左肺上叶尖后段
右肺中叶　左肺上叶舌段
右肺下叶　左肺下叶

图 1-3　引流部位与对应体位

5. 手术治疗

手术治疗适合于局限性支气管扩张症患者。

6. 肺移植

肺移植适合于呼吸功能严重下降的支气管扩张症患者。

（黄建达　胡之琳　任皎皎）

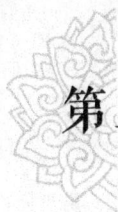

第二章　循环系统疾病

第一节　心力衰竭

一、什么是心力衰竭？

心力衰竭简称心衰，是由于任何心脏结构或功能异常导致心室充盈或射血能力受损的一组临床综合征，是各种心脏疾病的严重和终末阶段，发病率高，是当今重要的心血管病之一。

二、为什么会发生心力衰竭？

引起心力衰竭的主要病因包括冠心病、高血压、风湿性心瓣膜病等。

三、心力衰竭有哪些表现？

1. 分型

依据左心室射血分数（left ventricular ejection fraction，LVEF），可分为 LVEF 降低的心力衰竭（heart failure with reduced left ventricular ejection fraction，HF-REF）和 LVEF 保留的心力衰竭（heart failure with preserved left ventricular ejection fraction,HF-PEF)。

根据心力衰竭发生的时间、速度、严重程度可分为慢性心力衰竭和急性心力衰竭。慢性心力衰竭：在原有慢性心脏疾病基础上逐渐出现心力衰竭症状、体征的心力衰竭。慢性心力衰竭症状、体征稳定1个月以上称为稳定性心力衰竭。慢性稳定性心力衰竭恶化称为失代偿性心力衰竭，如失代偿突然发生则称为急性心力衰竭。急性心力衰竭的另一种形式为心脏急性病变导致的新发心力衰竭。

根据心力衰竭发生、发展过程，从危险因素进展成结构性心脏病，到出现心力衰竭症状，直至难治性终末期，心力衰竭可分为前心力衰竭、前临床心力衰竭、临床心力衰竭、难治性终末期心力衰竭。

2. 症状

主要为呼吸困难和乏力（活动耐量受限），以及体液潴留（肺淤血和外周水肿）。

急性心力衰竭患者的症状可有所不同，可从呼吸困难、外周水肿加重到威胁生命的肺水肿或心源性休克。

3. 心功能是怎么分级的？

（1）慢性心力衰竭

纽约心脏协会（New York Heart Association，NYHA）将心功能分为四级。

Ⅰ级：活动不受限。日常体力活动不引起明显的气促、疲乏或心悸。

Ⅱ级：活动轻度受限。休息时无症状，日常活动可引起明显的气促、疲乏或心悸。

Ⅲ级：活动明显受限。休息时可无症状，轻于日常活动即引起显著气促、疲乏或心悸。

Ⅳ级：休息时也有症状，稍有体力活动症状即加重。任何体力活动均会引起不适。如无须静脉给药，可在室内或床边活动者为Ⅳa级；不能下床并需静脉给药支持者为Ⅳb级。

6分钟步行实验：患者6分钟步行距离<150米为重度心力衰竭，150～450米为中度心力衰竭，>450米为轻度心力衰竭。

判断体液潴留及其严重程度：短时间内体重增加是体液潴留的可靠指标。其他征象包括颈静脉充盈、肝颈静脉回流征阳性、肺和肝脏充血（肺部啰音、肝大）及水肿（如下肢和骶部水肿、胸腔积液和腹水）。

（2）急性左心衰竭（Killip分级法）

Ⅰ级：无心力衰竭。

Ⅱ级：有心力衰竭，两肺中下部有湿啰音，占肺野的1/2。

Ⅲ级：严重心力衰竭，有肺水肿，细湿啰音遍布两肺（超过肺野下1/2）。

Ⅳ级：心源性休克。

四、如何预防？

1. 预防感冒

在感冒流行季节或气候骤变情况下，患者要减少外出，出门应戴口罩并适当增添衣服，还应少去人群密集之处。患者若发生呼吸道感染，则非常容易使病情急剧恶化。

2. 健康的生活方式

患者应戒烟、戒酒，保持心态平衡，不让情绪过于兴奋波动，同时还要保证充足的睡眠，避免肥胖。

3. 饮食宜清淡少盐

饮食应少油腻，多蔬菜水果。对于已经出现心力衰竭的患者，一定要控制盐的摄入量。盐摄入过多会加重体液潴留,加重水肿,但也不必完全免盐。轻度心力衰竭患者的盐摄入量应控制在 2～3 克/天,中重度者应<2 克/天。

4. 适量活动

做一些力所能及的体力活动,但切忌活动过多、过猛,更不能参加较剧烈的活动,以免心力衰竭突然加重。

5. 心理调适

要树立战胜疾病的信心。

6. 小心洋地黄中毒

服用强心苷类药物时要小心洋地黄中毒。

五、如何治疗?

1. 一般治疗

(1)去除诱发因素:各种感染、心律失常、过量摄盐、过度静脉补液以及应用损害心肌或心功能的药物等均可引起心力衰竭恶化,须及时处理或纠正。

(2)监测体重:如 3 天内体重突然增加 2 千克以上,应考虑已有钠、水潴留(隐形水肿),需要利尿或加大利尿剂的剂量。患者急性心力衰竭时,应严格限制饮水等液体的摄入量。

(3)调整生活方式:限钠、限水、低脂饮食、休息和适度运动。急性心力衰竭发病时,采取半卧位或端坐位,双腿下垂以减少回心血量。

(4)心理和精神治疗。

(5)给氧治疗。

2. 药物治疗

(1)利尿剂:小剂量开始,逐渐增加剂量直至尿量增加、症状缓解,病情控制即以最小有效剂量长期维持。代表药物为呋塞米。

（2）血管紧张素转换酶抑制剂（angiotensin converting enzyme inhibitor,ACEI）：ACEI是被证实能降低心力衰竭患者病死率的第一类药物,是治疗心力衰竭的基础和首选药物。代表药物有卡托普利等。

（3）β受体拮抗剂：代表药物有琥珀酸美托洛尔、比索洛尔等。

（4）醛固酮受体拮抗剂：代表药物有螺内酯、依普利酮等。

（5）血管紧张素受体拮抗剂（angiotensin receptor blocker,ARB）：代表药物为氯沙坦。

（6）地高辛：发挥正性肌力作用;可能通过降低神经内分泌系统活性,发挥治疗心力衰竭的作用。

（7）伊伐布雷定：减低窦房结冲动发放的频率,从而减慢心率。

（8）神经内分泌抑制剂的联合应用：ACEI和β受体拮抗剂的联用（被称为"黄金搭档"）,ACEI和醛固酮受体拮抗剂的联用,ACEI和β受体拮抗剂联用的基础上加用醛固酮受体拮抗剂等。

（9）血管扩张药物：在急性心力衰竭早期应用,可降低左、右心室充盈压和全身血管阻力。

（10）正性肌力药物：适用于低心排血量综合征者,可缓解组织低灌注所致的症状,保证重要脏器血液供应。

（11）血管收缩药物：多用于应用了正性肌力药物后仍出现心源性休克者,可收缩外周动脉。

3．非药物治疗

非药物治疗包括心脏再同步化治疗（cardiac resynchronization therapy,CRT）、主动脉内球囊反搏（intra-aortic balloon pump,IABP）、机械通气、血液净化治疗、心室机械辅助装置和心脏移植等。

（谢小玲）

第二节　心律失常

一、心房颤动

1. 什么是心房颤动？

心房颤动简称房颤，是一种常见的心律失常，按持续时间可以分为阵发性心房颤动、持续性心房颤动和永久性心房颤动。通常阵发性心房颤动能在 7 天内自行转复为窦性心律，一般持续时间小于 48 小时；持续性心房颤动持续 7 天以上，需要药物或电击才能转复为窦性心律；永久性心房颤动不能转复为窦性心律或在转复后 24 小时内复发。

2. 为什么会发生心房颤动？

正常人在情绪激动、手术后、运动或急性酒精中毒时，会发生心房颤动；心肺疾病患者可在急性缺氧、高碳酸血症、代谢或血流动力学紊乱时出现。

3. 心房颤动有哪些表现？

（1）心悸：感到心跳（心脏跳动）紊乱或加快，体力疲乏或劳累。

（2）眩晕：头晕眼花或者昏倒。

（3）胸部不适：疼痛、压迫或者不舒服。

（4）气短：在轻度体力活动或者休息时感觉呼吸困难。此外，有些患者可能没有任何症状。

（5）血栓形成：心房颤动时，心房丧失正常的收缩功能，血液容易在心房内淤滞而形成血栓，血栓脱落后可随着血液流至全身各处，导致脑栓塞（脑卒中）、肢体动脉栓塞（严重者甚至需要截肢)等。

（6）心电图表现：P波消失，出现f波，350～600次/分钟；心室率不规则。

4．如何预防？

（1）戒烟，限制饮酒。

（2）限制或不用咖啡因，一些患者可能需要避免含有咖啡因的物质，诸如茶、咖啡、可乐以及一些非处方用药。

（3）谨慎应用某些治疗咳嗽或感冒的药物，其中可能含有刺激物，这些物质可能促进不规则心律。

5．如何治疗？

（1）恢复窦性心律：只有恢复窦性心律（正常心律），才能达到完全治疗心房颤动的目的，所以对于任何心房颤动患者均应该尝试恢复窦性心律的治疗方法。

（2）控制快速心室率：对于不能恢复窦性心律的心房颤动患者，可以应用药物减慢较快的心室率。

（3）防止血栓形成和脑卒中：心房颤动时如果不能恢复窦性心律，可以应用抗凝药物预防血栓的形成和脑卒中的发生。

6．治疗方法

（1）药物治疗：普罗帕酮、胺碘酮、维拉帕米、地尔硫䓬、美托洛尔（倍他乐克）、洋地黄类药物。

（2）非药物治疗：电复律、导管消融治疗、外科手术和抗凝治疗等。①电复律：是指将两个电极片放置在患者胸部的适当部位，通过除颤仪发放电流，重新恢复窦性心律的方法。电复律适用于紧急情况的心房颤动；症状严重，患者难以耐受的心房颤动；上次电复律成功，未用药物维持而又复发的心房颤动。电复律不是根治心房颤动的方法，患者心房颤动往往会复发，而且部分患者还需要继续服用抗心律失常药物来维持窦性心律。②导管消融治疗：适用于绝大多数心房颤动患者，创伤小，患者易于接受。③外科手术：目前主要用于因其他心脏疾病需要行心脏手术治疗的心房颤动患者，手术效果好，但是创伤大。④抗凝治疗：是预防心房颤动患者血栓形成和栓塞的必要手段，使用华法林抗凝治疗可以使脑卒中发生的危险性降低68%；但并不能消除心房颤动，也不能改善患者的临床症状，如心悸、乏力、心力衰竭等。心房颤动患者如果有下列情况，应当进行抗凝治疗：年龄≥65岁，有脑卒中或者短暂脑缺血发作病史，充血性心力衰竭，高血压，糖尿病，冠心病，左心房扩大，超声心动图发现左心房血栓。抗凝治疗一定要有专科医生指导，抗凝过度可能导致出血，抗凝强度不够则起不到预防作用。长期应用华法林需检测国际标准化比值（international normalized ratio，INR），特别是用药初期，需要反复抽血化验，许多患者不能长期坚持。华法林的作用很容易受到其他药物或饮食的影响，剂量的调整不好掌握。对于一些不能耐受华法林的患者可以用阿司匹林和（或）氯吡格雷治疗。

二、房室传导阻滞

1. 什么是房室传导阻滞？

心脏电激动传导过程中，发生在心房和心室之间的电激动传导异常，可导致心律失常，使心脏不能正常收缩和泵血，称为房室传导阻滞。

2. 为什么会发生房室传导阻滞？

（1）以各种原因的心肌炎症最常见，如风湿性、病毒性心肌炎和其他感染导致的心肌炎。

（2）迷走神经兴奋。

（3）药物不良反应可能导致心率减慢，如地高辛、胺碘酮、心律平等，多数药物引起的房室传导阻滞可在停药后消失。

（4）各种器质性心脏病,如冠心病、风湿性心脏病及心肌病。

（5）高钾血症、尿毒症等。

（6）特发性传导系统纤维化、退行性变(即老化)等。

（7）外伤、心脏外科手术或介入手术,以及导管消融时误伤或波及房室传导组织。

3. 分类

（1）一度房室传导阻滞:是指从心房到心室的电激动传导速度减慢,心电图表现为 PR 间期延长超过 0.20 秒,但是每个心房激动都能传导至心室。患者通常无症状。

（2）二度房室传导阻滞:又分为Ⅰ型(称为文氏或莫氏Ⅰ型)和Ⅱ型(莫氏Ⅱ型)。二度Ⅰ型房室传导阻滞是最常见的二度房室传导阻滞类型,是指电激动从心房到心室的传导时间逐渐延长,直到有一个心房的电激动不能传递到心室。二度Ⅱ型房室传导阻滞是指心房的电激动突然阻滞不能下传至心室,心电图表现为 QRS 波群有间期性脱漏。患者可以无症状,如有症状多为心悸或是心搏骤停的感觉。

（3）三度房室传导阻滞:又称完全性房室传导阻滞,是指全部的心房电激动都不能传导至心室,其特征为心房与心室的活动各自独立、互不相干,且心房率快于心室率。

4. 房室传导阻滞有哪些表现?

一度房室传导阻滞的患者通常无症状。

二度房室传导阻滞的患者可以无症状,如有症状多为心悸或是心搏骤停的感觉。

三度房室传导阻滞患者的症状与心室率的快慢和伴随的疾病相关,患者可有疲倦、乏力、头晕、晕厥、心绞痛等症状,如并发心力衰竭会胸闷、气促及活动受限。

严重的二度Ⅱ型和三度房室传导阻滞可使心室率显著减慢,

伴有明显症状，如晕厥、意识丧失、阿-斯综合征发作等。

5. 如何治疗？

严重的二度Ⅱ型和三度房室传导阻滞需要植入起搏器来治疗，以免发生长时间心脏停搏，导致生命危险。

起搏器可分为单腔、双腔和三腔起搏器。对于房室传导阻滞的患者，如经济条件许可，最好植入双腔起搏器，这样心脏功能才能接近正常。但如果经济困难，单腔起搏器也能救命。如果合并心力衰竭，可考虑植入三腔起搏器。

（谢小玲）

第三节　高血压

一、什么是高血压？

三次非同日血压测量收缩压≥140 毫米汞柱和（或）舒张压≥90 毫米汞柱，可以诊断为高血压。

血压水平的分级（三次非同日血压）见表2-1。

表2-1　血压水平分级（中国高血压防治指南2010修订版）

分　级	血压水平		
	收缩压（毫米汞柱）	条件	舒张压（毫米汞柱）
正常血压	＜120	和	＜80
正常高值	120～139	和（或）	80～89
高血压	≥140	和（或）	≥90
1级高血压（轻度）	140～159	和（或）	90～99

分　级	血压水平		
	收缩压(毫米汞柱)	条件	舒张压(毫米汞柱)
2级高血压(中度)	160～179	和(或)	100～109
3级高血压(重度)	≥180	和(或)	≥110
单纯收缩期高血压	≥140	和	＜90

注：当收缩压与舒张压属不同级别时，应该取较高的级别作为标准。以上标准适用于男女任何年龄的成人。

二、分　类

临床上，高血压可分为原发性高血压和继发性高血压两类。

1. 原发性高血压

原发性高血压是一种以动脉压升高为特征，可伴有心脏、血管、脑和肾脏等器官功能性或器质性改变的全身性疾病，病因不明，占总高血压患者的90％～95％。

2. 继发性高血压

继发性高血压是指继发于其他疾病或原因的高血压。血压升高仅是这些疾病的一个临床表现，是指由某些确定的疾病或病因引起的血压升高，占高血压患者的5％～10％。

三、引起高血压的因素有哪些？

1. 遗传因素

患者大多有高血压家族史。

2. 环境因素

引起高血压的环境因素包括饮食、精神应激等。

3．个体因素

（1）肥胖者高血压的患病率是体重正常者的 2～6 倍,体重减轻后血压有不同程度下降。

（2）习惯进食富含动物脂肪、过咸的食物,饮酒量大的人易患高血压。

（3）吸烟(每天 10 支以上)可使血压上升。

（4）精神紧张、性格急躁的人,从事紧张的脑力劳动的人,以及长期处于噪声中的人易患高血压。

（5）其他因素：避孕药、阻塞性睡眠呼吸暂停综合征及年龄等。

四、高血压有哪些表现?

高血压病早期多无症状,因此许多患者是在体检时才发现血压增高的。随着血压的增高、病程的延长,患者可以在精神紧张、情绪激动或劳累后出现头晕、头痛、眼花、耳鸣、失眠、乏力、注意力不集中等症状。当心、脑、肾、大动脉、视网膜等器官受到损害时,出现相应的症状。

高血压脑部的并发症在我国最多见,是心脏并发症 3～5 倍,表现为脑卒中(中风)。心脏的并发症除冠心病之外,还包括由于心室肥厚导致的心律失常、突然死亡(猝死)和心力衰竭。肾损害的表现是尿中蛋白的出现和逐渐增多,夜尿多,以及尿毒症。主动脉夹层撕裂是高血压并发症之一。高血压视网膜病变,甚至由于视网膜出血引起视力障碍,亦较常见于严重高血压患者。下肢动脉损害可致间歇性跛行。孕妇高血压可致先兆子痫和子痫。

五、如何预防?

1．控制体重与减肥

减少摄入的热量,适度增加有氧运动量,使体重指数(body

mass index，BMI)保持在 20～24，体重指数＝体重（千克）/身高^2
（米^2）。

2. 膳食限盐

人均摄盐量，对于北方人而言，可先降至 8 克/天后，再降至
6 克/天；而对于南方人，可控制在6 克/天以下。

3. 限制饮酒与咖啡，提倡戒烟

提倡不饮酒与咖啡，更不应该酗酒，每天饮酒量应≤1 两白酒
（30 克酒精）；提倡不吸烟，吸烟者应劝其戒烟或每天吸烟＜5 支。

4. 合理膳食，吃得恰当，减少脂肪

食物以谷类为主，增加新鲜蔬菜和水果，喝牛奶；每日所摄入
脂肪的热量＜30％总热量，饱和脂肪＜10％（高血压患者＜7％）。

5. 增加及保持适量有氧运动

坚持一种适合自己的有氧运动，如散步、慢跑、倒退走、骑车、
游泳、打太极拳、跳有氧舞、跳绳、爬山等，保持理想体重。

6. 松弛与应急处理训练

通过练气功、打太极拳、做瑜伽、听音乐、练书法以及绘画等活
动，降低交感神经系统活性，提高副交感神经系统的应激水平；避
免紧张刺激。

7. 定期测量血压

学会家庭内定期自测血压或到社区卫生保健服务点测量
血压。

六、如何治疗？

1. 非药物治疗

非药物治疗包括合理膳食、减肥、运动和心理平衡等。

2. 降压药物治疗

(1) 利尿剂：双克、呋塞米(速尿)、螺内酯(安体舒通)、吲达帕胺片。

(2) β 受体拮抗剂：美托洛尔、比索洛尔。

(3) 钙离子拮抗剂：硝苯地平、非洛地平及氨氯地平。

(4) 血管紧张素转换酶抑制剂：卡托普利、贝那普利及依那普利。

(5) 血管紧张素 II 受体拮抗剂：氯沙坦、缬沙坦。

(6) α 受体拮抗剂：哌唑嗪、乌拉地尔。

（谢小玲）

第四节　动脉粥样硬化

一、什么是动脉粥样硬化？

动脉粥样硬化是一组称为动脉硬化的血管病中最常见、最重要的一种。血液中的脂质在动脉内膜上沉积，平滑肌细胞、巨噬细胞及 T 淋巴细胞聚集，结缔组织增生，使内膜变得毛糙、弹性变差以及变脆，进一步发展成为斑块，导致动脉管壁增厚变硬、弹性减低、管腔变窄。由于在动脉内膜积聚的脂质外观呈黄色粥样，该病被称为动脉粥样硬化。

二、为什么会发生动脉粥样硬化？

动脉粥样硬化为多病因疾病，发病原因尚不完全明确，其危险因素包括：高脂血症、高血压、吸烟、糖尿病和糖耐量异常、肥胖、年龄因素、性别因素、遗传因素等。

1. 高脂血症

近年来发现动脉粥样硬化与低密度脂蛋白和极低密度脂蛋白的增高、高密度脂蛋白的降低有关。血中甘油三酯的增高与动脉粥样硬化的发生也有一定关系。

2. 高血压

高血压是促进动脉粥样硬化发生、发展的重要因素。高血压时血液冲击血管内膜，导致血管壁增厚、血管腔变细，同时受损的血管壁内膜易引起胆固醇、脂质沉积，导致动脉粥样斑块的形成。

3. 吸烟

吸烟者易使血小板在动脉壁黏附聚集；同时，吸烟可使血中胆固醇含量增高，引起动脉粥样硬化。此外，吸烟时烟雾中所含尼古丁可直接作用于心脏和冠状动脉，引起动脉痉挛和心肌受损。

4. 糖尿病

糖尿病患者多伴有高甘油三酯血症或高胆固醇血症，如果同时又有高血压，则动脉粥样硬化的发病率明显增高。

5. 肥胖

肥胖可导致血浆甘油三酯及胆固醇水平的增高，肥胖者也常伴发高血压或糖尿病。

另外动脉粥样硬化多见于 40 岁以上的男性和绝经期后的女性。

三、动脉粥样硬化有哪些表现？

动脉粥样硬化的表现主要决定于血管病变及受累器官的缺血程度。主动脉粥样硬化常无症状。冠状动脉粥样硬化者，若管径狭窄达 50% 以上，则可发生心绞痛、心肌梗死、心律失常，甚至猝死。脑动脉硬化可引起脑缺血、脑萎缩，或造成脑血管破裂出血。肾动脉粥样硬化常引起夜尿、顽固性高血压，严重者可有肾功能不全。肠系膜动脉粥样硬化可表现为饱餐后腹痛、便血等症状。下肢动脉粥样硬化引起血管腔严重狭窄者可出现间歇性跛行、足背动脉搏动消失，严重者甚至可发生坏疽。

四、如何预防？

建立良好的生活习惯是预防动脉粥样硬化的重要措施。

1. 合理膳食，饮食总热量不应过高，防止超重。饮食宜清淡。每日应多食豆类及豆制品等富含谷氨酸的食物，忌食猪油、牛油、羊油、鸡油、黄油、奶油、动物脑、肝、蛋黄、巧克力、墨鱼、鱿鱼、贝类（蚌、螺、蛏、蚬等）、蟹黄、鱼子等高胆固醇食物。烹制菜肴时，应该使用植物油，限制脂肪摄入量，尤其要降低胆固醇及饱和脂肪酸的摄入量。盐的摄入也要适量，以每天 6 克以下为宜。

2. 少吃甜食，多吃新鲜蔬菜和水果，保证足够的维生素和硒、钾、钙等有益营养素及植物纤维的供应。

3. 养成良好的生活习惯，不吸烟、少饮酒或不饮酒。

4. 适量运动。

5. 规律生活，保持心情放松。

6. 积极治疗原发疾病。

五、如何治疗？

1. 一般防治措施

控制易患因素：如高脂血症患者的降血脂治疗，糖尿病患者的血糖控制，高血压患者的血压控制等。

2. 药物治疗

（1）扩张血管：这类药物有单硝酸异山梨醇、拜新同、地尔硫草等。

（2）调节血脂：在合理膳食、适量运动的基础上，血脂仍高于正常时，可用调脂药，如阿伐他汀等。

（3）抗血小板黏附和聚集：可给予防止血栓形成、血管阻塞性疾病发生和发展的药物，如肠溶阿司匹林等。

（4）溶解血栓和抗凝：对动脉内血栓导致管腔狭窄或阻塞者，可用溶解血栓药、抗凝药，如尿激酶、低分子肝素等。

3. 手术治疗

手术治疗包括对狭窄或闭塞的血管，特别是冠状动脉、肾动脉和四肢动脉施行再通、重建或旁路移植等外科手术，以恢复动脉的供血。

4. 介入治疗

介入治疗包括经腔血管改行术、血管再通术、粥样硬化斑块旋切或旋磨术、支架植入术等。

5. 其他

中医治疗。

（黄淑群）

第五节　冠心病

一、什么是冠心病？

冠心病即冠状动脉粥样硬化性心脏病，是由于供应心脏营养的血管——冠状动脉脂质代谢不正常，血液中一些脂质沉着在原本光滑的动脉内膜上，堆积成类似粥样的白色斑块，引起血管管腔狭窄甚至堵塞,导致心肌缺血、缺氧和使心脏功能受到影响的心脏病。

二、为什么会发生冠心病?

对于冠心病的发病原因至今尚未完全清楚,但认为冠心病的发病与肥胖、高血压、吸烟、长期久坐的生活方式(即缺乏体育锻炼)、糖尿病、血脂异常、内分泌功能低下及高龄等因素有关。

1. 高血压

高血压是冠心病最具决定意义的危险因素之一。长期高血压造成动脉血管内膜损伤,易形成微小血栓,并使得血中脂质易侵入动脉壁,最终形成黄色粥样斑块。同时,高血压还会引起血脂和血糖代谢的异常,进一步促进粥样斑块的形成。

2. 高脂血症

脂质代谢紊乱是冠心病最重要的预测因素,总胆固醇(total cholesterol,TC)和低密度脂蛋白-胆固醇(low density lipoprotein cholesterin,LDL-C)水平与冠心病事件的危险性之间存在着密切的关系,LDL-C 水平每升高 1%,则患冠心病的危险性增加 2%~3%。

3. 缺少运动

不爱运动的人冠心病的发生和死亡危险性将增加一倍。

4. 肥胖症

肥胖者易患高脂血症、高血压,且肥胖者活动少,这是导致冠心病的重要原因。

5. 吸烟

吸烟是冠心病的重要危险因素,吸烟可加速动脉粥样硬化的发生和发展,且可诱发心肌梗死。

6. 糖尿病

冠心病是未成年糖尿病患者首要的死因,冠心病占糖尿病患者所有死亡原因和住院率的近 80%。

7. 性别与年龄

男女患病率比例约为 2∶1。女性绝经期前发病率低,绝经期后发病率明显上升。

8. 其他

引起冠心病的其他因素有遗传、饮酒、环境因素等。

三、冠心病有哪些表现?

1. 心绞痛

心绞痛表现为胸骨后的压榨感、闷胀感,伴随明显的焦虑,持续 3~5 分钟,很少有超过 15 分钟的。常发散到左侧臂部、肩部、下颌、咽喉部、背部,也可放射到右臂。体力劳动、情绪激动、受寒、饱餐、运动等是心绞痛常见的诱发因素,经休息和含化硝酸甘油可缓解。

2. 心肌梗死

心肌梗死发生前一周左右常有前驱症状,如静息和轻微体力活动时发作的心绞痛,伴有明显的不适和疲惫。心肌梗死时,症状表现为持续性剧烈压迫感、闷塞感,甚至刀割样疼痛,位于胸骨后,常波及整个前胸,以左侧为重。部分患者可沿左臂尺侧向下放射,引起左侧腕部、手掌和手指麻刺感,部分患者可放射至上肢、肩部、颈部、下颌,以左侧为主。疼痛部位与以前心绞痛部位一致,但持续更久,疼痛更重,休息和含化硝酸甘油不能缓解。有时候表现为上腹部疼痛,容易与腹部疾病混淆。伴有低热、烦躁不安、多汗和冷汗、恶心、呕吐、心悸、头晕、极度乏力、呼吸困难、濒死感,持续

20 分钟以上,常达数小时。发现这种情况应立即就诊。

3．无症状型心肌缺血

很多患者有广泛的冠状动脉阻塞却没有过心绞痛,甚至有些患者在心肌梗死时也没感到心绞痛。这类患者发生心脏性猝死和心肌梗死的机会与有心绞痛的患者一样,所以应注意平时的心脏保健。

4．心力衰竭和心律失常

部分患者原有心绞痛发作,以后由于病变广泛,心肌广泛纤维化,心绞痛逐渐减少到消失,却出现心力衰竭(如气紧、水肿、乏力等)和各种心律失常(表现为心悸)的表现。还有部分患者从来没有心绞痛,而直接表现为心力衰竭和心律失常。

5．猝死型冠心病

猝死型冠心病患者会因冠心病而突然死亡,通常在急性症状出现以后 6 小时内发生心搏骤停。心搏骤停主要是由于缺血造成的心肌细胞电生理活动异常,引起严重心律失常所致。

四、如何预防?

1．合理安排生活起居

生活起居要有规律,保证充足睡眠,保持心情愉快,避免情绪激动。冠心病患者如果晚间入睡较晚,早晨不宜过早起床,中午要适当休息,以补充睡眠。

2．合理饮食

避免肥胖和超重,避免暴饮暴食(暴饮暴食可使大量血液积聚于消化道,从而导致心肌供血不足,发生心肌缺血),应选择低脂肪、低胆固醇、富含维生素的食物,限制含糖食物的摄入。食用植物蛋白及富含碳水化合物的食物,前者主要指豆类食品,后者主要指淀粉类食物。食用富含维生素 C 的食物,因为维生素 C 可以使胆固醇羟基化,从而减少其在血液中的蓄积。食用高纤维食物,以保持大便通畅,有助于粪便中类固醇的及时排除,从而起到降低血清胆固醇的作用。食用水产海味食物,如海带、海蜇、淡菜、紫菜、海藻等,这些食物中除含有优质蛋白和不饱和脂肪酸以外,还含有各种无机盐,它们对阻碍胆固醇在肠道内的吸收有一定作用,同时可软化血管。食用油类应尽量用花生油、菜籽油、玉米油等植物性油。

3. 保持大便通畅

要养成每天一次、定时排便的习惯。

4. 适量饮酒

可以适当饮用葡萄酒,但每天不超过 80 毫升;最好在专科医生的指导下饮酒。

5. 适当的运动(有氧运动、动静结合)

参加一定量的体育锻炼(如慢跑、散步、练气功、游泳等),促进机体新陈代谢,消耗过多的脂肪,防治肥胖。

6. 保持血压正常

若出现高血压,应积极采取措施,包括药物及非药物措施。

7. 戒烟

抽烟会让大量有害物质随烟雾吸入肺内,进而进入血液中,通过作用于心脏、血管、神经系统,促进动脉硬化及冠心病的发生。

五、治疗原则

1. 药物治疗

(1)硝酸酯类药物:是重要的抗心绞痛药物。在低剂量时以扩张静脉为主,大剂量时同时扩张动、静脉,改善供氧,进而达到缓解疼痛的目的。代表药物:硝酸甘油、异山梨酯(消心痛)。

(2)阿司匹林:能够作用于血小板,控制其聚集形成斑块,每天100毫克左右,长期服用,可以大大降低血栓形成的概率。

(3)他汀类药物:可以降血脂,还具有稳定斑块的作用,可长期服用,以避免血管被脱落的斑块堵塞。

2.介入治疗

支架植入术或冠状动脉球囊成形术:不用开刀,缓解疼痛症状迅速可靠;无痛、恢复快。

3.冠脉搭桥

创伤小、恢复快;术后远期恢复好,能保持至少10年的通畅性。

(黄淑群)

第六节　周围血管病

一、大隐静脉曲张

1.什么是大隐静脉曲张?

大隐静脉曲张是指下肢浅表静脉因血液回流障碍而引起的以静脉扩张、迂曲为主要表现的一种疾病,晚期常合并小腿慢性溃疡。

2.为什么会发生大隐静脉曲张?

(1)先天性发育异常:先天性静脉壁薄弱、静脉瓣膜缺陷等导致大隐静脉曲张。

（2）后天性致病因素：如长期站立、重体力劳动、妊娠、习惯性便秘等因素使腹腔内压力增高，影响下肢静脉血回流。

3. 大隐静脉曲张有哪些表现？

（1）早期：表现为下肢酸胀、沉重、乏力，久站后足踝部肿胀。小腿处浅静脉扩张、迂曲成团、隆起，直立时更明显。

（2）晚期：小腿和踝部皮肤发生营养性改变，出现皮肤萎缩、脱屑、瘙痒、色素沉着。由于营养缺乏，轻微损伤就会形成经久不愈的慢性溃疡，并可出现血栓性静脉炎，甚至皮肤破溃时大量出血。

下肢静脉曲张不同阶段的临床表现见图 2-1。

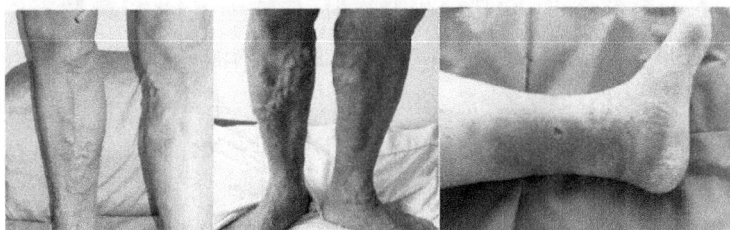

图 2-1　下肢静脉曲张不同阶段的临床表现

4. 如何预防？

（1）应多吃高纤维、低脂肪、维生素丰富的食物。抽烟会使血压升高及动、静脉受损，因此对于静脉曲张的患者应劝其戒烟。

（2）平常需要长时间站立或久坐时，记得做足背伸直屈曲动作，让小腿肌肉收缩以帮助血液回流，减少静脉血液积聚。或每隔一段时间就起身踏踏脚或是动动脚指头。

（3）坐在凳子上双腿或单腿不停地抖动、摇晃，这些动作在肌肉伸缩的同时，促进下肢血液回流，防止肢体血栓和静脉曲张的形成。

（4）加强体育锻炼。走路、游泳、骑车等较缓和的运动，除能刺激小腿肌肉群,促进静脉血液回流外,还能降低新的静脉曲张发生的速率。

（5）抬腿、抬高下肢。每天睡前在床上将双腿抬高（超过心脏），10～15分钟，或是睡觉时用枕头垫高下肢。

（6）遵医嘱穿弹力袜以减少静脉逆流及淤血现象,选用医用弹力袜要特别注意合身性,弹力袜如不合身,不但没有效果,也不舒服。最好早晨一起床就马上穿,晚上睡觉时脱。

5. 如何治疗?

（1）保守治疗：适用于范围较小、程度较轻而又无明显症状者；年龄大,又不愿手术者；全身情况差,估计不能耐受手术者。

（2）手术治疗：包括硬化剂注射、传统手术（大隐静脉高位结扎加曲张静脉分段抽剥术）和微创治疗（腔内激光治疗）。

1）术前指导：①为避免术后发生感染,术前应洗澡和更换清洁的衣服；下肢静脉曲张伴有小腿溃疡者,应抬高患肢,局部勤换药,应用抗生素控制感染,感染控制后仍要保持皮肤清洁。②患肢伴有水肿者,在术前数日应卧床休息,抬高患肢30°～40°,以减轻水肿。③对于有皮肤慢性炎症或皮炎患者,应使用抗生素及局部外用消炎药,待炎症消退后再行手术。④对于患肢出血者,应抬高患肢并加压包扎止血,必要时缝合止血。

2）术后指导：①采用速碧林等药物抗凝,防止血栓形成。②术后应早期下床活动。患者麻醉清醒后,病情允许即可下床行走,应避免静坐或静立不动,一般术后5天拆去加压包扎绷带。③术后足部锻炼。应抬高患肢,使患肢位置高于心脏水平,同时做足背伸屈运动,促进静脉回流。④防止弹力绷带过紧。如果患肢出现疼痛,末梢皮肤苍白,证明绷带过紧,应及时松开弹力绷带,重新包扎。⑤注意观察患肢足部皮肤的颜色、温度及湿度。如果皮肤红润、温暖、无麻木感,表示患肢末梢循环好。

　　3）出院指导：①术后两周拆线，拆线 48 小时后可以洗澡，但应避免长时间淋浴。②平卧时应抬高患肢，坐时应避免双膝交叉过久。术后半年内避免长久站立及重体力劳动。保护好患肢，避免外伤。③弹力袜术后一周日夜穿，以后白天穿，穿三个月。穿弹力袜的具体步骤如图 2-2 所示。④避免系过紧的腰带、穿吊袜及紧身衣物。⑤保持大便通畅，多吃蔬菜、水果。⑥可适当进行体育锻炼，以增强血管壁的弹性。⑦需要久站及久坐工种的工作人员，应定时改变体位。⑧术后一月复诊一次。若出现肢体的肿胀、酸痛感时应及时就诊。

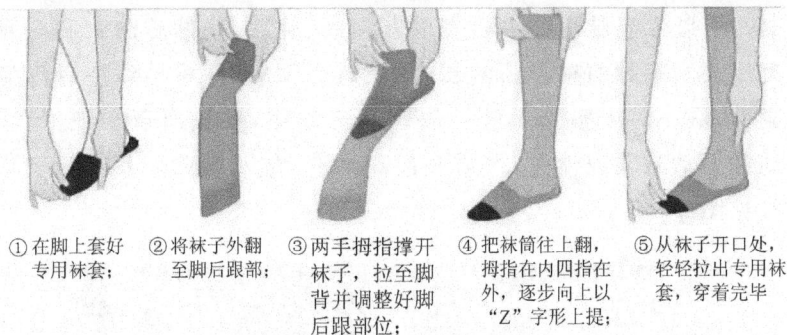

①在脚上套好专用袜套；　②将袜子外翻至脚后跟部；　③两手拇指撑开袜子，拉至脚背并调整好脚后跟部位；　④把袜筒往上翻，拇指在内四指在外，逐步向上以"Z"字形上提；　⑤从袜子开口处，轻轻拉出专用袜套，穿着完毕

图 2-2　穿弹力袜的具体步骤

（郑文巧）

二、下肢深静脉血栓

1. 什么是下肢深静脉血栓？

　　下肢深静脉血栓是血液在下肢深静脉系统内不正常凝结，堵塞管腔，导致静脉回流障碍的一种疾病。此病可遗留下肢水肿、继发性静脉曲张、皮炎、色素沉着及溃疡等。

2．为什么会发生下肢深静脉血栓？

下肢深静脉血栓发生的危险因素包括以下几方面。

（1）血液的高凝状态：后天性血液高凝状态的原因有创伤、休克、手术、肿瘤、长期使用雌激素等。

（2）血管壁损伤：创伤、手术、感染、静脉内注射刺激性溶液或高渗溶液等造成血管壁损伤。

（3）血流缓慢：老年人、长时间的制动、因病卧床、久坐、静脉曲张等原因造成血流缓慢。

3．下肢深静脉血栓有哪些表现？

下肢深静脉血栓主要表现有疼痛、肿胀、浅静脉曲张和全身反应。当静脉血栓不断滋长，累及整个下肢时，可导致患者疼痛剧烈，数小时内整个患肢肿胀、发凉、发绀，皮肤出现水泡，足背动脉搏动减弱或消失，严重时出现休克，危及生命。其临床表现可见图 2-3。

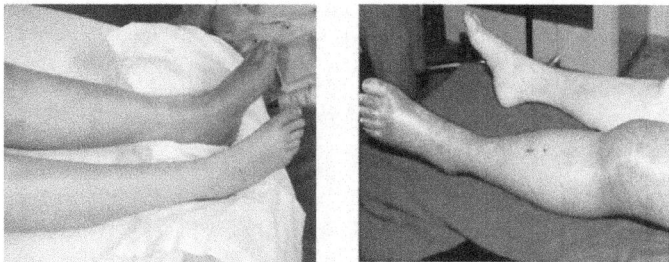

图 2-3　下肢深静脉血栓的临床表现

4．如何预防？

（1）主动、被动运动：大手术后或长期卧床的患者应抬高双下肢 20°～30°，避免在小腿下垫枕。鼓励其早期床上活动，多做深呼吸，以利于静脉血液回流，在病情允许的情况下早期下床活动。必要时进行下肢被动活动，如足踝部内外翻、屈伸、环转运动。不可长时间保持同一姿势,如久站久坐。

(2)弹力袜与间歇性充气加压泵:手术时间较长者、长期卧床、老年患者,可选用弹力袜或间歇性充气加压泵来预防深静脉血栓。

(3)药物预防:采用低分子肝素钙或低分子肝素钠抗凝。

(4)"经济舱综合征"预防方法:乘坐飞机经济舱、火车(硬座和软座)或汽车的旅客,不可长时间睡觉,应在座位上活动双下肢;多饮水;旅行超过 3～4 小时,遵医嘱需预防性服用抗血小板聚集药物,如阿司匹林等;建议旅途中使用弹力袜。

5. 如何治疗?

(1)急性下肢深静脉血栓,应绝对卧床休息两周,抬高、制动患肢,肢体位置比心脏水平高 20～30 厘米,严禁患肢按摩及压迫性检查,以免栓子脱落造成肺动脉栓塞。不要过度伸展以及在膝下垫导致膝关节屈曲的枕或其他物体,以防进一步阻碍静脉回流。活动踝关节。

(2)使用抗凝药物:如速碧林、华法林。

(3)做好必要的检查,包括肝脏功能、出凝血时间、心肺功能检查。

(4)心理指导:剧烈疼痛,严重的水肿,活动量的限制,睡眠质量的下降,烦躁不安、沮丧低落的情绪,易忧郁、悲观和恐惧的心理都严重影响患者的治疗康复,消除这些不利于治疗和康复的因素是非常必要的。医务人员须用真诚的态度与患者进行沟通和交流,有问必答;操作时动作轻柔熟练,使患者有安全感,赢得患者的信任和配合,增强患者战胜疾病的信心,促进康复。

(5)饮食指导:鼓励患者进食低脂肪、高纤维膳食,在饮食中少用油,忌食肥肉、蛋黄、动物脑等食物,多食新鲜蔬菜、瓜果及黑木耳等降低血液黏稠度的食物。做好禁烟宣教。

（6）溶栓治疗：是经静脉灌注溶栓药物，最大限度地溶解血栓，使深静脉恢复通畅的方法。常选腘静脉穿刺置管，将尿激酶30万单位＋生理盐水50毫升（静脉泵入，每6小时一次，1小时灌注完）与肝素钠12500单位＋生理盐水50毫升（静脉泵入，2毫升/小时）交替使用，达到溶栓的目的。溶栓过程中注意观察患肢周径、皮肤色泽、温度、足背动脉搏动情况，以便了解治疗效果；观察患者有无出血倾向；观察患者有无胸痛、呼吸变化、血压降低或一过性升高等异常情况，警惕肺动脉栓塞的发生。

（7）手术取栓：取栓时间越早越好。一次性取出大量血栓，迅速降低静脉腔内的压力，从而迅速缓解肢体的水肿。尽可能地保存深静脉瓣膜功能，有积极的治疗意义。

（8）下腔静脉滤器置入：当发生深静脉血栓时，是否选择下腔静脉滤器的置入，应根据患者发生肺栓塞风险的高低，也应考虑患者的年龄、疾病、解剖、生理、经济等因素。

（9）出院后按照医嘱服用华法林药物3～6个月，穿弹力袜6个月以上，门诊随访，监测凝血功能。

6. 华法林药疗指导

（1）持续应用抗凝药对预防血栓形成有重要意义。应严格遵医嘱服药，如有遗漏一次剂量应立即补服，不可一次服用双倍剂量，如遗漏数次，可将遗漏的次数告之医生。过量可增加皮下出血、脑出血等危险。

（2）不要饮酒，不要自行服用阿司匹林、布洛芬等药物。在做牙科或者其他外科手术前，告知医生正在接受华法林药物的治疗。

（3）避免可能会引起受伤的活动；选用软牙刷，不用牙线，防止牙龈出血；不用剃须刀。如有不正常的出血征象或瘀青应及时告知医生。

（4）减少食用维生素 K 含量高的食品，如猪肉、牛奶、包心菜、莴笋、芦笋、西兰花、菜花、奶酪、芥菜、菠菜、白萝卜、酸奶、豆制品、豆芽等。

（5）定期复查凝血功能，门诊随访。

（郑文巧）

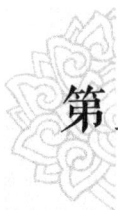

第三章 消化系统疾病

第一节 慢性胃炎

一、什么是慢性胃炎？

慢性胃炎是由各种病因引起的胃黏膜慢性炎症。其病理变化基本局限于黏膜层，因此严格地讲应称其为"慢性胃黏膜炎"或"胃黏膜病"。慢性胃炎分为浅表性、萎缩性及肥厚性胃炎三类。

二、为什么会发生慢性胃炎？

1. 刺激性食物

老年人最明显的变化是牙齿及牙周组织的退行性变。由于牙齿脱落和牙龈萎缩引起的上下颌骨及关节改变，致使咀嚼困难，进入胃内的食物粗糙。由于味觉迟钝，对盐、香料的敏感性明显减弱，因此老年人常喜欢吃厚味食品（如过咸、过酸、过冷、过热）。这些均可引起胃黏膜损伤，长此以往可引起胃黏膜的慢性炎症性改变。

2. 饮酒

有研究认为，长期慢性饮酒可以减少胃黏膜处的前列腺素 E_1

和 γ-亚油酸的含量,导致慢性胃炎。过量饮酒往往是老年人慢性胃炎的诱因。

3. 吸烟

烟草酸可直接作用于胃黏膜,也可通过刺激胆汁反流而导致胃黏膜损伤。

4. 药物

老年人由于身体功能的衰退常患多种疾病,需长期服药。长期用非甾体抗炎药(阿司匹林等)、洋地黄、短链脂肪酸等药物均可引起胃黏膜损害。另外,老年人常发生较严重的并发症,如上消化道出血、胃穿孔等。

5. 幽门螺杆菌感染

幽门螺杆菌感染是老年人慢性胃炎的主要致病因子之一。

6. 自身免疫调节功能低下

近年来的研究表明,慢性萎缩性胃炎的发生可能与自身免疫有关。老年人自身抗体产生的抑制功能减退,体内出现多种自身抗体,这些抗体与相应抗原结合,激活补体或调节 T 淋巴细胞、巨噬细胞,从而破坏胃黏膜腺体,导致慢性胃炎。

三、慢性胃炎有哪些表现?

慢性胃炎最常见的症状是上腹疼痛和饱胀。与溃疡病相反,慢性胃炎患者空腹时自觉舒适,饭后反而感觉不适,可能因容受性舒张功能障碍,进食虽不多但觉过饱。常因冷食、硬食、辛辣或其他刺激性食物引起症状或使症状加重。这些症状用抗酸药及解痉药不易缓解。多数患者诉食欲不振。

出血也是慢性胃炎的症状之一,尤其是当合并糜烂时,可有反复小量出血,亦可有大出血。出血以黑便为多见,一般持续 3～

4 天后自动止血,数月或数年后可再发。

慢性胃炎症状的轻重与胃黏膜病变程度并不一致。大多数患者常无症状或有程度不等的消化不良症状,如上腹隐痛、食欲减退、餐后饱胀、反酸及恶心等。严重萎缩性胃炎患者可有贫血、消瘦、舌炎及腹泻等。

四、如何预防?

1. 饮食指导

提倡良好的饮食习惯:

(1)定时:这一点是根据胃的生理功能提出的。胃的分泌和蠕动功能在正常三餐时达到最佳水平,此时进食能充分消化。

(2)定量:不能饥饱失常和暴饮暴食,一般进食七八分饱即可。

(3)细嚼慢咽:一方面,食物通过充分咀嚼,能磨成较细的食糜,促进吸收并能减轻胃的负担;另一方面,充分咀嚼能促进唾液、胃液的分泌。

(4)禁酒,调整饮食:酒能直接损伤胃黏膜。饮食宜软、宜烂,慢性胃炎患者的胃功能较差,软、烂的食物能减轻胃的负担;饮食宜清淡,忌食辛辣、油腻食物,肥腻食物则难以消化,会增加胃的负担;饮食宜多样化,充分摄取各种营养,防止营养不良。

2. 运动指导

适当的活动可以正面调节情绪,减轻情绪对胃肠道的影响。

3. 用药指导

许多西药和中药有不同程度的胃肠道刺激作用,要在医生指导下服用。慢性胃炎患者应尽量避免口服对胃黏膜有刺激的药物。

4. 日常生活指导

（1）戒烟：吸烟对胃功能的损害很大，烟中的一些有害物质能使胃黏膜血管痉挛，导致胃黏膜缺血，同时还能使胃黏膜损坏因子分泌增多，降低胃的自身保护功能，使胃黏膜受损，从而导致炎症。吸烟还能使幽门括约肌松弛，十二指肠所含的碱性物质（包括胆汁）直接反流到胃腔，严重损害胃黏膜。因此，慢性胃炎患者应戒烟。

（2）情绪调节：情绪的刺激对胃的功能影响很大，悲伤、愤怒、抑郁、紧张、焦虑均能影响胃肠的正常蠕动，导致消化不良，抑制胃酸的分泌，使食欲下降等。故慢性胃炎患者应保持良好的心理状态，以利疾病的康复。

五、如何治疗？

1. 根除幽门螺杆菌，可改善胃黏膜组织学，预防消化性溃疡，还可能降低胃癌发生的危险性，少部分患者消化不良的症状也可得到改善。

2. 抑酸/抗酸药、促进胃动力药、胃黏膜保护药、中药等的使用属于功能性消化不良的经验性治疗，这些药物除有对症治疗作用外，对胃黏膜上皮修复及炎症改善可能有一定作用。

3. 对于自身免疫性胃炎，尚无特异的治疗方法。恶性贫血患者注射维生素 B_{12} 后，贫血可获纠正。

4. 异型增生是胃癌的癌前病变，应高度重视。对于轻度异型增生，除给予上述积极治疗外，关键在于定期随访。对于肯定的重度异型增生，则宜予以预防性手术，目前多采用内镜下胃黏膜切除术。

（徐　虹）

第二节 消化性溃疡

一、什么是消化性溃疡？

消化性溃疡是指胃肠道黏膜被胃酸和胃蛋白酶等自身消化而发生的溃疡，其深度达到或穿透黏膜肌层，直径多大于5毫米。胃溃疡和十二指肠溃疡是最常见的消化性溃疡。老年消化性溃疡是指年龄在60岁以上者的消化性溃疡。随着人民生活水平的提高和老龄化趋势的加剧，老年消化性溃疡的患病率逐渐增高。

二、为什么会发生消化性溃疡？

幽门螺杆菌感染、非甾体抗炎药物的使用（如阿司匹林、风湿止痛药、类固醇等会损害胃壁）及胃酸和胃蛋白酶增高均是引起消化性溃疡的因素。其他因素还包括：①不良的饮食习惯，如进食无定时，暴饮暴食，饮食刺激性食物、饮料等，均会破坏胃黏膜，刺激胃酸分泌。②吸烟会减弱胃壁的保护能力；酗酒会破坏胃部黏膜，因而减弱其耐酸能力。③遗传因素。④机体急性应激。⑤胃十二指肠运动障碍。

老年人易患消化性溃疡的生理特点包括：①年龄增长，机体退行性变。②胃肠平滑肌退行性变。③胃动脉硬化，胃黏膜血供减少，黏膜容易受损。④老年人伴随疾病多，全身和胃肠抗病能力减弱。

三、消化性溃疡有哪些表现？

老年人消化性溃疡的临床特点：多见巨大深凹的胃溃疡，常见于胃体上部，愈合较慢，容易复发；病程长，多在60岁以前已有消化性溃疡。其临床表现可不典型，常表现为无规律的中上腹痛、食欲不振、恶心、呕吐、消瘦或贫血，可以大出血为首发症状，常难以控制。胃溃疡直径常可超过 2.5 厘米，且多发生于高位胃体的后壁或小弯，应与胃癌鉴别诊断。老年人也可发生十二指肠溃疡。

四、如何预防？

1. 养成科学的生活习惯

老年人要控制生活节奏，遇事做到心平气和，保持足够睡眠及休息，适当参加文体活动，注意培养各种爱好，保持良好的心理状态。生活要有规律，注意劳逸结合，保持心情舒畅，避免过度劳累和精神紧张。季节转换时注意保暖。戒烟戒酒。按时就餐，饮食要有节制，少吃或不吃刺激性的食物。切忌暴饮暴食，做到细嚼慢咽。经药物治疗后消化性溃疡症状可得到缓解，但溃疡愈合后仍需要维持 1 年的药物治疗，这对预防溃疡复发有积极意义。

2. 尽量少用或不用对胃及十二指肠黏膜有刺激性的药物

合并高血压的患者要尽量避免用利血平等降压药；如因有关节炎等病变而必须服用激素或吲哚美辛（消炎痛）等非甾体抗炎药时，应同时服用胃黏膜保护剂或抑制胃酸分泌的药物。抗酸药物治疗可持续到停用上述刺激性药物后，需尽量使用肠溶型药物和采用小剂量间断用药法。

3. 提高积极防治消化性溃疡病的意识

患消化性溃疡的老年人，疾病活动期要配合医师做合理有效的治疗，适当进行一定量的体力活动，避免精神紧张，充分休息，保持身心安静等，这都有利于溃疡的愈合。随着病情的好转，可逐渐增加文体活动。患者一旦出现上腹不适或隐痛、腹胀、恶心等消化不良症状，应及时去医院就诊，进行一些必要的检查。一旦发现有消化性溃疡，应遵医嘱做正规治疗并定期复查，直到溃疡全部愈合为止。

五、如何治疗？

1. 一般治疗

生活规律，避免过度劳累和精神紧张，注意饮食规律，戒烟、戒酒。服用非甾体类抗炎药者应尽可能停用，即使未用亦要告诫患者今后慎用该类药物。

2. **药物治疗**

（1）抑制胃酸药物：质子泵抑制剂抑酸作用持久，促进溃疡愈合速度快，溃疡愈合率高。

（2）保护胃黏膜药物：如铋剂、硫糖铝等。

（3）促胃肠动力药物：如莫沙比利、潘多立酮等。

（4）根除幽门螺杆菌治疗：目前公认的三联疗法疗效好、疗程短、花费适中。三联疗法：质子泵抑制剂（奥美拉唑等1～2周）＋第一抗生素（克拉霉素1～2周）＋第二抗生素（阿莫西林或甲硝唑1～2周），成功率可达85％～90％。

3. **外科治疗**

适应证：①急性溃疡穿孔；②大量反复出血；③器质性幽门梗阻；④癌变；⑤顽固性、难治性溃疡。

（徐　虹）

第三节　肝硬化

一、什么是肝硬化？

肝硬化是一种由不同原因引起的慢性进行性、弥漫性肝脏疾病。

二、为什么会发生肝硬化？

肝硬化的发生原因包括病毒性肝炎、慢性酒精中毒、脂肪肝、药物或化学毒物、胆汁淤积、遗传和代谢性疾病、免疫紊乱、血吸虫病等。其中，病毒性肝炎引起的肝硬化在我国最常见，占 60%～80%，主要为乙型、丙型和丁型肝炎，经过慢性肝炎阶段发展为肝硬化。慢性酒精中毒导致的肝硬化在我国约占 15%。长期大量饮酒，直接引起中毒性肝损害，初期肝脂肪变性，进而发展为酒精性肝炎、肝纤维化，最终导致酒精性肝硬化。饮酒所致的长期营养失调对肝脏也有一定损害。约 70% 的原因不明的肝硬化可能由脂肪肝引起，其危险因素包括肥胖、糖尿病、高甘油三酯血症等。长期服用甲基多巴、异烟肼等药物，或长期接触磷、四氯化碳等化学药物，可引起中毒性肝炎，最终演变成肝硬化。其他不明原因的肝硬化占 5%～10%。

三、肝硬化有哪些表现？

肝硬化的病程发展通常比较缓慢，可隐伏 3～5 年或更长时间，临床根据是否出现腹水、上消化道出血或肝性脑病等并发症，分为代偿期和失代偿期肝硬化。

1. 代偿期肝硬化

早期无症状或症状轻，以乏力、食欲不振、低热为主要表现，可伴有腹胀、恶心、厌油腻、上腹部隐痛及腹泻等。症状因劳累或伴发病而出现，经休息或治疗可缓解。患者营养状况一般或渐行消瘦，肝轻度肿大、质地偏硬，可有轻度压痛，脾轻至中度肿大。肝功能多正常或轻度异常。

2. 失代偿期肝硬化

失代偿期肝硬化主要表现为肝功能减退和门静脉高压所致的

全身多系统症状。

（1）肝功能减退的临床表现：包括全身症状、消化系统症状、出血倾向和贫血及内分泌失调。

全身症状：一般状况较差，疲倦、乏力、精神不振；营养状况较差，消瘦；其他包括面色晦暗、皮肤及巩膜黄染、皮肤干枯粗糙、水肿、舌炎、口角炎等。部分患者有不规则发热。

消化系统症状：食欲减退为最常见症状，甚至厌食，进食后有饱胀感，有时伴恶心、呕吐，油腻肉食易引起腹泻。可有腹痛，可出现黄疸。

出血倾向和贫血：常出现鼻出血、牙龈出血、皮肤紫癜和胃肠出血。女性常有月经量增多。由于营养不良，可有不同程度的贫血。

内分泌失调：男性常有性功能减退、不育、乳房发育及毛发脱落等。女性可有月经失调、闭经及不孕等。部分患者出现蜘蛛痣、肝掌，面部和其他暴露部位皮肤色素沉着。胰岛素分泌增多，导致糖尿病患病率增加。

（2）门静脉高压的临床表现：脾大、侧支循环形成和腹水。积有大量腹水时，患者腹部隆起、腹壁绷紧发亮、行动困难、呼吸困难及心悸。

（3）并发症：上消化道出血、感染、肝性脑病、原发性肝癌、肝肾综合征、电解质和酸碱平衡紊乱等。

四、如何治疗？

肝硬化的治疗是综合性的。首先针对病因进行治疗，如酒精性肝硬化患者必须戒酒。对于乙型肝炎病毒感染伴肝纤维化患者，可行抗病毒治疗。忌用对肝脏有损害的药物。晚期主要针对并发症进行治疗。

五、健康指导

1. 预防本病首先要重视病毒性肝炎的防治,乙肝肝硬化患者与其家属应做好血液、体液隔离。

2. 食用高热量、高蛋白、高维生素、易消化食物,节制饮酒,忌食粗糙、生硬食物。血氨偏高者应限制蛋白质的摄入量。腹水者应低盐或无盐,限制进水量。

3. 代偿期患者可适当活动,以不感到疲劳为度。失代偿期患者应多卧床休息。季节变换时注意保暖和个人卫生,预防感染。

4. 已有肝硬化患者应及时做全面体检及相关实验室检查,同时避免各种诱因,预防和治疗并发症。

(叶静芬)

第四节　缺血性肠病

一、什么是缺血性肠病?

缺血性肠病亦称缺血性肠炎,是一组因小肠、结肠血液供应不足导致的不同程度局部组织坏死和一系列症状的疾病。当全身循环动力异常,肠系膜血管病变及其他某些全身性或局部疾病引起进入肠管的血流量减少,不能满足肠管的需要,致肠壁缺血时,均可发生本病。

缺血性肠病的分型包括急性肠系膜缺血(acute mesenteric ischemia,AMI)、慢性肠系膜缺血(chronic mesenteric ischemia,CMI)及缺血性结肠炎(ischemic colitis,IC)。

随着人口老龄化,动脉硬化相关疾病发病率增加,缺血性肠病的患病率也有所增加,但目前有关缺血性肠病患病率的流行病学资料尚不多见。国外研究表明,急诊监护病房每 1000 例患者中就有 1 例急性肠系膜缺血患者;我国 90% 的缺血性结肠炎患者为老年人(≥60 岁)。

二、为什么会发生缺血性肠病?

1. 血管病变

腹腔血管病变是引起肠道缺血的主要病理基础,包括动脉粥样硬化症,肠系膜上动脉压迫症,多种病因所致的血管炎及肠道血管畸形等,其中动脉粥样硬化所致的血管狭窄是引起慢性肠系膜缺血的主要原因。另外,全身性血管病变(如结节性多动脉炎、系统性红斑狼疮等)累及腹腔血管时,也可引起肠道缺血性改变。

2. 血流量不足

内脏血流量减少,可导致肠道缺血。在腹腔血管病变的基础上,各种原因如心力衰竭、冠状动脉粥样硬化性心脏病、心律失常或休克等引起心排血量降低,可诱发或加重肠道缺血,导致慢性缺血性肠病。

3. 血液变化

血液高凝状态是导致腹腔血管血流缓慢、血栓易于形成而堵塞肠道血管的高危因素,有可能诱发缺血性肠病。真性红细胞增多症、血小板增多症、长期口服避孕药、严重感染、弥散性血管内凝血(disseminated intravascular coagulation,DIC)等疾病及放疗、化疗等因素,均可使血液呈高凝状态。

4. 肠管因素

老年人由于肠蠕动功能减退,肠腔内粪块的嵌塞,肠腔压力增加,导致肠壁的血供减少,最终导致肠壁局限性缺血、变薄及坏死。

5. 其他疾病

如肠道恶性肿瘤、腹部恶性肿瘤及肠梗阻等也可导致慢性缺血性肠病的发生。

三、缺血性肠病有哪些表现？

1. 急性肠系膜缺血

急性肠系膜缺血三联征：突发剧烈腹痛，以伴频繁呕吐和腹泻为主要症状。约 75% 的患者大便潜血阳性，15% 的患者可伴有血便；部分患者可出现肠梗阻；部分重症患者可出现溃疡及穿孔。本病起病急，早期无特异表现，病死率高。约 80% 的肠系膜动脉阻塞是由动脉粥样硬化和风湿性心脏病引起的，其次是由血管造影后动脉粥样硬化斑块脱落所致。

2. 慢性肠系膜缺血

慢性肠系膜缺血的典型症状为餐后腹痛、厌食和体重减轻。腹痛可反复发生，与进食有关，可为持续性钝痛，程度不一，定位不明确，以脐周或左下腹多见，多发生于餐后 15～30 分钟，1～2 小时达高峰，随后腹痛逐渐减轻，蹲坐位或卧位可使部分患者腹痛缓解。

3. 缺血性结肠炎

缺血性结肠炎的典型症状为腹痛，多位于左下腹，为突发性绞痛，轻重不一，进食后加重。腹痛时多伴有便意，部分患者可在 24 小时内排出与粪便相混合的鲜红色或暗红色血便，其他症状有厌食、恶心、呕吐、低热等。体检可发现腹部轻中度压痛、低热、心率加快；发生肠梗死时可有腹部压痛、反跳痛、腹肌紧张、肠鸣音逐渐减弱甚至消失等腹膜炎的体征。

四、如何治疗？

1. 一般治疗原则

对怀疑为肠系膜缺血的患者应立即禁食，必要时进行胃肠减压、静脉营养支持。应密切监测血压、脉搏、每小时尿量，必要时进行血流动力学监测，防止休克的发生。积极治疗原发病，纠正水、电解质平衡紊乱。

2. 药物治疗

（1）急性肠系膜缺血的治疗：①初期应减轻急性充血性心力衰竭，纠正低血压、低血容量和心律失常。②早期应用广谱抗生素。急性肠系膜缺血患者血培养阳性比例高，应使用抗生素来抗感染，以防加重肠道缺血，诱发或加速肠管坏死；防止全身感染甚至感染性休克。慎用糖皮质激素，以免感染扩散或二重感染。③应用血管扩张剂。急性肠系膜缺血一经诊断应立即肌肉注射30毫克罂粟碱，继以30毫克/小时的速率经微量泵静脉输注，每天1～2次，疗程3～7天，同时尽可能避免使用血管收缩剂、洋地黄类药物以防肠穿孔。④抗栓治疗。对急性肠系膜静脉血栓，采用尿激酶50万单位静脉滴注，每天1次，并给予肝素或低分子肝素，疗程2周；对急性肠系膜动脉血栓，应尽早进行介入治疗。

（2）慢性肠系膜缺血的治疗：①轻症患者应重新调整饮食，少食多餐，避免进食过多或不易消化的食物。②对于餐后腹痛症状明显的患者，亦可禁食，并给予肠外营养。③应用血管扩张剂。如丹参30～60毫升，加入250～500毫升葡萄糖注射液中，静脉滴注，每天1～2次，可减轻症状；或低分子右旋糖酐500毫升，静脉滴注，每6～8小时1次，促进侧支循环的形成。

（3）缺血性结肠炎的治疗：①禁食。②行静脉营养。③应用广谱抗生素。④积极治疗心血管系统原发病，停用血管收缩药（肾上腺素、多巴胺等）。⑤应用肛管排气或灌肠以缓解结肠扩张。⑥应用血管扩张药物。如罂粟碱 30 毫克，肌肉注射，每 8 小时1 次，必要时可静脉滴注；前列地尔 10 微克，静脉滴注，每天1 次；或丹参 30～60 毫升，加入 250～500 毫升葡萄糖注射液中，静脉滴注，每天 1～2 次，疗程 3～7 天，少数患者需 2 周。⑦持续进行血常规和血生化监测，直到病情稳定。⑧若患者腹部触痛加重，出现肌紧张、反跳痛、体温升高及肠麻痹，则表明有肠梗死，需立即行手术治疗。

3. 介入治疗

腔内介入治疗通过血管成形术或支架置入术，有助于恢复动脉血流，降低复发的机会。这种治疗的技术成功率高，并发症发生率低，渐有取代手术治疗的趋势。介入治疗肠系膜动脉狭窄的成功率为 90%～95%，临床有效率为 80%～95%，并发症发生率为0～10%，随访 3 年以上的通畅率为 82%～89%。

4. 手术治疗

对于动脉狭窄严重或闭塞，内科治疗无效的患者，考虑手术治疗。手术方法：①肠系膜上动脉切开取栓术；②肠系膜上动脉远端与右髂总动脉侧侧吻合术；③血管移植动脉搭桥术。

一旦患者出现腹膜炎，要高度警惕肠管坏死的可能，应立即进行手术探查。

五、饮食调理要注意什么？

1. 食物应以易消化、质软少渣、无刺激性为宜。少渣食物可以减少肠蠕动，使腹泻得以缓解。患者可进食鸡蛋、细挂面、烂米粥等，尽量少吃含粗纤维多的水果、蔬菜。

2. 慢性结肠炎的病程长，经常反复发作。为改善患者营养状况和肠道环境，应给予高蛋白、高热量的饮食，还应供给富含维生素、无机盐、微量元素的食物,尤其是富含维生素 C、维生素 B 及铁的食物,以补充体力,滋养身体。

3. 多吃有止泻作用的食物以减轻腹泻,如马齿苋、薏苡仁、扁豆、山药、山楂、乌梅、苹果、荔枝、莲子、糯米、粳米、茨实、藕、火腿、乌鸡及胡椒等。

4. 适当控制脂肪。在膳食中少食多油食品及油炸食品。烹调要少用油,采用蒸、汆、烩、焖等方法。忌食猪油、羊油、奶油、牛油、核桃仁等脂肪含量高的食物,以免加重腹泻。

5. 忌吃产气食物。此病由于反复发作,在结肠黏膜中溃疡与瘢痕纤维交替产生,因而结肠内壁的弹性降低。如果多吃大豆、豆制品、炒蚕豆、白薯等胀气食物,则可能会导致肠内气体充盈而发生急性肠扩张或溃疡穿孔等并发症。

6. 忌生冷食物。各种冷饮、冰镇食品、蚌肉、海参、百合汤等生冷食物,以及梨、西瓜、橘、柑、香蕉、西红柿等寒性瓜果,多吃会进一步损伤脾肾阳气,使脾胃运动无力,寒湿内滞,同时这些食品本身性质滑利,会加重腹泻腹痛。

7. 忌食牛奶及海鲜。腹泻患者食用牛奶、炼乳、虾、海鱼等后易发生结肠过敏,导致腹泻加重。另外蜂蜜及其制品有润肠通便作用,所以也不宜食用。

（徐　虹）

第五节　慢性腹泻

一、什么是慢性腹泻?

腹泻是指排便次数增多,大于 3 次/天;粪便量增加,大于

200 克/天；粪质稀薄，含水量大于 85％。腹泻持续 3～6 周或反复发作，即为慢性腹泻。

二、为什么会发生慢性腹泻？

1. 胃肠道疾病

引起慢性腹泻的胃肠道疾病包括胃癌、萎缩性胃炎、胃切除术后、慢性菌痢、肠结核、肠易激综合征、肠道菌群失调、溃疡性结肠炎、克罗恩病、嗜酸性粒细胞性胃肠炎、结肠息肉、结肠癌、回盲部切除术后、慢性阿米巴结肠炎、放射性肠炎、肠淋巴瘤、类癌、盲襻综合征、原发性小肠吸收不良、Whipple 综合征。在血吸虫病流行区，慢性腹泻常见于结肠血吸虫病患者。

2. 肝、胆道、胰腺疾病

肝、胆道、胰腺疾病，如慢性肝炎、长期阻塞性黄疸、肝硬化、慢性胰腺炎、肝癌、胆管癌、胰腺癌等均会引起慢性腹泻。

3. 全身性疾病

引起慢性腹泻的全身性疾病包括甲状腺功能亢进、糖尿病、尿毒症、系统性红斑狼疮、结节性多动脉炎、混合性风湿免疫性疾病、动脉粥样硬化、食物过敏、慢性肾上腺皮质功能减退、甲状旁腺功能减退、腺垂体功能减退及烟酸缺乏等。

三、慢性腹泻有哪些表现？

1. 慢性腹泻的特点

慢性腹泻的主要表现为大便次数增多，便稀或不成形，有时伴黏液、脓血。小肠病变引起的腹泻特点是腹部不适多位于脐周，并于餐后或便前加剧，无里急后重，大便量多、色浅，次数可多可少；结肠病变引起的腹泻特点是腹部不适多位于腹部两侧或下腹，常于便后缓解或减轻,排便次数多且急,粪便量少,常含有血及黏液;直肠病变引起的腹泻,则常伴有里急后重。

2. 伴随症状

(1)胃肠症状:腹痛多见于炎症性腹泻;伴有恶心、呕吐,提示急性炎性腹泻、食物中毒、内分泌危象等。

(2)全身症状:发热、食欲减退或亢进、营养不良和消瘦、脱水、休克、症状性贫血、出血倾向等。

(3)胃肠外症状:多饮、多尿、多汗、关节炎、皮肤病变等。

四、如何预防?

1. 养成良好的卫生习惯,不食不洁食物。

2. 饮食应有节制,避免进食过于寒凉,忌肥甘厚味、过于油腻饮食,忌生冷瓜果。

3. 注意保暖,慎起居,护腰腹,避免受寒。

4. 注意观察病情,寻找引起腹泻或加重病情的有关因素,注意调适。

五、如何治疗?

腹泻是症状,治疗应针对病因。但相当部分的腹泻需根据其病理生理特点给予对症和支持治疗。

1. 病因治疗

感染性腹泻需根据病原体进行治疗。乳糖不耐受症和麦胶性乳糜泻需分别剔除食物中的乳糖或麦胶类成分。高渗性腹泻应停食高渗的食物或药物。胆盐重吸收障碍引起的结肠腹泻可用考来烯胺吸附胆汁酸而止泻。治疗胆汁酸缺乏所致的脂肪泻,可用中链脂肪代替日常食用的长链脂肪,中链脂肪不需经结合胆盐水解和微胶粒形成等过程而直接经门静脉系统吸收。

2. 对症治疗

纠正腹泻所引起的失水、电解质紊乱和酸碱平衡失调。对严重营养不良者,应给予营养支持。谷氨酰胺是体内氨基酸池中含量最多的氨基酸,虽为非必需氨基酸,但它是生长迅速的肠黏膜细胞所特需的氨基酸,与肠黏膜免疫功能、蛋白质合成有关。因此,对弥漫性肠黏膜受损者,谷胺酰胺是黏膜修复的重要营养物质,在补充氨基酸时应注意补充谷胺酰胺。对于严重非感染性腹泻患者,可用相关止泻药:收敛、吸附、保护肠黏膜的药物有双八面体蒙脱石散、碱式碳酸铋剂、氢氧化铝凝胶等;减少肠蠕动的药物有药用碳、哌洛丁胺等;消旋卡多曲可抑制肠道过度分泌。

(徐　虹)

第六节　便　秘

一、什么是便秘?

便秘是指排便次数太少,或排便困难、不畅,粪便干结、太硬、量少。许多患者的排便次数小于 3 次/周,严重者 2～4 周才排便一次。便秘是老年人常见的症状,约 1/3 的老年人会便秘。便秘严重影响老年人的生活质量。

二、为什么会发生便秘?

便秘分器质性便秘和功能性便秘。

1. 器质性便秘

器质性便秘的病因包括:内分泌或代谢性疾病,如糖尿病、卟啉病、甲状旁腺功能亢进、甲状腺功能减退、低钾血症;中枢神经系统疾病、周围神经系统疾病;肠道占位或其他如狭窄、肛裂、痔等器质性病变。

2．功能性便秘

功能性便秘的病因尚不明确,其发生与多种因素有关,包括:①进食量少,食物缺乏纤维素或水分不足,对结肠运动的刺激减少;②因工作紧张、生活节奏过快、工作性质和时间变化、精神因素等干扰了正常的排便习惯;③结肠运动功能紊乱所致,常见于肠易激综合征,系由结肠及乙状结肠痉挛引起,除便秘外同时具有腹痛或腹胀,部分患者可表现为便秘与腹泻交替;④腹肌及盆腔肌张力不足,排便推动力不足,难于将粪便排出体外;⑤滥用泻药,形成药物依赖,造成便秘;⑥老年体弱、活动过少、肠痉挛导致排便困难,或由于结肠冗长所致;⑦药物性便秘,包括抗胆碱药,作用于中枢神经系统或肠神经系统的药物,三环类抗抑郁剂,精神抑郁药等。

三、便秘有哪些表现?

1．排便次数减少,便意少;排便费力,排便不畅;大便干结、太硬;排便不净感。

2．可有肛门疼痛、肛裂,甚至引起痔疮和肛管乳头炎。

3．有时粪块嵌于直肠腔内难于排出,少量水样粪质绕过粪块自肛门排出,形成假性腹泻。

4．部分患者排便时可有左腹痉挛性痛和下坠感。

5．部分患者伴腹痛、腹胀或腹部不适,还可有恶心、口臭、食欲减退、疲乏无力及头痛头昏等。

6．部分患者还伴有失眠、烦躁、多梦、抑郁、焦虑等精神心理障碍。

四、如何预防?

1. 养成定时排便的习惯

要确定一个适合自己的排便时间,到时候不管有无便意,或能不能排出,都要按时蹲厕所,只要长期坚持,就会形成定时排便的条件反射。

2. 调整饮食

老年人平时应多吃些纤维素含量高的食物,如粗制面粉、糙米、玉米、芹菜、韭菜、菠菜和水果等,以增加膳食纤维,刺激和促进肠蠕动。芝麻和核桃仁有润肠作用,老年人也可适当多吃一点。

3. 适当多饮水

老年人每天早晨空腹时最好能饮一杯温开水或蜂蜜水,以增加肠蠕动,促进排便。老年人平时也应多饮水,不要等到口渴时才喝水。

4. 适当参加体育运动

老年人应适当地参加体育运动,特别是要进行腹肌锻炼,以便增强腹部肌肉的力量和促进肠蠕动,提高排便能力。对于因病长期卧床的老年人,家人可给其做腹部按摩,由右上腹向左下腹轻轻推按,以促进肠蠕动。

5. 保持乐观的情绪

精神紧张、焦虑等不良情绪可导致或加重便秘。因此,老年人要经常保持心情愉快,不要动辄生气上火,以避免便秘的发生。

五、如何治疗?

对器质性便秘患者行原发病的病因治疗。

对功能性便秘,可采用综合治疗,治疗方法包括以下几种。

1. 一般治疗

鼓励患者摄入足量的食物、纤维和水分,增加运动,养成定时排便的习惯。

2. 药物治疗

(1)容积性泻剂:主要包括可溶性纤维素(果胶、植物胶、燕麦麸等)和不可溶性纤维素(植物纤维、木质素等)。容积性泻剂起效慢而副作用小、安全,故对妊娠便秘或轻症便秘有较好疗效,但不适于作为暂时性便秘的迅速通便治疗。

(2)润滑性泻剂:能润滑肠壁,软化大便,使粪便易于排出,使用方便,如开塞露、矿物油或液状石蜡。

(3)盐类泻剂:如硫酸镁、镁乳,这类药可引起严重不良反应,应慎用。

(4)渗透性泻剂:常用的药物有乳果糖、山梨醇、聚乙二醇4000等。适用于粪块嵌塞患者,或作为慢性便秘者的临时治疗措施,是对容积性泻剂疗效差的便秘患者的较好选择。

(5)刺激性泻剂:包括含蒽醌类的植物性泻药(大黄、弗朗鼠李皮、番泻叶及芦荟)、酚酞、蓖麻油、双酯酚汀等。刺激性泻剂应在容积性泻剂和盐类泻剂无效时才使用,有的较为强烈,不适于长期使用。蒽醌类泻剂长期应用可造成结肠黑便病或泻药结肠,引起平滑肌的萎缩和损伤肠肌间神经丛,反而加重便秘,停药后可逆。

(6)促动力剂:莫沙必利、伊托必利有促胃肠动力作用,普卢卡必利可选择性作用于结肠,可根据情况选用。

3. 器械辅助

如果患者粪便硬结,停滞在直肠内近肛门口处,或自身年老体弱、排便动力较差或缺乏,可用结肠水疗或清洁灌肠的方法。

4．生物反馈疗法

生物反馈疗法可用于直肠肛门、盆底肌功能紊乱的便秘患者，其长期疗效较好。生物反馈疗法治疗便秘是通过测压和肌电图设备，使患者直观地感知其排便时盆底肌的功能状态，学会在排便时如何放松盆底肌，同时增加腹内压，以达到排便的目的。对于盆底功能障碍患者，应优先选择生物反馈治疗，而不是手术。该疗法需在专业人员指导下进行。

5．认知疗法

重度便秘患者常有焦虑甚至抑郁等心理因素或心理障碍表现。应予以认知疗法，使患者消除紧张情绪，必要时给予抗抑郁、抗焦虑治疗，并请心理专科医师协助诊治。

老年人在排便困难时可使用药物帮助排便。可口服液状石蜡、麻仁润肠丸、牛黄解毒片、乳果糖等，或用番泻叶冲水饮用，也可往肛门里置入开塞露或甘油栓，或用肥皂水灌肠等。中气不足的老年便秘者可适当服用补中益气丸。但需注意的是，经常便秘的老年人不宜长期使用药物导泻，以免形成依赖性，从而使肠蠕动的功能退化，加重便秘。

（徐　虹）

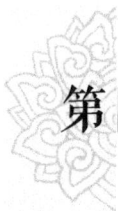

第四章 泌尿系统疾病

第一节 慢性肾小球肾炎

一、什么是慢性肾小球肾炎？

慢性肾小球肾炎简称慢性肾炎，是各种原发性肾小球疾病导致的一组长病程的（可达数十年）以蛋白尿、血尿、水肿、高血压为临床表现的疾病。本病治疗困难，大多演变为慢性肾功能衰竭，预后较差。慢性肾小球肾炎的主要病理类型包括：①微小病变性肾病；②局灶节段性肾小球硬化；③非 IgA 型系膜增生性肾小球肾炎；④IgA 肾病；⑤膜性肾病；⑥系膜毛细血管性肾小球肾炎（系膜增生性肾小球肾炎）。

二、为什么会发生慢性肾小球肾炎？

仅有少数慢性肾小球肾炎是由急性肾小球肾炎发展所致（直接迁延或临床痊愈若干年后再现），大部分慢性肾炎的发病机制是免疫介导炎症。另外，非免疫、非炎症机制在疾病发展过程中起重要作用，如健存肾单位长期代偿，处于血流高灌注、高滤过和高跨膜压的"三高"状态，久之导致健存肾小球硬化。

三、慢性肾小球肾炎有哪些表现？

1. 血尿

血尿是肾小球疾病的常见临床表现，分为镜下血尿和肉眼血尿。镜下血尿是指血尿轻者肉眼不能发现，需要使用显微镜检查才能确定，一般是指显微镜高倍视野下红细胞≥3个。在这里需强调的是潜血阳性不等于血尿，潜血多少也不等于血尿多少，更不能根据尿潜血阳性而下肾炎的诊断。肉眼血尿是指肉眼看到血样或呈洗肉水样尿，一般1升尿液中含1毫升以上的血即可为肉眼所见，有时尿液红得"发黑发紫"，有时就像"酱油"一样。

2. 蛋白尿

由于肾小球滤过膜的滤过作用和肾小管的重吸收作用，健康人尿中蛋白质（多指相对分子质量较小的蛋白质）的含量很少（每日排出量小于150毫克），蛋白质定性检查时，呈阴性反应。尿中蛋白质含量增加，通过普通尿常规检查即可测出，称为蛋白尿。如果尿蛋白含量≥3.5克/天，则称为大量蛋白尿。观察晨尿，健康人小便出现的泡沫在短时间内就会消失，但肾脏病者因蛋白尿所引起的泡沫并不会消失。

3. 水肿

水肿开始多见于颜面部，逐渐波及双下肢及全身，严重时患者会出现眼睑高度肿胀，以致无法睁眼；四肢皮肤紧绷，薄而透亮，扎针或皮肤破损的地方渗水；男性患者阴囊可肿得像球一样；患者甚至出现胸腹水，从而出现腹胀、食欲不振、胸闷气短、呼吸困难等症状。

4. 高血压

高血压在肾小球疾病中很常见，慢性肾小球肾炎患者高血压发生率为61%，终末期肾功能衰竭患者高达90%。高血压持续存在会加速肾功能的恶化。

四、如何治疗？

对于慢性肾小球肾炎，应早期针对其病理类型给予相应的治疗，并以防止或延缓肾功能进行性恶化，改善或缓解临床症状以及防治并发症为主要目的。

1. 饮食与营养

（1）钠盐摄入：限制饮食中钠的摄入，伴高血压患者应限钠（＜3克/天）。禁用腌制食品，少用味精及食用碱。

（2）蛋白质摄入：在肾病综合征患者严重低蛋白血症时，优质蛋白质的摄入量应为 1.2～1.5 克/（千克·天）。根据肾功能情况给予优质低蛋白饮食 0.6～1.0 克/（千克·天）。在低蛋白饮食 2 周后可使用必需氨基酸或 α-酮酸。

2. 控制高血压

血压越高，对肾越不利。若患者蛋白尿＜1 克/天，血压理想水平一般应控制在 130/80 毫米汞柱以下；对于蛋白尿＞1 克/天，无心、脑血管并发症及可耐受的患者，血压应控制在 125/75 毫米汞柱以下。

血管紧张素转化酶抑制剂或血管紧张素Ⅱ受体拮抗剂是首选，不仅可以降低血压，还可以减少蛋白尿和延缓肾功能的减退；但在使用过程中要监测血压、肾功能和血钾水平。

3. 降低尿蛋白并延缓肾功能的减退

血管紧张素转化酶抑制剂或血管紧张素Ⅱ受体拮抗剂具有降低尿蛋白作用，其用药剂量常需要高于其降压所需剂量，在应用过程中需预防低血压的发生，需要在医师指导下应用。

4. 糖皮质激素和免疫抑制剂的治疗

糖皮质激素和免疫抑制剂是一把"双刃剑"，正确应用能够延缓肾脏病进展,而非正规治疗则加重病情以及产生严重的不良反应。因此,这部分治疗一定要在正规医院的肾内科专科医生指导下进行,不可随意增减糖皮质激素及免疫抑制剂的剂量,不可随意停药,并应按照医嘱定期复查血常规、血糖、肝肾功能;发生不良反应时,应及时就医。

糖皮质激素及免疫抑制剂使用前,必须排除活动性感染,特别是活动性肝炎、结核、肿瘤等情况,因此患者需向医生详尽告知既往病史。

(1)糖皮质激素:应用总原则为起始足量、缓慢减量、维持更长。

①起始足量:糖皮质激素治疗慢性肾小球肾炎的疗效与剂量有一定关系。新诊断的病例,开始治疗阶段的剂量要足,才能诱导迅速缓解。成人泼尼松剂量应为 1.0 毫克/(千克·天),连用 6~8 周,必要时根据病理类型可延长至 12 周。

②缓慢减量:在此阶段不可自行随意减量。当剂量减至 20 毫克/天时,慢性肾小球肾炎容易复发,因此,要强调缓慢减量,剂量越少,则减量越慢。

③维持更长:当减至小剂量(10 毫克/天左右)时,再至少维持 3~6 个月。

主要不良反应:诱发或加重感染、消化性溃疡,引起水钠潴留、高血压、精神症状、医源性皮质醇增多症、药物性糖尿病、骨质疏松、无菌性股骨头坏死等。

(2)环磷酰胺:最常见的细胞毒性药物,其不良反应包括骨髓抑制、肝损害、出血性膀胱炎、胃肠道反应、感染、脱发以及性腺抑制等。应用环磷酰胺当天建议多饮水,可适当水化,以减少出血性膀胱炎的发生。用药后需检测血常规和肝功能,以便及时发现骨髓抑制及肝损害的发生。性腺抑制常与环磷酰胺累积剂量相关。

(3)他克莫司:主要不良反应包括血糖升高、高血压、感染等,用药期间应密切监测血药浓度、肾功能和血糖等。

（4）吗替麦考酚酯：主要不良反应包括感染、胃肠道反应、骨髓抑制和肝损害等。用药期间应密切监测血常规和肝功能。

5. 对症处理

慢性肾小球肾炎患者应预防感染，防止水、电解质和酸碱平衡紊乱，避免使用肾毒性药物等。一旦确诊慢性肾小球肾炎，患者应坚定信心，树立打"持久战"的决心，定期复查，及时与医护人员沟通，一同战胜疾病。

五、日常保健

1. 加强体育锻炼，提高机体免疫力。适当的运动可以帮助排除体内多余酸性物质，有效提高机体抵抗力，从而增强患者体质，抵抗感染的发生。可以根据自身具体情况做一些适当的运动，如打太极拳、散步、慢跑等。

2. 增强自我保健意识，避免各种诱发因素。目前，关于慢性肾小球肾炎的具体病因尚未明确，但反复发作常有明显的诱因，如劳累、着凉、感染、用药不当等。患者及家属应了解这些诱因，并尽量避免。

3. 合理用药，定期检查。患者应遵医嘱用药，不可随便增减或停用药物。了解治疗药物的相关知识，如注意事项及不良反应，若服药期间出现异常情况要及时就诊，并定期到医院复查。

4. 制订合理的作息、饮食计划，注意饮水。慢性肾炎患者的身体一般比较弱，其身体组织器官各方面功能都有所下降，因此一定要养成良好的作息习惯。饮食应遵循高维生素、低盐、低磷、低脂、低蛋白的原则，减少因食物摄取不当而对身体造成的负担。

（吴　丹）

第二节　慢性肾功能衰竭

一、什么是慢性肾功能衰竭？

慢性肾功能衰竭是指各种原发性或继发性慢性肾脏疾病进行性进展引起的肾小球滤过率下降和肾功能损害，使肾脏明显萎缩，不能维持其基本功能，临床出现以代谢产物潴留，水、电解质和酸碱平衡紊乱，全身各系统受累为主要表现的临床综合征。慢性肾功能衰竭进入终末期即为尿毒症。

二、为什么会发生慢性肾功能衰竭？

在引起慢性肾功能衰竭的因素中，各种原发性及继发性肾小球肾炎占首位。其他原因包括：泌尿系统先天畸形，如肾发育不良、先天性多囊肾、膀胱输尿管反流等；遗传性疾病，如遗传性肾炎、肾髓质囊性病、Fanconi综合征等；全身性系统疾病以高血压肾小动脉硬化、结缔组织病等多见；糖尿病肾病、自身免疫性肾病引起的慢性肾功能衰竭也有上升趋势。

三、慢性肾功能衰竭有哪些表现？

慢性肾功能衰竭影响到各个系统和器官，可引起多种多样的临床表现。但是，在80%的肾单位功能丧失以前，或当肾小球滤过率下降到25毫升/分钟以下前，可以没有任何症状或只有很少的生化改变，如在多囊肾等慢性进行性疾病中，即使肾小球滤过率低于10毫升/分钟，也可以没有症状，这是由于残存肾单位巨大的适应作用所致。慢性肾功能衰竭晚期主要引起如下多种临床病变。

1. 水、电解质及酸碱平衡紊乱

(1) 水：慢性肾功能衰竭患者，既可出现脱水，也可出现水潴留，因此，临床上需动态观察患者水的平衡情况。一方面，当患者有继发感染、发热、呕吐、腹泻等症状时，易引起水分丢失，如不及时适量地补充，很容易出现血容量不足，肾小球滤过率下降，血尿素氮(blood urea nitrogen, BUN)上升，症状加重。后者又促使失水更多，加重尿毒症，从而形成恶性循环。另一方面，由于肾脏已失去调节水的能力，补充水分过多过快时，易出现水潴留，可导致心力衰竭。

(2) 钠：尿毒症患者对钠的调节功能差，容易发生低钠血症。其原因包括：①过分限制食盐的摄入；②肾小管回收钠的功能减退；③容易腹泻而丢失含钠碱性肠液；④应用利尿剂而致钠丢失。当出现低钠血症(血钠<130毫摩尔/升)时，患者会疲乏无力、神情淡漠、厌食，严重时恶心、呕吐、血压下降，并使尿毒症加重；反之，钠摄入过多，则会潴留体内，引起水肿、高血压，严重时易发生心力衰竭。因此，对慢性肾功能衰竭患者，除非有明显水钠潴留症状，不应常规限制钠的摄入，突然增加钠负荷或减少钠摄入，都要考虑到肾脏的适应能力，临床上要动态观察血钠，并随时调整其动态平衡。

(3) 钾：对于慢性肾功能衰竭患者，当肾小球滤过率尚能维持在>5毫升/分钟时，血钾一般能保持在正常水平，尿钾排泄与正常人亦无区别。当慢性肾功能衰竭进入晚期，患者的血钾常升高，主要见于少尿、代谢性酸中毒和处于组织高分解状态的患者。高钾血症发生的体外因素是摄入含钾药物、食物，以及输入库存超过3天的不新鲜血液。

(4) 钙：慢性肾功能衰竭患者常伴低钙血症，其原因有：①摄入不足；②钙在小肠吸收障碍；③磷在体内蓄积，限制了钙的吸收；

④维生素 D 代谢紊乱等。其中,活化的维生素 D(1,25 -二羟维生素 D₃)在肾脏内的生成减少起主导作用。慢性肾功能衰竭患者伴低钙血症时,补充 1,25 -二羟维生素 D₃效果显著。

(5)磷:当肾小球滤过率降至正常值的 20%~30%时,残余肾单位不能维持正常磷的排出,磷在体内蓄积,导致高磷血症。在临床上出现高磷血症,提示肾功能损害已近终末期。

(6)镁:当肾小球滤过率<30 毫升/分钟时,患者可出现高镁血症。当血清镁浓度>1.6 毫摩尔/升时,可引起嗜睡、言语障碍、食欲不振;当血清镁浓度>2.88 毫摩尔/升时,可引起昏睡、血压下降、心动过缓、房室传导阻滞或心室传导阻滞,以及腱反射消失。

(7)铝:铝与脑病有关,也可导致小细胞性贫血。铝可沉积在骨、脑、肝、脾、肺、心等组织,它的蓄积常与长期摄入含铝制剂有关。

(8)代谢性酸中毒:尿毒症患者通常存在不同程度的代谢性酸中毒。轻度代谢性酸中毒的二氧化碳结合力在 22~16 毫摩尔/升,重者可降至 4.5 毫摩尔/升以下。当肾小球滤过率下降至 20 毫升/分钟时,肾脏每天仅能排出部分酸性产物,因氢离子(H^+)在体内潴留而发生酸中毒。

2. 糖、脂肪、蛋白质和氨基酸代谢障碍

慢性肾功能衰竭时,患者常有糖耐量减低、高尿酸血症、高甘油三酯血症、高胆固醇血症和蛋白质营养不良。

3. 各系统功能障碍

(1)消化系统表现:是最常见和最早期的表现,常为食欲不振、舌炎、腹泻、恶心、呕吐、黑便等症状。患者口中可有尿味,口腔黏膜糜烂,胃、十二指肠、结肠、胰腺均可发生炎症、黏膜水肿和出血,严重者可出现溃疡、坏死、感染、肠梗阻及肠穿孔等。

(2)心血管系统表现:心血管疾病是慢性肾功能衰竭患者的

常见并发症,约50%的慢性肾功能衰竭患者死于心血管疾病,老年人更为突出。慢性肾功能衰竭患者的心血管并发症包括心包炎、心功能不全、心肌病、代谢异常引起的心脏损害,以及高血压。

(3) 呼吸系统表现:尿毒症时,由于代谢性酸中毒常引起肺过度换气,患者出现深大呼吸或潮式呼吸,常见肺水肿,呼出的气体有尿味,易患支气管炎及肺炎。

(4) 血液系统表现:严重贫血是慢性肾功能衰竭患者的重要症状之一,晚期患者多有出血倾向,常伴有皮下瘀斑、鼻出血、牙龈出血,甚或呕血、便血、血尿、颅内出血以及月经过多,少数有心包出血。肾性贫血是指肾脏红细胞生成素(erythropoietin,EPO)产生不足,或尿毒症时血浆中一些毒性物质干扰红细胞的生成和代谢而导致的贫血。一般认为肾性贫血的发生是由多种因素综合障碍所致。

①红细胞生成素缺乏:红细胞生成素又叫促红素,90%是由肾组织产生的,它可刺激骨髓红细胞的生成。随着肾脏疾病的发展,肾组织不断被破坏,红细胞生成素的产生和分泌减少,这是引起肾性贫血的主要原因。

②红细胞生长抑制因子:尿毒症患者血浆中存在着某些抑制红细胞生成的物质,它们在肾性贫血的发生机制中起着重要作用。目前认为这些抑制因子包括精氨和多胺精氨、甲状旁腺激素(parathyroid hormone,PTH)、核酸酶、大分子蛋白质、前列腺素等。

③红细胞寿命缩短:慢性肾功能衰竭患者血浆中存在着某些物质,它们干扰红细胞膜上 Na^+ 泵的功能,从而引起贫血。

④失血:慢性肾功能衰竭晚期,由于血小板功能障碍,约1/4的患者有出血倾向,失血会进一步加重贫血。

⑤铁和叶酸的缺乏:由于胃纳不佳、消化道出血、血液透析中失血,以及频繁抽血等都可造成慢性肾功能衰竭患者缺铁,影响血

红蛋白的合成,但叶酸缺乏并不多见。

⑥铝中毒:铝可诱发小细胞性贫血。慢性肾功能衰竭患者由于肾脏滤过减少,血中铝蓄积,加上为纠正钙磷失调需口服氢氧化铝等,常使血铝增加。

(5)皮肤表现:患者皮肤干燥、脱屑、无光泽。部分患者皮肤较黑,系弥漫性黑色素沉着所致。尿素从汗腺排出后,会凝成白色结晶,称为尿素霜,刺激皮肤产生尿毒症性皮炎和皮肤瘙痒(皮肤瘙痒与继发性甲状旁腺素增多也有关)。

(6)肾性骨营养不良症:慢性肾功能衰竭时,钙、磷代谢失调,维生素 D 代谢障碍,继发性甲状旁腺功能亢进等均可导致骨骼改变,称为肾性骨病或肾性骨营养不良症,包括骨软化症、纤维性骨炎、骨硬化及骨质疏松症。患者临床表现差异很大,主要与年龄、病程、饮食、透析等因素有关。

(7)神经肌肉系统表现:尿毒症时,几乎所有患者有神经系统症状,表现为精神不振、疲乏、头晕、头痛等。

①尿毒症脑病:临床表现为非特异性,初期表现为淡漠、注意力减退、乏力、失眠等,症状随病情恶化而加重,出现定向力、计算力障碍,以至精神错乱。扑击样震颤是诊断尿毒症脑病的重要指标,常与意识障碍同时出现。肌阵挛如在面部肌肉、近端肢体肌肉出现,则为晚期脑病症状,几乎与昏迷同时存在,也可同时出现抽搐。癫痫发作可为局灶性或全身性发作,后者若为癫痫持续状态可导致突然死亡。脑电图检查对判断尿毒症脑病很有帮助,可作为动态观察方法,其主要所见为慢波,同时常见 θ 波和 δ 波增多。

②尿毒症性周围神经病变:当肾小球滤过率<12 毫升/分钟时,患者四肢麻木,下肢出现异样感(呈蚁走样),或刺痛、发痒,需活动双腿或行走才能减轻,称为不安腿综合征。下肢肢端还可出现灼痛以及其他周围神经表现。在尿毒症终末期,还可见瞳孔不对称、面瘫、听力障碍、神经性耳聋、咽部及舌部肌肉无力、排尿困

难、尿潴留等症状。

（8）内分泌失调：患者雌激素、雄激素水平下降,催乳素、黄体生成素水平升高；女性出现闭经、不孕,男性出现阳痿、不育；甲状腺功能低下,基础代谢率下降 。

（9）感染：免疫功能低下、白细胞功能异常、淋巴细胞减少和功能障碍等易致肺部感染、尿路感染及皮肤感染。感染是患者主要死亡原因之一 。

四、如何治疗？

慢性肾功能衰竭的治疗方法包括内科疗法、透析疗法及肾移植术。透析疗法和肾移植术无疑是终末期肾衰竭患者的最佳治疗选择,但由于这些疗法价格昂贵和供肾来源有限,往往不能满足患者的治疗需求。某些肾脏病患者在进展至终末期肾功能衰竭之前,通过合理的内科疗法,可延缓病程的进展,因此应重视慢性肾功能衰竭的内科保守治疗。

1. 原发病和诱因治疗

初次诊断的慢性肾功能衰竭患者必须积极重视原发病的治疗。慢性肾炎、狼疮性肾炎、紫癜性肾炎、IgA 肾病、糖尿病肾病等都需要保持长期治疗,同时也应积极寻找慢性肾功能衰竭的各种诱发因素,如循环血容量不足,水、电解质和酸碱平衡紊乱,肾毒性药物,尿路梗阻,感染,严重高血压,心力衰竭等。合理纠正这些诱因能使病变减轻或趋于稳定,并能较大程度地改善肾功能。

2. 饮食治疗

（1）限制蛋白饮食：减少饮食中蛋白质含量,以不产生负氮平衡为原则。这能使血尿素氮（BUN）水平下降,尿毒症症状减轻,还有利于降低血磷和减轻酸中毒。因为蛋白质的摄入常伴有磷及其他无机酸离子的摄入。每千克体重每天给予 0.6 克的蛋白质即可满足机体生理的基本需要,而不至于发生蛋白质营养不良。患者蛋白质的摄入量宜根据肾小球滤过率做适当调整:对于肾小球滤过率为10～20毫升/分钟者,每千克体重每天给予0.6克;大于20毫升/分钟者,可加5克;小于5毫升/分钟者,每天仅能给予约20克。一般认为,肾小球滤过率已降至50毫升/分钟以下时,便必须进行适当的蛋白质限制。但其中60%以上的蛋白质必须是富含必需氨基酸的蛋白质,如鸡蛋、鱼、瘦肉和牛奶等,尽可能少食富含植物蛋白的物质,如花生、大豆及其制品等,因其含非必需氨基酸较多。

(2)高热量摄入:摄入足量的碳水化合物和脂肪,以供给机体足够的热量,这样就能减少蛋白质为提供热量而分解,故高热量饮食可使低蛋白饮食的氮得到充分的利用,减少体内蛋白质的消耗。每千克体重每天约需热量125.6焦耳(30千卡),消瘦或肥胖者宜酌情予以加减。为了能摄入足够的热量,患者可多食用植物油和糖分。如觉饥饿,可食甜薯、芋头、马铃薯、苹果、马蹄粉、淮山药粉、莲藕粉等。供给食物应富含B族维生素、维生素C和叶酸,亦可给予片剂口服补充。

(3)其他:除有水肿、高血压和少尿者要限制钠的摄入外,一般不宜加以严格限制。因为在肾小球滤过率<10毫升/分钟前,患者通常能排出多余的钠,但在钠缺乏时,却不能相应地减少钠的排泄。只要尿量每天超过1升,一般患者无须限制钾的摄入。给予低磷饮食,每天不超过600毫克。对于尿少、水肿、心力衰竭者,应严格控制进水量。但对尿量>1升而又无水肿者,则不宜限制水的摄入。

3. 对症治疗

(1)控制全身性高血压和(或)肾小球内高压力:全身性高血压会促使肾小球硬化,故必须控制,首选血管紧张素转化酶抑制剂或血管紧张素Ⅱ受体拮抗剂。肾小球内高压力亦会促使肾小球硬化,故虽无全身性高血压,亦宜使用上述药,以延缓肾功能减退。然而,在血肌酐>350微摩尔/升者,可能会引起肾功能急剧恶化,故应慎用。

(2)必需氨基酸的应用:如果患者肾小球滤过率≤5毫升/分钟,则要将每天蛋白质摄入量减至约20克,可进一步降低血中含氮的代谢产物。但若超过3周,则由于摄入的蛋白质太少,而发生蛋白质营养不良症,必须加用必需氨基酸(essential amino acid,EAA)或必需氨基酸及其α酮酸混合制剂,才可使尿毒症患者长期维持较好的营养状态。

(3)贫血的治疗:①如果血红蛋白(hemoglobin,Hb)小于60克/升,则应予小量多次输血。输血有感染肝炎等的危险,且有抑制骨髓生成红细胞等不良反应。②证实有缺铁者应补充铁剂,补铁的途径有3种,即口服、静脉滴注、肌肉注射。口服剂量为每天至少200毫克元素铁,但胃肠道不良反应大。目前普遍推荐静脉补铁,可静脉滴注蔗糖铁、葡萄糖醛酸铁或右旋糖酐铁,既不引起胃肠道反应,又直接入血,能得到更好的利用。静脉补铁也可能引起不良反应,过敏样反应(如气短、喘鸣、低血压)的发生率约为0.65%,多在葡萄糖醛酸铁静脉滴注后数分钟内发生;迟发反应为关节痛、肌肉痛,呈剂量依赖性,剂量≤100毫克时很少发生。③红细胞生成素治疗肾功能衰竭贫血,疗效显著。贫血改善后,患者的心血管功能、精神状态和精力等均会改善,能提高患者生活质量。为使红细胞生成素充分发挥作用,应补足造血原料,如铁和叶酸。开始时,每千克体重红细胞生成素每次用量为50单位,每周3次,除血液透析患者静脉注射较方便外,其他患者均应皮下注射。每月查1次血红蛋白和血细胞比容(haematocrit,HCT),如每月血红蛋白增加少于10克/升或血细胞比容少于0.03,则须增加每次红细胞生成素的剂量(25单位/千克体重),直至血红蛋白上升至

120 克/升或血细胞比容上升至 0.35。此时红细胞生成素剂量可逐渐减少,在维持上述水平的前提下,每个月调整 1 次,每次减少红细胞生成素的量约为 25 单位每千克体重。该水平一般足以维持患者良好的生活质量。但如不维持红细胞生成素用量,停药后不久,患者又会再发生贫血。红细胞生成素的不良反应主要是高血压、头痛和偶有癫痫发作。其原因可能是红细胞的增加使血液黏稠度增加,血管阻力增加。严格控制血红蛋白或血细胞比容上升速度和水平,可减少红细胞生成素的不良反应。

(4)水、电解质和酸碱平衡失调的治疗:包括钠、水平衡失调,高钾血症、低钾血症,代谢性酸中毒和钙磷平衡失调的治疗。

①钠、水平衡失调:没有水肿的患者,不需禁盐,低盐饮食即可。有水肿者,应限制盐和水的摄入。如水肿较重,应进行利尿治疗。

钠扩容后利尿疗法:即先服碳酸氢钠 3 克/天,如患者已有水钠潴留,不必先服碳酸氢钠。然后给予呋塞米(速尿),用量开始为 100 毫克/天,静脉注射,使每天尿量达 2 升左右,否则呋塞米量每天加倍,但每天总量不宜超过 1000 毫克。如呋塞米使用剂量每次超过 200 毫克,应将其加入葡萄糖中行静脉滴注。

应用血管活性药物:将多巴胺 20 毫克及酚妥拉明 10 毫克,加入 250 毫升 5%葡萄糖中静脉滴注,1 毫升/分钟,1 次/天,共 7 次,可改善肾血流量,促进尿素氮排出。对于已透析者,应加强超滤。如患者水肿伴有稀释性低钠血症,则须严格限制水的摄入,每天水的摄入量宜为前一天的尿量再加 500 毫升。如果钠、水平衡失调严重,对常规的治疗方法无效时,应紧急进行透析治疗。有的病例尽管肾小球滤过率在 5 毫升/分钟以下,但仍能适当地排泄水和盐,这多见于慢性梗阻性尿路病,以及脊髓损伤伴有持续性膀胱功能不全(结石、感染、梗阻)的患者。严格限制盐和水摄入可导致容量不足。

②高钾血症、低钾血症：高钾血症时应首先判断该高钾血症是否由于某些加重因素所致，如酸中毒、药物（如螺内酯、含钾药物、血管紧张素转化酶抑制剂等）和（或）钾摄入过多。如血钾浓度仅中度升高，应首先针对引起高钾血症的原因治疗和限制从饮食中摄入钾。少尿患者须限制钾的摄入，长效噻嗪类药物或联用袢利尿剂能有效地防止高钾血症。如果患者血钾浓度＞6.5毫摩尔/升，出现心电图高钾血症表现，甚至肌无力，必须紧急处理。首先将20毫升10％葡萄糖酸钙稀释后缓慢静脉注射；继而静脉推注100毫升5％碳酸氢钠，5分钟注射完；然后将6～12单位胰岛素加入50～100毫升50％葡萄糖溶液中，静脉注射。经上述处理后，立即做透析。尿毒症患者血钾一般处于正常低值，但使用利尿剂后，则极易发生低钾血症，这时应口服氯化钾或枸橼酸钾。只有在紧急情况下，才需静脉补钾。

③代谢性酸中毒：如酸中毒不严重，可口服碳酸氢钠1～2克，每天3次。二氧化碳结合力低于13.5毫摩尔/升，尤其伴有昏迷或深大呼吸时，应静脉补碱，将二氧化碳结合力提高至17.1毫摩尔/升。提高二氧化碳结合力1毫摩尔/升，每千克体重需要5％碳酸氢钠0.5毫升。如因纠正酸中毒而引起低钙血症、手足搐搦，可给予10％葡萄糖酸钙10毫升（稀释后缓慢静脉注射）。

④钙磷平衡失调：应于慢性肾功能衰竭的早期便防治高磷血症，积极使用肠道磷结合药，如进餐时口服碳酸钙、醋酸钙等。长期服用作为磷结合剂的氢氧化铝凝胶可发生铝中毒，引起痴呆、贫血、骨病等，现已不常用。新型的磷结合剂有碳酸镧、司维拉姆等。在血磷浓度不高时，血钙浓度过低可口服葡萄糖酸钙1克，每天3次。宜经常监测血清磷、钙水平。保持血清磷、钙于正常水平，可预防继发性甲状旁腺功能亢进和某些肾性骨营养不良症。对于血磷浓度正常、血钙浓度低、继发性甲状旁腺功能亢进明显者（血重肽铁蛋白高，碱性磷酸酶活力高，有骨质破坏），应给予骨化三醇（1,25 -二羟基维

生素 D_3）。如磷钙乘积升高≥70,则易发生转移性钙化,不仅会引起内脏、皮下、关节和血管钙化,还能使肾功能恶化。

(5)肾性骨营养不良症:在慢性肾功能衰竭早期时就注意纠正钙磷平衡失调,便可防止大部分患者发生继发性甲状旁腺功能亢进和肾性骨营养不良症。骨化三醇的使用指征是肾性骨营养不良症,多见于长期透析的患者。本药可使小肠吸收的钙增加,并调节骨质的软化,对骨软化症疗效颇佳,对肾性骨营养不良症所伴发的肌病性肌无力以及纤维性骨炎也有一定疗效。在治疗过程中,要密切监测血磷和血钙,防止钙磷乘积>70,以免发生异位钙化。甲状旁腺次全切除术对转移性钙化和纤维性骨炎有效。如血钙浓度升高而病情无好转,应探查甲状旁腺,如有腺瘤应切除。

(6)皮肤瘙痒:外用乳化油剂,口服抗组胺药,控制磷的摄入及进行强化透析,对部分患者有效。甲状腺次全切除术有时对顽固性皮肤瘙痒症有效。

(7)感染:尿毒症患者较之常人更易发生感染,抗生素的选择和应用原则与一般感染相同。若抗生素是经由肾排泄的,可给予1次负荷剂量后,按肾小球滤过率下降的情况调整剂量。一些抗生素有较强的肾毒性,如氨基糖苷类药物在慢性肾功能衰竭时肾毒性会增强。在疗效相近的情况下,应选用肾毒性最小的药物。

4．中医中药治疗

冬虫夏草、黄芪、川芎等中药有助于保护残存肾功能,延缓病情进展。

5．替代治疗

替代治疗包括血液透析、腹膜透析和肾移植,各有其优缺点,在临床应用上可互为补充。

(1)血液透析:患者在血液透析前数周,应预先做动静脉内瘘。动静脉内瘘位置一般在前臂,在长期间歇做血液透析时,易于用针头穿刺做成血流通道。一般每周做血液透析 2～3 次,每次 4～6 小时。每次透析时间的长短,视透析膜性能及临床病情综合决定。在开始血液透析 6 周内,尿毒症症状逐渐好转,然而血肌酐和尿素氮不会下降到正常水平,贫血虽有好转,但依然存在。肾性骨营养不良症可能在透析后仍会有所发展。由于血液透析的推广,有更多老年肾功能不全终末期患者可以进行血液透析治疗,大多数患者可获得较好的效果。接受血液透析时,老年患者心血管疾病的发病率很高,并决定着生存率。老年患者有明显的或潜在的心脏病,血液透析时病死率会明显增加。老年患者透析时应注意防止并发症,如硬化的血管出现血管短路,透析时手术导致动静脉短路,由于大瘘管的形成而诱发充血性心力衰竭等。肝素剂量必须小心地调整,以防老年人大出血的发生。

(2)腹膜透析:持续性不卧床腹膜透析疗法(continuous ambulatory peritoneal dialysis,CAPD)设备简单,操作易掌握,安全有效,患者可以在家中自行操作,故近 10 年来,采用者与日俱增。该疗法用一医用硅胶透析管永久地插植入腹腔内,透析液通过它输入腹腔,每次约 2000 毫升,4～6 小时交换 1 次,1 天换 4 次透析液,每次花费时间约半小时,患者可在休息时进行,不会影响工作。CAPD 持续地进行透析,对中分子物质及磷清除效果佳,且尿毒症毒素持续地被清除,血流动力学变化小,不似血液透析那么波动。因而,患者也感觉比较舒服,保护残存肾功能优于血液透析,对存在心脑血管疾病的患者较血液透析安全,对尿毒症的疗效与血液透析相同。CAPD 的装置和操作近年已有很大的改进,腹膜炎等并发症已大为减少。CAPD 医疗费用较血液透析低。随着全自动腹膜透析的发展,腹膜透析更简便,特别适用于心血管情况不稳定的老年人、糖尿病肾病患者或做动静脉内瘘有困难者。

(3)肾移植:成功的肾移植能够恢复正常的肾功能,包括内分泌和代谢功能。移植肾可由器官捐献者或亲属(兄弟姐妹或父母)

供肾,并要在 ABO 血型配型和人类白细胞抗原(human leukocyte antigen,HLA)配型合适的基础上,选择供肾者,HLA 配型佳者,移植肾的存活时间较长。

五、预防和延缓策略

1. 早期预防

随着肾脏病流行病学和治疗的进展,慢性肾功能衰竭的早期预防已引起学者们的重视。所谓早期预防,又称"一级预防",是指在慢性肾功能衰竭发生前即开始预防,包括对肾脏病的及早普查,对肾脏病或可能累及肾脏疾病(如高血压病、糖尿病等)的积极控制,脂质代谢紊乱的纠正,某些诱因的避免等。显然,对早期预防予以足够重视和认真对待,采取相应措施,将会使慢性肾功能衰竭的发生和发展得到进一步控制。

2. 延缓对策

延缓慢性肾功能衰竭发展的对策,即二级预防,主要包括:加强随诊,避免或消除某些危险因子;合理的饮食方案;控制全身性高血压和(或)肾小球内高压力;纠正脂质代谢紊乱;控制肾单位高代谢;坚持对原发病的治疗等。

(1)加强随诊,避免或消除某些危险因子:有人曾报道临床随诊的频度与慢性肾功能衰竭进展密切相关,强调了对患者有计划地进行治疗指导(如饮食、血压控制等)的重要性。实际上,经常性的、高质量的随诊,也可以帮助患者减少或避免某些急性诱因(如血容量不足、脱水、肾毒性药物、高脂血症、高钙血症、低钾血症、结石、感染、出血等),或者及早发现并加以纠正。就诊的频度应按病情决定,如是否有高血压、心力衰竭及残余肾功能恶化的速度等。所有的患者至少需每 3 个月就诊 1 次。就诊时必须询问患者病史,体检,同时做必要的实验室检查,如血常规、尿常规、血尿素氮、肌酐浓度以及电解质情况。内生肌酐清除率可监测肾功能减退的进展速度。

（2）合理的饮食方案：实验研究和临床观察均证实，低蛋白和（或）低磷饮食能够使大多数慢性肾功能衰竭患者的病程减慢，甚至暂时停止进展一段时间。有些学者报道，高蛋白饮食或静脉输入大量氨基酸可致正常人或肾功能衰竭患者肾小球滤过率增高，因而有可能促使慢性肾功能衰竭患者肾小球高滤过状态加重及肾小球硬化加快；而低蛋白饮食单用或加用必需氨基酸，或加用酮酸可使慢性肾功能衰竭患者高滤过状态减轻，因而有助于延缓慢性肾功能衰竭进展。

低磷（＜600毫克/天）饮食的作用主要与控制高磷血症有关。高磷血症较重者，有时需适当服用磷结合剂。由于高磷血症的纠正，可使甲状旁腺功能亢进减轻，因而残余肾单位损害减缓。酮酸治疗不仅可降低血磷水平，对甲状旁腺也有直接抑制作用。

（3）控制全身性高血压和（或）肾小球内高压力：要阻止肾小球硬化的进展，不仅要治疗全身性高血压，而且要控制肾小球内高压力。前者主要是降压药的应用问题，后者则是解决肾小球高灌注、高滤过问题。应低蛋白饮食，控制高血压或糖尿病，还可考虑应用血管紧张素转化酶抑制剂。血管紧张素转化酶抑制剂有降低肾小球内压力的作用，因此能缓解高滤过状态。

（4）纠正脂质代谢紊乱：脂肪摄入量要适当，不饱和脂肪酸的摄入应多于饱和脂肪酸；同时，合适的热量摄入和体力活动也不可忽视。

（5）控制肾单位高代谢：低蛋白饮食或低磷饮食均可降低残余肾单位耗氧量，因而可能有抑制肾单位高代谢作用。大黄制剂口服可能使体液内甲基胍水平降低，并使自由基生成减少，提示该药可能具有抑制肾小管高代谢或抗氧化作用。由于代谢性酸中毒可引起蛋白质及支链氨基酸氧化代谢增强，并可引起肾间质损害，故通过补充碳酸氢钠(每天 3～10 克)纠正酸中毒,不仅可缓解某些临床症状,还可起到延缓肾衰竭进展的作用。

(6)其他:针对慢性肾功能衰竭时血栓素生成增多,血小板功能亢进,肾非特异性免疫紊乱(如巨噬细胞及某些细胞因子增多)等情况,也可采取相应对抗措施,应用某些抗血栓素药物、抗血小板药(如双嘧达莫等)或活血化瘀中药(如丹参等),对延缓肾衰竭进展可能有益。

(吴　丹)

第三节　尿路感染

一、什么是尿路感染?

尿路感染是由各种病原微生物感染所引起的尿路急慢性炎症。根据感染发生的部位,可分为上尿路感染和下尿路感染,前者指肾盂肾炎,后者包括膀胱炎和尿道炎。

二、为什么会发生尿路感染?

1. 自身免疫能力减退

(1)全身因素:老年人尿路防御功能逐渐衰弱。正常人的尿路对外来细菌等的入侵有较好的防御能力,尿液流出可把病菌排出体外,尿液中一些高浓度物质(如尿素)以及尿路中的酸性环境等均有抑制细菌生长的功能。对于老年人来说,尿路的防御机制发生了变化:①随着年龄增大,膀胱收缩无力,排尿反射逐渐减弱,排尿后膀胱内仍有较多尿液,甚至出现尿潴留。②60 岁以上的男性常伴有前列腺增生或肥大,老年女性易得膀胱颈梗阻,加之老年人易患尿路结石等病,这些均可导致排尿不畅,有时还需要导尿,这会增加尿路感染的机会。有人统计,青年人导一次尿,感染率只有1%,而老年人可高达5%~10%。③老年人的肾脏和泌尿道发生退行性变,局部黏膜抵抗力低下。④老年人免疫功能下降,对各种细菌的抵抗力也随之下降。由于上述变化,老年人患了尿路感染,就不易治愈,或反复发作。

(2)急性发作治疗不彻底:老年人由于抵抗力较弱,需要有足量敏感的抗生素来治疗。但不少老年患者常常由于医疗费用、就诊不方便等因素,而不能完成全疗程,或不能按医生要求到医院随访,以致治疗不彻底。

2. 诱发因素

(1)全身因素:糖尿病、慢性肾功能不全、脑血管意外、骨折、肿瘤、外伤以及其他老年人常患的慢性疾病,长期卧床,激素和免疫抑制剂的使用等,都可以使尿路感染的机会增多。

(2)局部因素:老年患者由于前列腺疾病、膀胱肿瘤、泌尿系结石、膀胱颈硬化以及女性子宫脱垂等因素,尿液排出不畅,尿反流增加,加上排尿功能紊乱而易发生泌尿系感染。细菌在引流不畅的膀胱尿液中增殖极快。其中,慢性细菌性前列腺炎为老年黏性复发性泌尿系感染的最常见原因。

(3)医源性因素:老年人因为前列腺增生、脑血管意外及泌尿系肿瘤等疾病需要进行多种尿道操作,如导尿、尿道手术、膀胱镜检查,尤其是留置导尿管和膀胱造瘘术后更容易造成局部损伤和病菌的侵入,使老年人医院内获得性泌尿系感染的概率明显增高。部分老年人因其他系统感染需长期相对大剂量地使用广谱抗生素,可导致泌尿系统的霉菌感染。

3. 常见致病菌

泌尿系感染多由需氧菌引起,厌氧菌仅出现在直肠膀胱瘘或其他泌尿道和肠道存在异常通路的患者。女性泌尿系感染最常见的致病菌为大肠杆菌,尤其是老年女性。而变形杆菌、克雷伯杆菌、铜绿假单胞菌、肠球菌以及其他革兰阳性菌、霉菌、衣原体的感染率也逐渐增高,这是由于老年人的泌尿系感染多为慢性、反复发作及院内或社区内获得性感染所致。由于抗生素的广泛使用,耐药菌所致的尿路感染也在不断增多。

三、尿路感染有哪些表现?

老年人尿路感染以非特异性肾盂肾炎、膀胱炎、增生性前列腺炎较多,症状有腰痛、尿急、尿频及发热。急性期高热伴寒战、白细胞增高,早期常因尿路症状不明显而误诊;慢性期可出现疲倦、背痛、贫血、高血压、脓尿及蛋白尿。随个体表现不同,但逐步进展均可影响肾功能。膀胱炎除膀胱刺激症状外,老年人多见血尿。

1. 尿道刺激症状不典型

除急性泌尿系感染外,老年人泌尿系感染患者大多数没有常见的尿频、尿急、尿痛等尿道刺激症状,所以仅凭尿道刺激症状很难及时发现老年人尿道感染。无泌尿系感染的老年人也可出现尿频、尿失禁等症状,而诊断为泌尿系感染的老年患者中只有1/3左右有较典型的急性尿道刺激症状。

2. 无症状和非特异性症状增多

无症状是指没有排尿困难、尿频、尿痛、新近尿失禁、发烧等症状,血液检查白细胞升高也不明显,但尿液标本有105个/毫升的菌落。一方面,这是由于老年人机体免疫能力低下,对感染的反应差;另一方面,由于老年人经常存在多种疾病,其他疾病的症状可能会掩盖泌尿系感染的全身及局部症状。

3. 反复发作,脓尿、菌尿检出率低

老年人由于泌尿道局部及全身的免疫能力减退,老年男性存在不同程度的排尿不畅,使得泌尿系感染反复发作。脓尿有助于尿路感染的诊断,但由于易致白细胞解体的低渗尿,以及将尿素分解为氨的变形杆菌和葡萄球菌所致的泌尿系感染在老年人中多见,使脓尿、菌尿的检出率低。

老年人由于泌尿道炎性细胞非特异性渗出增多,尿路感染的判断标准也与年轻人不同。高倍视野下,年轻人尿沉渣白细胞>4个即有病理意义,而老年人则要求>20个才有病理意义。对于老年男性,判断标准为中段尿培养菌落数≥103个/毫升;而对于女性更为严格,以105个/毫升为标准。

四、如何治疗?

1. 控制原发病,去除诱因

老年人泌尿系感染原因复杂,耐药菌和条件致病菌多,复发率高。应积极控制原发病,去除诱发因素。特别是对于老年男性尿路梗阻的治疗,应积极处理老年男性前列腺肥大这一因素。老年女性患者局部使用雌激素可以恢复绝经前的下尿道生理状态、阴道 pH 值和菌群关系。另外,应尽量减少老年人诊疗时泌尿道内的操作(如采用套尿管代替留置导尿),应注意局部清洁,经常更换导尿管、床垫等。

2. 合理使用抗生素

老年人应尽量避免使用对肾脏有毒性的抗生素。在治疗过程中检测肾功能,尤其是在长期使用抗生素时应根据肾脏功能来调整剂量。抗生素的选用应根据尿液细菌培养和药敏实验结果,选用敏感药物,强调短程、高效控制感染。对有发热者应静脉给药,尽力争取早期控制感染;而对慢性反复发作的感染,则可在控制急性发作后长期小剂量交替、间歇使用抗生素以巩固疗效。对于有多次尿路感染发作史及术后有尿路感染高危险因素的患者,在尿道操作前应预防用药。

3. 抗菌治疗

抗菌治疗主要包括以下三个方面。

（1）选择敏感的抗生素，最好先做细菌培养。当疑有尿路感染发作时，应先保留尿样本（做细菌培养用）后再服药。

（2）治疗时间要足够。一般治疗尿路感染的时间为 10～14 天。当病情反复发作，或病情较重时，抗菌治疗时间应适当延长。一般在症状消失、尿中白细胞正常、尿细菌培养阴性 5～7 天后停药。少数情况下，经 2～4 星期的治疗仍不足以缓解症状时，可采用长程抗菌疗法。

（3）要坚持停药后的随访。患者在停药后的第 1、2、4、6 星期，需进行尿白细胞复查和尿细菌培养。如多次结果均为阴性，可以认为该病已经治愈。如果再次有尿白细胞增多和尿细菌培养阳性，则应重新给予抗菌治疗。如反复发作，可采用长程抑菌疗法，使尿中细菌数控制在较低水平而不会引起复发。

4. 适当调节尿液酸度

老年人肾脏功能减退不仅表现为肾小球滤过率减低，肾小管的泌酸功能也减退，这使得尿液 pH 值上升，不利于抑制细菌生长。可以适当使用药物降低尿液的 pH 值，发挥酸性尿液的抗菌作用，增加抗生素的药效。

五、如何预防？

1. 饮食控制

在日常生活中，老年人可根据患病的症状，对菜肴做出合适的选择。急性期，临床上出现尿频、尿急、尿痛，伴发热、腰痛等症状时，原则上饮食应忌食油炸品、辣椒、烟酒等。若腰酸、形寒肢冷，则应忌食冰冻食品以及梨等生冷食品。对反复泌尿系感染的患者，应鼓励多喝水，可吃冬瓜、绿豆汤、赤豆汤等利尿的食品，有利于冲洗尿道。勤排尿，保证每天尿量达 2 升以上，以达到冲洗、清洁尿道的目的，减少细菌繁殖。

2. 加强锻炼

积极参加锻炼，动静结合，劳逸适度，可以参加各种适量的肢体锻炼，如打太极拳、打木兰拳、做有氧体操等，亦可以参加书法、美术、棋艺等活动。

3. 加强自身的卫生保健

经常清洗下身等亦可防治泌尿系感染。洗澡应采取淋浴，或每晚坚持清洗会阴部，必要时用一些高锰酸钾清洗或坐浴。每天更换内裤。毛巾及内裤最好用沸水蒸煮消毒。同房后应尽快排尿，以排出尿道内的细菌。

4. 雌激素替代疗法

老年女性绝经后体内雌激素减少，容易引起尿路黏膜变薄，以及阴道 pH 值升高，导致局部抵抗力下降。而雌激素减少引起的输尿管等平滑肌张力下降又可引起排尿不畅等。故可在医生的指导下进行雌激素替代疗法。

5. 消除危险因素

凡患有上呼吸道感染的老年人应抓紧治疗；男性前列腺肥大的患者，如果经常有排尿困难，宜及早做前列腺手术；糖尿病患者，应积极控制血糖；长期卧床的患者，要有意识地锻炼腹肌，尽可能自行排尿；大小便失禁的患者，要加强护理，及时清除大小便，用干净的水清洗会阴部，保持局部清洁、干燥。

（吴　丹）

第四节 泌尿系结石

一、什么是泌尿系结石?

发生于泌尿系统的结石,称为泌尿系结石,又称尿路结石。它包括肾、输尿管、膀胱和尿道结石。

尿路结石是最常见的泌尿外科疾病之一。男性多于女性,约3∶1。在我国多见于长江以南,北方较少见。近30年来,上尿路(肾、输尿管)结石发病率明显增高,下尿路(膀胱)结石日趋减少。

二、引起泌尿系结石的因素有哪些?

1. 流行病学因素

泌尿系结石的流行病学因素包括年龄、性别、职业、饮食成分和结构、水分摄入量、气候、代谢和遗传等。上尿路结石好发于20~50岁。饮食中动物蛋白、精制糖增多,纤维素减少,促进上尿路结石的形成。相对高温及活动减少等亦是影响因素。

2. 尿液因素

(1)形成结石的物质排出过多:长期卧床、甲状旁腺功能亢进、痛风、慢性腹泻及噻嗪类利尿药的使用等造成尿液中钙、草酸、尿酸排出量增加。

(2)尿 pH 值改变:尿酸结石和胱氨酸结石多在酸性尿中形成。

(3)尿量减少:使盐类和有机物质的浓度增高。

(4)尿中抑制晶体形成和聚集的物质含量减少:如镁、肾钙素、微量元素等。

3．解剖结构异常

解剖结构异常(如尿路梗阻)导致晶体或基质在引流较差部位沉积,尿液潴留,继发尿路感染,有利于结石形成。

4．尿路感染

尿路感染时,尿液中基质增加,促进晶体黏附。

5．其他

肾上皮细胞转运钙和草酸异常也会引起泌尿系结石。

三、泌尿系结石有哪些表现？

1．结石的分类

按 X 线显影密度由深到浅：草酸钙、磷酸钙、磷酸镁铵、胱氨酸和含钙尿酸盐结石,纯尿酸结石不显影。临床上 80％为草酸盐结石,其次为磷酸盐、尿酸盐结石,胱氨酸结石只占 1％。

2．临床症状

肾和输尿管结石的主要表现为与活动有关的血尿和疼痛。其程度与结石部位、大小、活动与否、有无并发症及其程度等因素有关。

(1)疼痛：发病时面色苍白,全身冷汗,脉搏快速细弱,常伴有恶心、呕吐。肾盂及输尿管上段结石绞痛位于腰部和上腹部,疼痛可放射至同侧睾丸或阴唇,以及大腿内侧。输尿管中段结石疼痛放射至中下腹部,右侧时易与急性阑尾炎混淆。输尿管膀胱段结石可伴有膀胱刺激症状及尿道和阴茎头部放射痛。

(2)血尿：肾盂及肾盏内结石可无临床症状,仅表现为结石活动后镜下血尿,少数为肉眼血尿。

(3)感染：可出现寒战、发热等全身症状,可有尿频、尿痛、尿急等尿路感染症状。

（4）肾功能不全：双侧肾、输尿管结石，或孤立肾、上尿路结石引起的梗阻，都有可能发展为尿毒症，表现为尿少、全身水肿、恶心、呕吐。

（5）膀胱结石：典型症状为排尿突然中断并感疼痛，放射至阴茎头部和远端尿道，伴有排尿困难和膀胱刺激症状。改变姿势通常可缓解疼痛和继续排尿。

四、如何预防？

1. 养成多饮水的习惯。多饮水，保持每天尿量 2.0～2.5 升。多饮水可稀释尿液，降低尿内各种盐类的浓度。水源的改善对结石的预防也有一定的意义。

2. 尽早除去尿路梗阻因素，如前列腺增生症、尿道狭窄等。

3. 积极、规范、彻底治疗泌尿系的感染性疾病。

4. 对于长期卧床的患者，应鼓励多活动，勤翻身，减少骨质脱钙。

5. 有甲状旁腺功能亢进者，应积极治疗。

6. 饮食调节和药物预防：进行低蛋白、低盐饮食，控制动物蛋白和糖的摄入，亦可以从根源上减少结石的形成。饮食中应禁食含胆固醇高的动物肝脏、肾脏、脑、海虾、蛤、蟹等。少食富含草酸和钙的食品，如菠菜、油菜、海带、核桃、甜菜、巧克力、代乳粉、芝麻酱、腌带鱼等。最好不要喝酒、浓茶、浓咖啡等。补充维生素，口服枸橼酸合剂或碳酸氢钠可使尿液碱化，保持尿 pH 值在 5 以上，对预防尿酸结石有一定的意义。口服别嘌呤醇，可使尿酸形成减少。

五、如何治疗？

1. 非手术治疗

90％的直径＜0.4 厘米、光滑的结石能自行排出。对于结石直径＜0.6 厘米、光滑，且无尿路梗阻的患者，可先考虑采用保守疗法。

（1）建议多饮开水，保持每天尿量在 2 升以上。

（2）饮食调节。草酸盐结石的患者，宜少食含草酸高的食物，如菠菜、土豆、红茶、豆类、栗子等。磷酸盐结石的患者，应进行低磷低钙饮食；口服氯化铵可使尿液酸化，有利于磷酸盐的溶解。尿酸盐结石的患者，宜少吃含嘌呤丰富的食物，如肝、肾及豆类等。

（3）控制感染。

（4）尿液 pH 值调节为 7.0～7.5。

（5）中西医结合治疗。常用解痉、利尿药，可针刺穴位如肾俞、膀胱俞等，中药有金钱草、车前子、鸡内金等，这些对结石排出都有帮助。

2. 体外冲击波碎石

通过 X 线、B 超对结石进行定位，将冲击波聚焦后作用于结石，该治疗安全、有效。大多数直径≤1 厘米的上尿路结石适用此法，但对患有结石远端尿道梗阻、出血性疾病、严重心血管病、急性尿路感染等患者，以及安置心脏起搏器和过于肥胖的患者不适用。冲击波碎石时，应选用低能量和限制每次冲击次数。若需再次治疗，肾结石患者间隔时间不少于 12 天，输尿管结石患者不少于 10 天。

3. 手术治疗

（1）非开放性手术：包括输尿管肾镜取石术、碎石术，经皮肾镜取石术、碎石术。膀胱结石常采用经膀胱镜弹道气压碎石术。

（2）开放性手术：上尿路开放性手术有输尿管切开取石术、肾盂切开取石术、肾窦肾盂切开取石术、肾实质切开取石术、肾部分切除术、肾切除术等。膀胱结石常采用耻骨上膀胱切开取石术。随着医疗技术的发展，各类腔镜手术已能解决几乎所有的泌尿系结石，不需要行开放性手术。

六、日常保健

1. 一般护理：患者出院 1 个月内不可剧烈活动。日饮水量在2.5～3.0升，使尿液稀释，同时起到内冲洗作用。

2. 伤口护理：保持伤口皮肤清洁干燥。如伤口愈合过程中感觉皮肤痒，应禁止用力抓，以防感染。

3. 特别指导：如患者术后留置一根双 J 管并带出院，在恢复过程中，可能由于双 J 管的刺激，有酸胀痛、轻微血尿、尿急等情况，不需要过度紧张。如有以下情况，应随时就诊：腰痛、血尿及发热。医生会根据情况确定是否可以拔管。

4. 遵医嘱定期来院门诊复查，进行 X 线片或 B 超检查。

5. 嘱患者改变饮食习惯，少食高草酸含量、高动物蛋白、高糖、高脂肪的食物，如牛奶、豆类、肉类、巧克力、土豆、菠菜、芹菜、竹笋等，避免咖啡、茶和酒，多饮水，日饮水量在 2～3 升。

6. 对实行保守治疗的患者，向其讲解增加活动量的意义，鼓励适当参加体育锻炼，如做跳跃、跑步、上下楼梯等，以减少结石物质形成的沉淀。

7. 膀胱结石患者如出现尿流中断、尿频、尿急、尿痛现象，要及时到医院治疗。

（朱春琳）

第五节　良性前列腺增生

一、什么是良性前列腺增生？

良性前列腺增生简称前列腺增生，亦称良性前列腺肥大，其在老年男性中常见,是引起中老年男性排尿障碍最为常见的一种良性疾病。该病主要表现为组织学上的前列腺间质和腺体增生,解剖学上的前列腺增大。临床症状以下尿路症状为主,表现为尿动力学上的膀胱出口梗阻。一般男性35岁以上均有不同程度的增生,50岁以后出现临床症状。

二、前列腺增生的发病机制

有关前列腺增生的发病机制研究颇多,但病因至今仍不能阐明。目前,已知前列腺增生必须具备睾丸存在及年龄增长两个基本条件。近年来也注意到吸烟、肥胖、酗酒、性功能、家族、人种及地理环境对前列腺增生发生的影响。

三、前列腺增生有哪些表现?

前列腺增生的早期由于机体代偿作用,其症状多不典型,但随着下尿路梗阻加重,症状逐渐明显。

1. 尿频

尿频是前列腺增生最早出现的症状。早期是夜尿次数增多,但每次尿量不多。梗阻加重时,膀胱残余尿量增多,膀胱的有效容量减少,排尿间隔时间更为缩短。若伴有膀胱结石或感染,则尿频更加明显,且伴有尿痛。

2. 排尿困难

进行性排尿困难是前列腺增生最重要的症状,发展常较缓慢。轻度梗阻时,排尿迟缓、断续,尿后滴沥。由于尿道阻力增加,患者排尿起始延缓,排尿时间延长,射程不远,尿线细而无力,小便分叉,有排尿不尽感。如梗阻进一步加重,患者必须增加腹压以帮助排尿。由于呼吸会使腹压增减,导致尿流中断及淋漓,故终成滴沥状。

3. 尿潴留

梗阻加重到一定程度,排尿时不能排空膀胱内的全部尿液,出现膀胱残余尿。残余尿是膀胱逼尿肌失代偿的结果。当残余尿量很多,膀胱过度膨胀,压力高于尿道阻力时,或在夜间熟睡盆底肌肉松弛时,患者就会出现尿失禁。前列腺增生的任何阶段中,患者都可能出现急性尿潴留。受凉、饮酒、憋尿、服用药物等情况下,常可突然发生急性尿潴留。

4. 其他症状

前列腺增生合并感染时,亦会出现尿频、尿急、尿痛等膀胱炎现象。有结石时,症状更明显,并可伴有血尿,晚期出现肾积水和肾功能不全现象。长期排尿困难导致腹内压升高,患者可出现腹股沟疝、脱肛、内痔等。

四、前列腺增生的三级预防

1. 一级预防

在没有前列腺病的人群中,大力开展健康教育,动员全社会都来关注男性健康。关注男性健康应从前列腺开始,要提高广大群众对前列腺健康重要性的认识。"前列腺病难治,但可以治好,也不可怕,可怕的是整个社会对这个潜在威胁的漠然和无知。"当然,健康教育应贯穿在整个前列腺病防治的过程中,无病预防,有病则促进康复。

2. 二级预防

在有了前列腺疾病后应尽可能地早治疗,彻底治疗,不留后遗症和并发症。

3. 三级预防

当疾病发生器质性变化，如前列腺Ⅱ度增生时，服药难以消除并使之恢复正常。但应该帮助它恢复排尿的功能，做到不阻不憋，顺畅自然，以维护正常肾功能。

年龄是前列腺增生发病的基本条件之一。40岁以后，前列腺组织中间质相对上皮组织更活跃，发生前列腺增生时，主要表现为间质增生。

五、日常保健

虽然前列腺增生发病机制尚未明了，但以下措施对推迟该病的发生及减轻病情仍有一定的价值。

1. 防止受寒

秋末至初春，天气变化无常，寒冷往往会使病情加重。因此，患者一定要注意防寒，预防感冒和上呼吸道感染等。

2. 绝对忌酒

饮酒可使前列腺及膀胱颈充血水肿而诱发尿潴留。

3. 少食辛辣刺激性食物

辛辣刺激性食物既可导致性器官充血，又会使痔疮、便秘症状加重，压迫前列腺，加重排尿困难。

4. 不可憋尿

憋尿会造成膀胱过度充盈，使膀胱逼尿肌张力减弱，排尿困难，从而容易诱发急性尿潴留，因此一定要做到有尿就排。

5. 不可过劳

过度劳累会耗伤中气，中气不足会造成排尿无力，容易引起尿潴留。

6. 避免久坐

经常久坐会加重痔疮等疾病,又易使会阴部充血,引起排尿困难。经常参加文体活动及运动锻炼等,有助于减轻症状。

7. 适量饮水

饮水过少不但会引起脱水,而且不利于排尿对尿路的冲洗作用,还容易导致尿液浓缩而形成结石。故夜间应适当减少饮水,以免睡后膀胱过度充盈;白天应多饮水,以促进排尿。

8. 慎用药物

有些药物可加重排尿困难,剂量大时可引起急性尿潴留,如阿托品、颠茄片、麻黄素片、异丙肾上腺素等。近年来又发现钙阻滞剂和异博定会减弱逼尿肌的收缩力,加重排尿困难,故宜慎用或最好不用。

9. 及时治疗

前列腺炎、膀胱炎与尿道结石症等治疗应及时、彻底。

10. 按摩小腹

按摩小腹,点压脐下气海、关元等穴,有利于膀胱功能恢复。小便后稍加压力按摩,可促进膀胱排空,减少残余尿液。值得提醒的是,本病发展缓慢,病程长,若能从中年开始预防效果更好。除采取上述措施外,还应防止性生活过度,尤其要警惕性交中断和手淫的行为。据临床观察,多数患者只要能坚持落实自我保健措施,注意及时治疗,效果均较好。

六、如何治疗?

多数患者年老体衰,在治疗时必须考虑梗阻程度和全身情况,尤其是心、肺、肾功能是否能耐受手术。梗阻较轻或难以耐受手术的病例可采取非手术疗法或姑息性的手术。对于膀胱残余尿量超过 50 毫升或曾经出现过急性尿潴留的患者,应争取早期手术治疗。

1. 观察、随访

良性前列腺增生有时会长时间内变化不大,甚至改善。因此,病情较轻的患者可以等待观察,不予治疗,但必须密切随访,如症状加重,应选择合适的治疗方法。

2. 药物治疗

前列腺增生的治疗药物很多,包括受体拮抗剂、激素、降胆固醇药物及植物药等。其中受体拮抗剂对排尿影响最大,可降低平滑肌张力,减少排尿阻力,改善排尿功能。常用药物有坦索罗辛、盐酸坦洛新等,对症状较轻的病例有良好疗效。激素类药物如 $5-\alpha$ 还原酶抑制剂(非那雄胺)可降低前列腺内双氢睾酮含量,服用 3 个月左右可以使 40 克以上的前列腺缩小,改善排尿功能。

3. 手术治疗

对于梗阻严重的前列腺增生,应考虑手术治疗。有尿路感染和心、肺、脑、肝、肾功能不全时,宜先行尿引流,插导尿管或行膀胱造瘘术,待全身情况改善后再行手术。

前列腺切除术是切除前列腺增生的部分,并非整个前列腺,有开放手术和内镜下手术两种。开放手术有耻骨后前列腺切除术和经膀胱前列腺切除术。对于增生较轻的患者,可行经尿道前列腺切除术。

4. 其他疗法

对于前列腺增生,还可以进行激光治疗等。

七、手术后注意事项

1. 进食易消化、含粗纤维的食物,防止便秘。
2. 多饮水,日饮水量 2～3 升。

3. 术后1～2月内避免过度劳动,严禁骑自行车、跑步,禁止盆浴,预防感冒,忌烟酒,忌刺激性饮食,以防继发性出血。

4. 术后多数患者膀胱功能低下,3～6月仍有溢尿现象,因此需要进行膀胱括约肌的收缩功能训练,吸气时缩肛,呼气时松肛,以尽快恢复尿道括约肌的功能。

(朱春琳)

第六节　尿失禁

一、什么是尿失禁?

尿失禁是指尿不受控制而自行排出,较常发生于女性,尤其是多产次数的女性。目前据全球统计,女性尿失禁患病率接近50%,严重尿失禁约为7%,其中约一半为压力性尿失禁。

二、为什么会发生尿失禁?

正常的储尿及排尿都是在膀胱压力与尿道压力相互协调下进行的。膀胱充盈达到一定程度,就会产生压力,反射到大脑,尿液就会在主观意识控制下通过尿道排出。正常排尿需要大脑、传入神经、传出神经、膀胱、尿道和盆底肌肉群的共同作用。任何原因造成的储尿期膀胱压力过高或尿道阻力下降,都会造成尿失禁。常见原因有:①女性本身特点及产伤。女性的尿道本来就比较短,加之分娩时盆腔肌肉会受到不同程度的损伤,导致其对盆腔内一些器官的支撑能力下降,因而易导致压力性尿失禁(见图4-1)。临床发现,正常分娩的女性尿失禁的患病率比剖腹产者高。②肥胖。中老年女性腹部脂肪堆积较多,腹压较高,对膀胱会产生较大

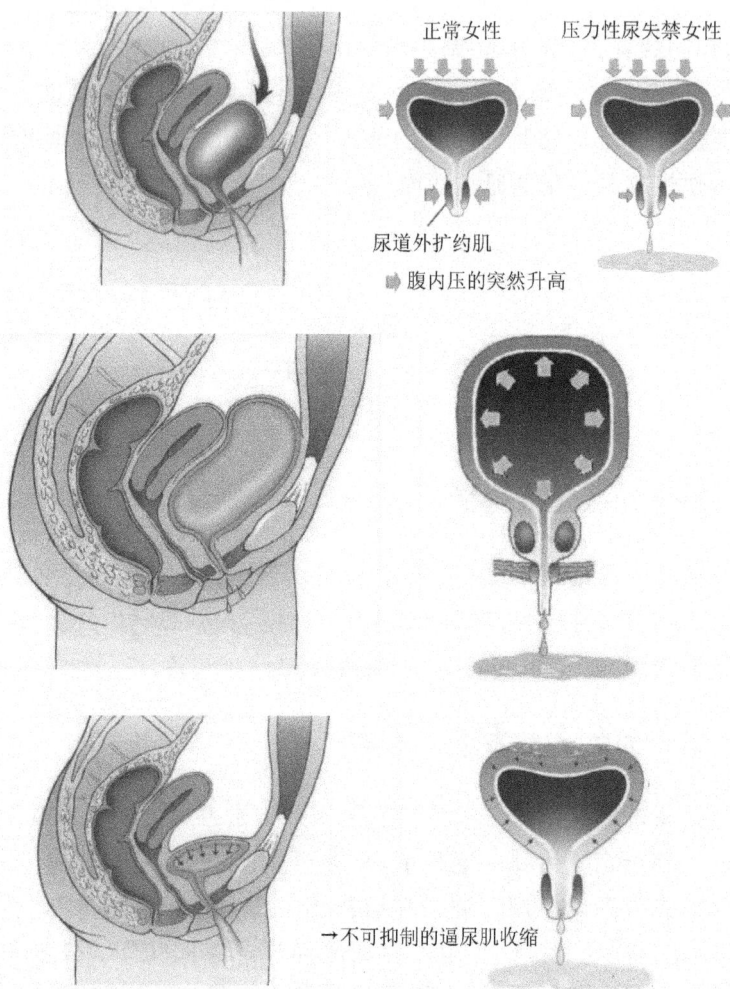

正常女性　　压力性尿失禁女性

尿道外扩约肌

➡ 腹内压的突然升高

➡ 不可抑制的逼尿肌收缩

图 4-1　压力性尿失禁示意图

的压力。③雌激素水平下降。更年期后女性雌激素水平降低,使尿道黏膜变薄、张力下降。④精神因素。紧张、压力大、焦虑情绪可造成膀胱肌肉的反应过敏,使其因无法抑制膀胱收缩而引起尿失禁。⑤手术损伤。盆腔器官的手术直接损伤了盆底肌肉群和神经,导致压力性尿失禁。⑥种族因素。大规模的调查显示,亚洲人尿失禁的患病率高于欧洲人。⑦年龄。随着年龄增长,女性尿失禁患病率逐渐增高,高发年龄为 45～55 岁。年龄与尿失禁的相关性可能与随着年龄的增长而出现的盆底松弛、雌激素减少和尿道括约肌退行性变等有关。

三、尿失禁有哪些表现?

尿失禁可分为充溢性尿失禁、真性尿失禁、急迫性尿失禁及压力性尿失禁四类。

1. 充溢性尿失禁

由于下尿路有较严重的机械性(如前列腺增生)或功能性梗阻引起尿潴留,当膀胱内压上升到一定程度并超过尿道阻力时,尿液不断地自尿道中滴出。这类患者的膀胱呈膨胀状态。

2. 真性尿失禁

由于尿道阻力完全丧失,膀胱内不能储存尿液,患者在站立时尿液全部由尿道流出。

3. 急迫性尿失禁

严重的尿频、尿急时不能控制尿液而致失禁。

4. 压力性尿失禁

当腹压增加时(如咳嗽、打喷嚏、上楼梯或跑步时)有尿液自尿道流出。引起这类尿失禁的病因很复杂,需要做详细检查。

四、如何预防?

1. 要有乐观、豁达的心情,以积极平和的心态,笑对生活和工作中的成功、失败、压力和烦恼,学会自己调节心境和情绪。

2. 防止尿道感染。养成大小便后由前往后擦手纸的习惯,避免尿道口感染。摄入适量的液体,多饮水能够促进排尿反射,并可预防泌尿道感染。注意性生活的卫生,若发生尿痛、尿频,可服抗尿路感染药物 3~5 天,在炎症初期快速治愈。

3. 保持有规律的性生活。研究证明,更年期绝经后的妇女继续保持有规律的性生活,能明显延缓卵巢合成雌激素功能的生理性退变,降低压力性尿失禁的发生率,同时可防止其他老年性疾病,提高健康水平。

4. 加强体育锻炼,积极治疗各种慢性疾病。肺气肿、哮喘、支气管炎、肥胖、腹腔内巨大肿瘤等,都可引起腹压增高而导致尿失禁。应积极治疗这些慢性疾病,改善全身营养状况,同时要进行适当的体育锻炼和盆底肌群锻炼。最简便的方法是每天晨醒下床前和晚上就寝平卧后,各做 45~100 次紧缩肛门和上提肛门活动,可以明显改善尿失禁症状。

5. 妇女生小孩后要注意休息,不要过早负重和劳累,每天应坚持收缩肛门 5~10 分钟。平时不要憋尿,还要注意减肥,如果有产伤要及时修复。

6. 饮食要清淡,多食含纤维素丰富的食物,防止因便秘而引起的腹压增高。

7. 早发现,早治疗。如果发现阴道有堵塞感,大小便或用力时有块状物突出外阴,阴道分泌物有异味或带血,排尿困难、不顺畅,尿频或尿失禁,腰酸、腹坠等症状,要及时就诊,防止盆腔器官脱垂。

8. 普及教育。压力性尿失禁是女性的高发病,应提高公众意识,增加公众对该病的了解和认识,将其对患者生活质量的影响降到最低限度。

五、如何治疗?

尿失禁按严重程度可分为:①轻度,仅在重度的应力下(如咳嗽、打喷嚏、抬重物时)才有尿失禁现象;②中度,在走路、站立、购物时等轻度应力下有尿失禁现象;③重度,不管在何种活动或姿势下都会有尿失禁现象。由于尿失禁的症状轻重不一,治疗方法也各异。对轻中度压力性尿失禁可采用非手术治疗,而对重度的压力性尿失禁宜采用手术治疗。

对于压力性尿失禁,总的治疗原则是加强盆底支持组织对盆腔脏器的支托力,恢复膀胱颈和尿道的正常解剖位置,增加尿道控尿的能力。

对轻中度患者可采用盆底肌肉群的康复训练、西药治疗、中医药治疗和减轻体重等方法。

1. 盆底肌肉群的康复训练

(1)盆底肌锻炼:提肛肌锻炼(即收缩肛门),每收缩一下持续10秒以上,每次进行15~30下,每天3次,持续8周或更长。耻骨肌锻炼为排尿过程中主动中断排尿,之后再继续排尿的重复锻炼,该方法有助于尿道括约肌功能的恢复。

(2)膀胱功能锻炼:按规定时间排尿,并逐渐延长排尿的时间间隔,以逐步增加膀胱容量;用意识控制膀胱的感觉刺激,重建大脑皮质对膀胱功能的控制,将排尿次数减少为每3~4小时1次。

(3)盆腔生物学反馈治疗:根据患者的阴道大小分别置入不同规格的阴道圆锥,让患者收缩阴道将其夹持住,并逐渐增加圆锥的重量,以增强患者阴道的收缩力。生物学反馈治疗可外接测压装置,以对阴道收缩力进行测定,并通过测压装置屏幕显示给患者,直观地指导患者正确掌握收缩方法,提高盆底肌锻炼效果。疗效与盆底肌训练基本相当,对重度尿失禁疗效不佳。

2. 西药治疗

如使用选择性 α_1 肾上腺素受体激动剂等,中老年女性还可补充适量的雌激素作为辅助治疗。但药物都有一定的不良反应,因此一定要在医生的指导下用药,且不宜长期使用。

3. 中医药治疗

可服用补中益气汤、缩泉丸、桑螵蛸散、巩堤丸、固脬汤等中药,亦可进行配合艾灸的穴位按压。另外,针灸中极、关元、足三里、三阴交等穴位也有增强盆底肌肉群收缩的作用。

4. 减轻体重

肥胖是女性压力性尿失禁的明确相关因素。减轻体重有助于预防压力性尿失禁的发生。对于患有压力性尿失禁的肥胖女性,体重减轻 5%～10%,尿失禁次数将减少 50%以上。

对中重度压力性尿失禁、严重影响生活质量的患者,以及对生活质量要求较高的患者可采用手术治疗。控尿手术的目的是提升膀胱颈的位置、支撑尿道中段或增加尿道阻力(人工尿道括约肌)。近年来开展的"吊带术"手术具有微创、疗效好、术后恢复快等优点。

(朱春琳　陈　萍)

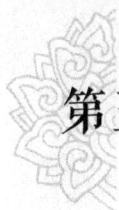

第五章 内分泌及代谢疾病

第一节 老年性甲状腺功能亢进症

一、什么是甲状腺功能亢进症？

甲状腺功能亢进症（简称甲亢），是常见的内分泌疾病，是由甲状腺组织增生、功能亢进、产生和分泌甲状腺激素过多所引起的一组临床综合征，典型症状包括高代谢综合征（怕热、多汗、低热、心动过速、心悸、食欲增加、体重降低）、甲状腺肿及突眼。甲亢发病原因不明，属于自身免疫性疾病。在临床上以毒性弥漫性甲状腺肿（Graves disease，GD）最为常见，约占所有甲亢患者的 85％；其次为结节性甲状腺肿伴甲亢和亚急性甲状腺炎伴甲亢。

老年性甲状腺功能亢进症，又分为淡漠型、无力型和隐蔽型。其发病较隐匿，临床表现不典型，没有激动多疑、焦躁不安、失眠震颤、怕热多汗、心悸、食欲亢进、眼球突出、甲状腺肿大等典型的高代谢综合征，又常与其他疾病的症状交叉混淆在一起，难以分辨，易被漏诊、误诊。

二、老年性甲亢有哪些特点？

1. 心脏症状

据统计,在 40 岁以上的甲亢患者中,有 1/3 左右伴有甲亢性心脏病,5％的老年甲亢患者伴有心房颤动。具体临床表现包括以下几方面。

（1）心律失常：老年性甲亢患者不论原来有无心脏病,常可发生心律失常,以房性期前收缩和心房颤动多见,呈发作性和持续性。也可表现为阵发性心动过速、心房扑动或心律失常,大多可逆。

（2）心脏扩大：在病程较长而严重的老年性甲亢患者中,甲状腺激素的作用和可能原先存在的心脏病可引起心脏扩大。若患者的心脏扩大单纯由甲亢所致,则待甲亢控制后,心脏改变多可恢复正常,但也有少数患者可以遗留永久性心脏扩大。左心室扩大会引起相对二尖瓣关闭不全,此时需要与风湿性心脏病相鉴别。

（3）心力衰竭：在原先有器质性心脏病的甲亢患者中,心力衰竭是最常见的并发症。老年性甲亢患者的心脏症状更为突出,常掩盖甲亢症状,故在顽固性心力衰竭的患者中,应排除本病的可能性。在原先没有器质性心脏病的老年性甲亢患者中,也可发生心力衰竭,甲亢控制后,这种改变多数可恢复正常。

2. 消化系统

患者通常食欲不振,厌食,腹泻,便秘,或腹泻与便秘交替。有人认为这与老年人常合并有慢性胃炎,胃酸缺乏有关。由于进食少,消耗多,一般体重都有明显的下降,有的老年性甲亢患者短时间内可下降 10～20 千克,面容憔悴、骨瘦如柴,常被怀疑患了恶性肿瘤。

3. 精神症状

老年性甲亢患者多表现为神志淡漠、反应迟钝、精神抑郁、嗜睡、寡言少语、处事待人冷漠等。

另外，老年性甲亢常伴发甲状腺结节，尤其是女性患者。

二、如何诊断老年性甲亢？

典型病例的诊断一般并不困难。老年性甲亢因临床表现不典型，常需借助实验室检查以明确诊断。

甲状腺功能测定：促甲状腺激素（thyroid stimulating hormone，TSH）测定是诊断甲亢的首选检查指标，可作为单一指标进行甲亢筛查。甲亢患者的促甲状腺激素水平降低（<0.0001 单位/升），但在垂体性甲亢患者不降低或反而升高。血清总甲状腺素（thyroxine，T_4）可在正常范围内，但 ^{131}I 摄取率增高，三碘甲腺原氨酸（triiodothyronine，T_3）抑制试验呈不抑制反应。游离三碘甲腺原氨酸（free triiodothyronine，FT_3）和游离甲状腺素（free thyroxine，FT_4），常见上升。

超声检查：采用彩色多普勒超声检查（见图 5 - 1），可见患者甲状腺腺体呈弥漫性或局灶性回声减低，在回声减低处血流信号明显增强，彩色多普勒血流显像（color doppler flow imaging，CDFI）呈"火海征"。甲状腺上动脉和腺体内动脉血液流速明显加快，阻力减低。

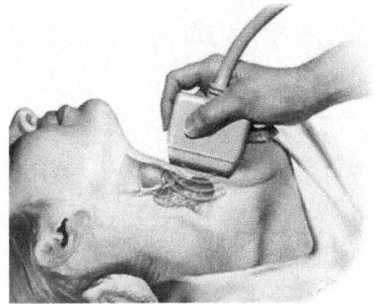

图 5 - 1　甲状腺超声检查

CT 检查：可排除肿瘤，在毒性弥漫性甲状腺肿诊断及鉴别诊断方面具有重要价值。

三、如何治疗？

老年性甲亢治疗有抗甲状腺药物治疗、放射性碘治疗、手术治疗三种方法，以前两者更为常用。

1. 药物治疗

常用的抗甲状腺药物为咪唑类（如甲巯咪唑片）和硫脲类（如丙硫氧嘧啶片）两类，一般需连续服药1～2年。服药期间要定期检测甲状腺功能，以防甲状腺功能低下；要定期检测血象、肝功能，以防白细胞减少及肝功能异常。只要坚持治疗，绝大多数甲亢是可以治愈的。

2. 放射性碘治疗

对抗甲状腺药物不耐受、治疗后复发、合并心肝肾疾病等不宜手术及某些高功能结节且病情较重的甲亢患者，应先以抗甲状腺药物治疗3个月左右，待症状减轻后，停药3～5天，然后服用^{131}I。病情控制后也可选择手术治疗。对于病情严重需要立即控制者，可采用放射性碘，也可采用抗甲状腺药物和碘剂联合治疗。

甲亢性心脏病治疗的基本原则是控制增高的甲状腺素水平和对心脏病的对症处理。甲亢性心脏病的处理和其他心脏病的处理方法并无不同，只是前者更为困难，应限制钠盐，控制利尿剂和洋地黄等的使用。奎尼丁和洋地黄虽可治疗心房颤动和心力衰竭，但必须同时控制甲亢，方可获得较好的疗效，否则易发生心肌中毒反应。心房颤动时间较长者若在甲状腺激素水平恢复正常后仍不能恢复正常心律，则可行电复律。普萘洛尔作用较快，对心动过速有缓解作用，但有抑制心肌收缩的作用，故对有心力衰竭的患者应在严密监测下使用。

四、如何预防甲亢危象？

适当休息，避免劳累、精神紧张，预防感染，保证睡眠，注意补充足够的热量和营养，包括糖、蛋白质和B族维生素等。积极治疗甲亢，不随意调整药物剂量或停药，定期监测各项化验指标。

五、日常饮食注意点

老年性甲状腺功能亢进症患者由于机体出现明显的代谢紊乱，蛋白质、糖、脂质代谢，水、电解质代谢及维生素代谢都有不同程度的紊乱，加上老年人消化系统功能又明显减退，所以老年性甲亢患者怎样吃是大有讲究的，吃得好有利于减轻代谢紊乱，改善消化道功能；反之，则不利于患者。

（1）甲亢属于高代谢状态，蛋白质分解增强，因此，需要供给高蛋白、高热量、高糖类（碳水化合物）和高维生素饮食，以补充消耗，改善全身营养状态。为了避免一次性摄入过多，可适当增加餐次，或在早餐和晚餐后2小时左右吃一点水果和点心。

（2）做到饮食有节。忌食辛辣食物；忌食含碘多的食物，如海带、紫菜等海产品；少喝浓茶、咖啡，不喝酒，不抽烟。

（3）合理补充蛋白质。甲亢患者要注意增加蛋白质食物的摄入，但增加部分应以豆类、牛奶和鸡蛋为主，切忌大量食用肉类，特别是牛羊肉。因为肉类有刺激兴奋作用，可加重潮热、多汗等症状。

（4）增加矿物质及维生素。特别要注意钾、钙、镁等矿物质的补充，多食谷类、肝、鱼、蛋黄、黄豆、香蕉和橘子等食物。新鲜蔬菜每天不少于500克。但要少吃植物纤维含量过多的食物（如芹菜、韭菜等），否则大便次数会更多。

（陈　燕）

第二节　糖尿病

一、什么是糖尿病？

糖尿病是常见的内分泌疾病，是一组以高血糖为特征的代谢性综合征，也是一种慢性、进行性的，至今不能根治的终身性疾病，并发症多，致残、病死率高，严重影响人的生命和生活质量。随着现代医学的快速发展，糖尿病已成为一种可以被控制的疾病。只要正确认识，认真对待，糖尿病患者可享受与健康人一样的生活，达到近似正常人群的寿命。糖尿病有 1 型、2 型和妊娠型，其他类型糖尿病相对来说少见。

易患糖尿病的人群主要包括以下几类：①糖尿病患者的"亲属"，特别是近亲，如父母、兄弟、姐妹等；②患有代谢综合征的代谢功能异常者，包括糖耐量异常、高胰岛素血症、血脂异常、血压升高、肥胖、蛋白尿、痛风等患者；③妊娠期糖耐量异常者；④生育过巨大婴儿者（婴儿体重≥4 千克）；⑤中、老年人群，中年以后，胰脏制造胰岛素的功能会下降，特别是日常生活久坐不动，工作紧张、繁忙而又肥胖者。

二、糖尿病的发病原因是什么？

1. 1 型糖尿病

1 型糖尿病的发生在不同国家和种族间的差异很大，例如，白人更易患 1 型糖尿病，我国每年 1 型糖尿病的发病率为 10 万人中不到 1 人，但芬兰 10 万人中有 35 人以上。一般 1 型糖尿病患者胰岛 β 细胞的功能可在数年内完全丧失，需要终身依赖外源性胰岛素的治疗。遗传和环境因素在1型糖尿病的致病原因中大约各占一半比例。

1型糖尿病患者的机体免疫系统错误地把胰腺中产生胰岛素的 β 细胞当作外来入侵者，而加以破坏致病。

2. 2型糖尿病

引起2型糖尿病的原因与1型糖尿病不同。2型糖尿病患者尚能自己分泌胰岛素，而病因是体内对胰岛素功能反应减低（胰岛素抵抗作用），或体内胰岛素分泌量相对不足，致体内血中葡萄糖水平增高。

人体内肝、脂肪、肌肉组织的细胞都含有一种特殊的蛋白质，叫作"胰岛素受体"，它能与胰岛素结合。受体与胰岛素的关系可比喻为锁与钥匙，由于2型糖尿病患者体内锁（胰岛素受体）坏了，钥匙（胰岛素）打不开锁，葡萄糖进不了细胞，或细胞的锁（胰岛素受体）不够，门开得不够多，一部分葡萄糖只好待（丢失）在体外。

2型糖尿病与遗传的联系比1型糖尿病还要紧密，父母皆为2型糖尿病患者，其子女糖尿病的发生率为 $60\%\sim70\%$，一旦外界条件适宜，这些人群更易发生糖尿病。

三、糖尿病有哪些表现？

在发病早期，绝大多数的2型糖尿病患者都没有任何症状，或者只有一些不引人注意的不适，若不加以处理，则慢慢地发展后才会出现一些症状。

糖尿病的典型症状——"三多一少"：多饮、多尿、多食和体重减少。患者一般先出现口干，导致多饮，再出现多尿。口干是因为血糖高，血浆渗透压升高，刺激中枢神经对水的需求，而饮水增加导致多尿。与劳动强度大的同年龄、性别者相比，患者饭量明显增加,但仍感饥饿,没到吃饭时间就感到饥饿难忍。尽管多饮多食,但患者体重反而下降,同时感到体力不足,容易疲劳。

四、糖尿病的并发症

各种并发症引起的症状,都有可能成为糖尿病患者首次就医的原因。许多2型糖尿病患者并不表现出糖尿病的典型症状,由于缺乏糖尿病相关知识,即使出现症状,也容易被忽视。如有以下症状时,应想到患糖尿病的可能,并需进一步检查:高血压、冠心病、间歇性跛行,尤其是年轻发病者;皮肤瘙痒,尤其是女性外阴瘙痒;反复生疖长痛、皮肤损伤或手术后伤口久治难愈;呼吸系统、泌尿系统反复感染;不明原因的双眼视力减退;脑卒中患者;尿中有蛋白(微量或明显蛋白尿);男性不明原因性功能减退,勃起功能障碍(阳痿)者。

1. 糖尿病急性并发症

(1)糖尿病酮症酸中毒:原有的糖尿病症状会明显加重,患者头昏,食欲下降,呼吸变得深、快,从口鼻呼出的气息中散发着烂苹果的味道。

(2)高血糖高渗性非酮症性综合征:患者皮肤干燥和弹性减退,舌干,眼窝凹陷,无精打采,表情淡漠,反应迟钝,昏睡甚至昏迷。

(3)乳酸酸中毒:发病急,临床症状与体征可无特异,主要表现为呼吸急促,呼吸过深、过度,困倦、嗜睡,疲劳加重,恶心、呕吐及不同程度的脱水,亦可有腹痛。严重者血压下降,意识模糊,休克或昏迷。

(4)低血糖:主要表现为颤抖、出汗、饥饿、头痛、视力改变、心率加快、口周麻刺感等症状。

2. 糖尿病慢性并发症

糖尿病慢性并发症包括心血管疾病(如冠心病、脑血栓、周围血管闭塞、高血压等)、血脂异常、糖尿病视网膜病变、白内障、糖尿病神经病变、糖尿病性肾病、性功能障碍、糖尿病足、感染(如肺结核)等。

五、如何诊断糖尿病?

诊断糖尿病的唯一依据是血糖。糖尿病是根据空腹、任意时间或口服葡萄糖耐量试验(oral glucose tolerance test,OGTT)2 小时的血糖值来诊断的。在有明显症状时,空腹、口服葡萄糖耐量试验 2 小时的血糖值中,有一个超标即可诊断为糖尿病。美国糖尿病协会(American Diabetes Association,ADA)将糖尿病空腹血糖标准由 7.8 毫摩尔/升降低到 7.0 毫摩尔/升。若口服葡萄糖耐量试验 2 小时的血糖值≥11.1 毫摩尔/升,可诊断为糖尿病。糖尿病、糖耐量减低(impaired glucose tolerance,IGT)、空腹血糖受损(impaired fasting glucose,IFG)和血糖调节受损(impaired glucose regulation,IGR)的诊断标准见表 5-1。

表 5-1　糖尿病等的诊断标准

项　目	静脉血糖	
	空腹(毫摩尔/升)	餐后 2 小时(毫摩尔/升)
正常人	<6.1	<7.8
糖尿病	≥7.0	≥11.1(或随机血糖)
糖耐量减低(IGT)	<6.1	7.8~11.1
空腹血糖受损(IFG)	6.1~7.0	<7.8
血糖调节受损(IGR)	6.1~7.0	7.8~11.1

注:"随机血糖"表示任何时候,不考虑距上一餐的时间所抽取的血糖。若无典型症状,应在不同日期再测一次,均超过上表标准,方可诊断为糖尿病。

六、如何预防?

糖尿病是一种终身性疾病,要有长期教育和治疗计划。目前糖尿病尚无根治的办法,但已经证明针对糖尿病的预防措施是有效的。糖尿病的预防可分为三级。

一级预防:阻止容易患糖尿病的人患糖尿病。对高危人群即有糖尿病家族史或肥胖者等进行定期糖耐量检查,查到糖耐量减低者即是重点预防对象。告诉他们尽快改变不正确的生活方式,加强饮食控制,坚持体育锻炼,避免肥胖,尤其是腹型肥胖。肥胖者应设法减轻体重,加强对糖尿病知识的学习,监测自己糖耐量减低的发展趋向。1型糖尿病的预防中应使儿童、青少年尽可能避免病毒感染,新生儿提倡母乳喂养,还可用调整免疫功能的药物预防1型糖尿病,以及其他一些药物预防2型糖尿病,这些方法已收到一些效果。

二级预防:糖尿病要及早发现,积极、正确治疗,预防并发症。

三级预防:有了糖尿病和并发症,应进行强化治疗,使糖尿病并发症造成的残废和过早死亡的比例尽可能降低。糖尿病的某些并发症亦是可以得到临床控制的,但必须在早期进行及时和正确的治疗。对于糖尿病肾病在微量蛋白尿阶段和糖尿病眼底病变在眼底还没有出现小动脉瘤的患者,应严格控制血糖、血脂和血压,使其尽可能维持在正常水平,加上某些辅助治疗,可以大大延缓这些并发症的发展,甚至逆转。

七、如何治疗?

1. 治疗特点

(1)1型糖尿病:患者体内产生的胰岛素量绝对不足,所以胰岛素注射是治疗方案中的主要手段。在治疗过程中,监测血糖水平和进食后出现的波动,以调整胰岛素剂量。饮食控制也是治疗的重要手段;运动锻炼能降低血糖水平,减少胰岛素需求量,制订治疗方案时都应考虑在内。患者的家庭尤其应重视青少年患者的身心健康成长。

(2) 2型糖尿病:治疗的难点之一在于2型糖尿病患者多为中老年人,病程进展缓慢和隐匿,往往容易被人忽视。因此,除了要强调综合治疗外,更重要的是要加强健康教育,强调糖尿病的特点,树立自信心和发挥主观能动性,鼓励家属共同参与。根据病情轻重有多种治疗途径,相当部分新患者初发期只需执行饮食与锻炼方案即可,以后阶段多数患者需加用药物或注射胰岛素。

2. 糖尿病治疗目标

(1) 饮食治疗:合理的饮食可有效地控制糖尿病。糖尿病饮食治疗的原则:建立合理的饮食结构(多吃五谷类、蔬菜和水果,吃适量的奶制品、肉、鱼、蛋及豆类,少吃油、糖、盐等),控制总热量,将体重控制在理想范围内,改善血糖、血脂,保持体力。

应将健康食谱作为一种新的生活方式,该食谱由糖尿病医师、营养师与患者共同制订,符合患者口味,定时定量,使之既能坚持不懈地实施,又能使血糖稳定。保证一日三餐,早、中、晚餐热量按1/3、1/3、1/3 或 1/5、2/5、2/5 的比例分配。在体力活动量稳定的情况下,饮食做到定时、定量。每餐要主副食搭配,餐餐有碳水化合物、蛋白质和脂肪。对于注射胰岛素或易发生低血糖患者,要求在三餐之间加餐,加餐量应从正餐的总量中扣除,做到加餐不加量。不用胰岛素治疗的患者也可酌情采用少食多餐、分散饮食的方法,以减轻单次餐后胰腺的负担。

(2) 运动治疗:任何人都需要运动。运动的过程是机体消耗能量的过程,通过运动,血糖降低,胰岛素的效用提高,与血糖有关的一些代谢指标(如糖化血红蛋白)得到改善。运动中脂肪也会被不同程度地消耗,肥胖的患者体重会有所下降,相对的肌肉组织成分增加。另外,运动还能促进血液流动,增强心肺功能,加强骨骼韧性,放松心情,增强体力。所以运动可以说是促进身心健康的法宝。

接受胰岛素注射的糖尿病患者从事适当的运动,可以协助胰岛素在体内充分发挥治疗效果。糖尿病患者并发血脂增高、血管硬化及胆石症的概率要比一般人高,适当运动可以通过改善脂质代谢来降低这些并发症的发生率。

对于糖尿病患者,建议在锻炼时采用有氧运动。有氧运动是指强度小,节律慢,运动后心脏跳动不过快,呼吸平缓的一般运动,如散步、打太极拳、做自编体操等。有人测试,散步时吸氧量约为静坐时吸氧量的3倍。有氧运动可增加心、脑的氧供应,增强大脑的活动量,对缺血性心脏病也十分有利。运动后可使人精力充沛,自我感觉良好。此外,足够的氧供应还可促进脂质代谢,有利于消耗体内堆积的剩余脂肪。所以,有氧运动对糖尿病患者很适合,尤其是心功能不好的老年人。

运动强度的选择:

最低强度运动(约锻炼30分钟):散步、做修身养性的家务、打太极拳、开车、购物。

低强度运动(约锻炼20分钟):跳交谊舞、下楼梯运动、平地骑车、打桌球。

中等强度运动(约锻炼10分钟):平地慢跑、做广播操、溜冰、上楼梯运动、打羽毛球、划船。

高强度运动(约锻炼5分钟):跳绳、举重、游泳、打篮球。

以上每种运动在所列出的相应时间内锻炼,平均消耗80千卡(1千卡≈4186焦耳)热能。随着运动时间的延长,所消耗的热能会逐渐增加。糖尿病患者有氧运动的选择见图5-2。

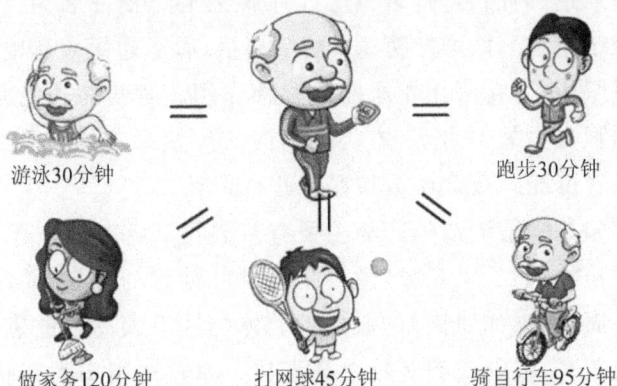

游泳30分钟　　＝　　　　　　＝　　跑步30分钟

做家务120分钟　　打网球45分钟　　骑自行车95分钟

图 5-2　糖尿病患者进行有氧运动的方式和时间

　　（3）药物治疗：药物是使血糖达标的重要方法之一。它必须在饮食控制和运动治疗的基础上，才能发挥应有的效果。

　　药物的品种颇多，患者不应擅自选购、使用药物，使用时一定要遵守医嘱，通过科学配伍，定时定量地服用。医生应根据每位患者的病情，合理选择药物，以减少或避免不良反应的发生。

　　口服降糖药的治疗原则：轻症 2 型糖尿病患者一般首选口服降糖药。任何口服降糖药均不能替代饮食控制、体育锻炼和减少体重（除双胍类）的作用。服药可以与注射胰岛素一起使用，从而使血糖更平稳，减少低血糖的发生。对糖调节受损患者的干预治疗，可以在生活方式管理的基础上，加用 α-糖苷酶抑制剂类药物或二甲双胍类药物治疗。

　　口服降糖药主要包括促胰岛素分泌剂、胰岛素增敏剂、α-糖苷酶抑制剂等药物，以及其他新药（如胰高血糖素样肽-1）。

　　①促胰岛素分泌剂类药物可分为磺脲类和非磺脲类药物。磺脲类药物（如格列齐特）主要通过刺激胰岛 β 细胞生产胰岛素，发挥降糖作用。对胰岛功能完全破坏的患者，本类药物的治疗效果不佳。磺脲类口服降糖药应于餐前 30 分钟服用。非磺脲类药物

有瑞格列奈(商品名为"诺和龙")和那格列奈(商品名为"唐力",系氨基酸衍生物),能增加胰岛素的分泌量,属于超短效药物,吃第一口饭时服用,可在服用1小时内发挥作用。对胰岛功能完全被破坏或磺脲类失效的患者,本类药物的治疗效果不佳。本类药物对部分患者可能导致低血糖和胃肠道不适感。

②胰岛素增敏剂类药物主要有双胍类和噻唑烷二酮类药物。双胍类药物(如二甲双胍)主要是抑制肝糖原的分解,并增加胰岛素在外周组织(如肌肉)的敏感性。体内缺乏胰岛素的患者,除非注射胰岛素,否则本类药物效果不佳。单独使用本类药物不会引起低血糖,但可引起胃肠系统的不适感,从而降低食欲,故可减轻体重。本类药物尤其适合肥胖的2型糖尿病患者,应于餐中服用。噻唑烷二酮类药物,如艾汀(吡格列酮),服药期间需定期检查肝功能。

③α-糖苷酶抑制剂类有拜唐苹(阿卡波糖)、倍欣(伏格列波糖),本类药物应于吃第一口饭时服用。

④新药——胰高血糖素样肽-1(glucagon-like peptide-1,GLP-1)适用于2型糖尿病血糖控制不佳,但尚有胰岛素分泌功能的患者,需在医生指导下使用。

3. 胰岛素治疗

胰岛素是生理性降糖药物,主要用于1型糖尿病,以及血糖不能达标的、存在口服降糖药使用禁忌的糖尿病患者(发生急性并发症、合并妊娠或口服药失效或控制不理想时),或有严重肝肾功能不全者。

(1)分类:胰岛素按来源可分为动物胰岛素、人胰岛素和人胰岛素类似物。按作用时间分为超短效、短效、中效和长效胰岛素。

超短效胰岛素在餐前即刻皮下注射,如优泌乐、诺和锐;短效胰岛素须在餐前30分钟皮下注射,如诺和灵R、优泌林R;中效胰岛素一般在注射后 45～60 分钟进食,如诺和灵 N、优泌林 N;长效胰岛素每天固定时间皮下注射,如来得时、诺和平;预混胰岛素为短效和中效或长效胰岛素的混合物,在餐前 15～30 分钟注射。国内常用的有短效和中效胰岛素预混,按比例的不同分为诺和灵 30R、优泌林 70/30(短效与中效分别为 30%和 70%)、诺和灵 50R、优泌林 50/50(短效与中效各占 50%)。尽管上述预混胰岛素使用方便,但由于糖尿病患者个体病情的差异,故其具体的治疗效果可能会不相同,需要经常和医生联系、观察。

胰岛素注射工具有胰岛素注射器、胰岛素注射笔、胰岛素泵。图 5-3 为胰岛素注射笔。

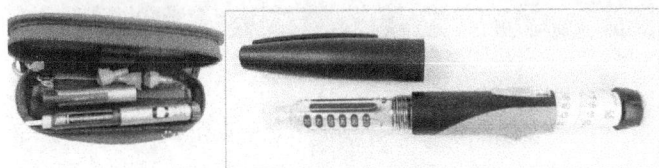

图 5-3　胰岛素注射笔

(2) 正确注射胰岛素:

①胰岛素的注射部位:主要包括手臂上部及外侧、腹部、腰背以上、臀部和大腿前部及外侧。在同一部位反复注射可能会产生硬结,应有规则地轮换注射部位和区域,可按照左右对称轮换。胰岛素应注射在皮下组织层,而不是注射在肌肉层。肌肉层吸收快,易引起血糖波动。注射时,捏起皮肤注射,同时使用短而细的针头。注射部位对胰岛素吸收的速度由快到慢分别是腹部、上臂、大腿和臀部。胰岛素注射正确的捏皮方法和进针角度见图 5-4。

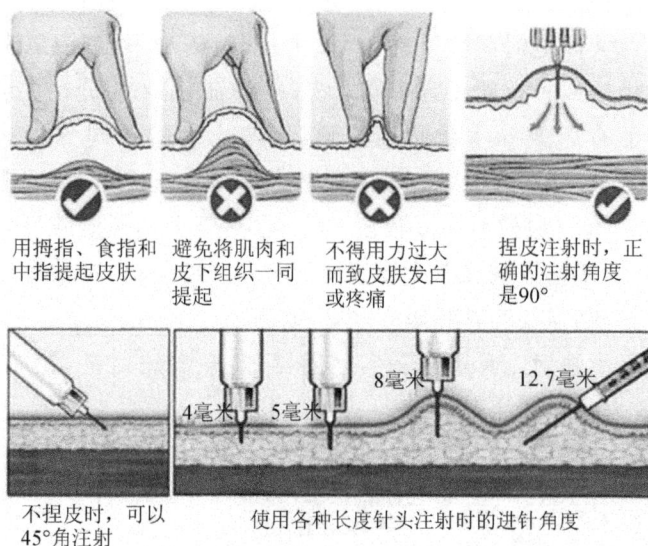

用拇指、食指和中指提起皮肤

避免将肌肉和皮下组织一同提起

不得用力过大而致皮肤发白或疼痛

捏皮注射时，正确的注射角度是90°

4毫米　5毫米　8毫米　12.7毫米

不捏皮时，可以45°角注射

使用各种长度针头注射时的进针角度

图5-4　正确的捏皮方法和进针角度

②胰岛素的注射方法见图5-5。

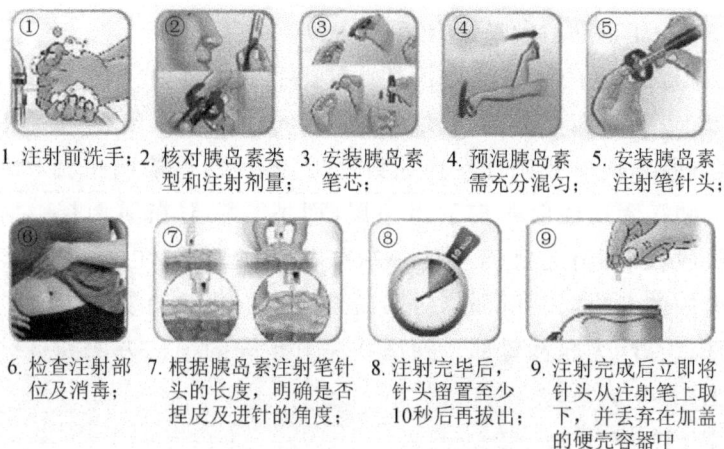

1. 注射前洗手；

2. 核对胰岛素类型和注射剂量；

3. 安装胰岛素笔芯；

4. 预混胰岛素需充分混匀；

5. 安装胰岛素注射笔针头；

6. 检查注射部位及消毒；

7. 根据胰岛素注射笔针头的长度，明确是否捏皮及进针的角度；

8. 注射完毕后，针头留置至少10秒后再拔出；

9. 注射完成后立即将针头从注射笔上取下，并丢弃在加盖的硬壳容器中

图5-5　胰岛素的注射方法

（3）胰岛素的保存方法：胰岛素应避免高温和阳光直晒。未拆封的胰岛素应在 $2\sim8℃$ 的冰箱冷藏室中保存,并在保质期之前使用。已开启使用的胰岛素,拆封后保质期为 1 个月,安装了胰岛素笔芯的注射用笔,在常温下保存即可（$<28℃$）。注意从冰箱中取出的胰岛素注射前应将胰岛素温度升至室温再使用;不要将胰岛素放在冰箱的冷冻室,已冰冻过的胰岛素不能再使用。胰岛素如有颜色变化,或出现不均匀的悬浮颗粒均表明已经变质。外出乘飞机时,不要将胰岛素放在寄托的行李内,因为它有可能被冰冻,而应该将其随身携带或放在手提行李中,安检时主动取出给安检人员检查（最好随身携带病历卡）。

4. **糖尿病患者的辅助治疗**

（1）中医中药：纯中药制剂如金芪降糖片、六味地黄丸、玉泉散等。

（2）针灸、推拿：有一定的整体调节作用,只能作为糖尿病的辅助治疗方法。

八、如何进行血糖的自我监测?

对血糖等指标进行自我监测,是缓解和预防多种糖尿病并发症的有效措施,也是调整治疗方案的依据,更是糖尿病良好控制的保证。通过自我监测加深糖尿病患者对糖尿病知识的理解,也是其自我管理的重要手段。

糖尿病自我监测要终身坚持。要认清症状消失与控制之间的本质区别,要消除没有症状就放松控制的认识误区。对糖尿病知识的掌握,便携式、小型化、家庭化医疗检测仪器（如血糖快速测定仪）的增多,以及细针头一次性注射器、胰岛素注射笔、尿糖试纸、尿酮体试纸、pH 试纸等的普及,使患者的自我监测成为可能,且日益得以推广、普及。大多数的监测指标需要患者到医院去定期检查,而对于血糖、尿糖等指标,患者可在医护人员的教育指导下进行自我监测。

1. 监测内容

(1) 临床表现:从症状方面进行监测,如"三多一少"情况,全身乏力与否,心脏的大小、节律,血压的高低,下肢情况,浮肿情况,眼底,肌肉与肌张力,腱反射,皮肤溃疡等。

(2) 化验指标:主要监测血糖、尿量、尿糖、酮体、血压等。

(3) 自我体重监测:①体重指数(body mass index,BMI)法,即体重(千克)除以身高的平方(米^2)。例如,张先生,体重80千克,身高1.70米,体重指数(BMI)为$80 \div (1.7 \times 1.7) = 27.7$。亚洲人群肥胖的定义见表5-2。②腰围法,体重指数法说明体内脂肪的含量,但是不能表明脂肪分布。脂肪通常堆积在腹腔内,最简单的检测方法是腰围法。腰围检测标准:女性腰围大于2尺4寸(80厘米);男性腰围大于2尺7寸(90厘米)即为肥胖。腰围比体重指数更能说明问题,如果你的体重指数正常但腰围超标,你也属于肥胖。

表5-2 亚洲人群肥胖定义

体重指数	定　义
18.5以下	体重不足
18.5~22.9	体重正常
23.0~24.9	超重
25.0~29.9	肥胖
30以上	严重肥胖

2. 自我血糖监测方法

自我血糖监测(self-monitoring of blood glucose,SMBG)是近10年来糖尿病患者自我管理的重要手段。通过简单、便携的医疗仪器(毛细血管血糖仪见图5-6)对自身血糖水平进行估计。这种方法快捷,比较准确、可靠,是在日常生活和工作中帮助患者随时了解血糖水平的好方法,其最大的益处就在于患者能够依据血糖浓度随时调节饮食、运动及药物治疗和判断疗效。除了小孩、过度年老或视力不佳的糖尿病患者应在家属帮助下进行监测外,一般皆可自行使用。

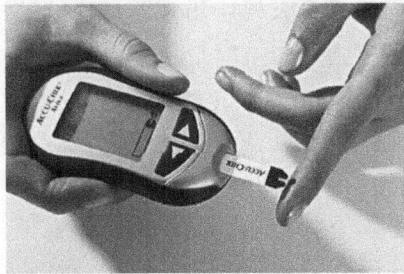

图 5-6 毛细血管血糖仪

3. 血糖监测注意点

(1) 血糖监测次数:血糖监测次数因人而异,对于血糖不易控制的 1 型糖尿病及胰岛素功能差的 2 型糖尿病患者,一日可测 4～8 次,一般选三餐前及三餐后 2 小时,睡前或夜间 1:00～2:00,病情稳定后逐渐减少测定次数。

(2) 操作正确:要防止因操作不当所致的测定结果不准确,故使用前,患者要进行培训。

(3) 血浆血糖与毛细血糖的差别:了解血糖仪血糖(毛细血糖)与抽血查血糖(静脉血浆糖,医院化验室测)之间的差异,一般毛细血糖较静脉血浆糖约低 10%。

(4) 其他注意点:避免在血糖极高或极低时,用血糖仪测定;毛细血糖主要被用于糖尿病的监测和随访;诊断仍需抽静脉血测定。

九、如何预防并发症?

1. 低血糖

低血糖是指多种原因所致血糖<2.8 毫摩尔/升(非糖尿病患者),或≤3.9 毫摩尔/升(糖尿病患者),而引起交感神经过度兴奋

和脑功能障碍的状态。早期及时补充葡萄糖可以使之迅速缓解，但处理不及时将出现不可逆的脑损伤，故应警惕，特别是反复发生的低血糖。有时低血糖症状不易被察觉，以致在无低血糖先兆的情况下突然意识丧失，称为未察觉性低血糖，或无感性低血糖。这是一种非常危险的情况，一般以病史较长伴有糖尿病神经病变的，同时服用 β-受体拮抗剂的老年患者为多。

低血糖发生的原因：降糖药物（如胰岛素、口服降糖药等）剂量过大；服药时间过早和（或）吃饭时间太迟；忘记吃饭，或进食量不足；活动量大而没及时加餐（以注射胰岛素患者多见）；空腹饮酒过量等。

低血糖先兆：低血糖发生时多有多种先兆，您的先兆可能与别人感觉不同，您要知道自己的特征，并且告诉能够帮助您的人，以防万一。症状举例：出虚汗（轻度，手心、额头湿；重度，全身大汗淋漓）、乏力、饥饿感、头晕、心慌、心跳加快、双手颤抖、手足和嘴唇麻木或刺痛、视觉模糊、情绪不稳、面色苍白、昏睡、肢冷、神志不清甚至昏迷。

低血糖处理：有条件的患者可即刻用血糖仪进行测定，血糖小于 3.8 毫摩尔/升（70 毫克/分升）者应食用 15 克碳水化合物类食品，如半杯果汁、半罐含糖汽水、1 汤匙蜂蜜、1 杯脱脂牛奶、3 块粗面饼干、6 块方糖、1～3 片葡萄糖片、2～3 块糖果等。10～15 分钟后，若症状还未消失可再吃一次。若症状消除但离下餐还有 1 个多小时，则加食一份主食，如 1 片面包、1 只馒头等。若发生在夜间，可另吃含蛋白质及碳水化合物的点心。使用 α-糖苷酶抑制剂，如拜糖平、培欣等药的患者，须用葡萄糖，而不用蔗糖处理。患者无法自己处理低血糖，或神志不清甚至突发昏迷，不管什么原因，事先要教会他人紧急处理的办法：①告诉别人果汁、葡萄糖放置的位置。②若是注射胰岛素的患者，准备一个胰高血糖素应急盒，并告诉他人放置的位置与使用方法。胰高血糖素是能够促进肝脏释放葡萄糖的激素,肌肉注射通常成人为 1 毫克,儿童为0.5 毫克。或静脉注射葡萄糖。或让患者侧卧,将糖浆从牙缝挤入口中。③拨打"120"急救电话,叫救护车将患者送往医院治疗。

低血糖的预防:胰岛素、口服降糖药应定时按量注射、服用;准时就餐,若不能按时进餐,应在进餐时间吃点水果、果汁或饼干等;运动时不可空腹,如果运动前血糖小于 5.6 毫摩尔/升要吃点心,运动量恒定;随时携带小食品和糖尿病介绍卡;少量饮酒的话,注意勿空腹时饮用;遵从糖尿病医生指导,接受教育,合理治疗,防止低血糖的发生,特别要避免反复发生低血糖。

2. 糖尿病酮症酸中毒

糖尿病酮症酸中毒是指胰岛素使用不当(停用或减量,特别是1 型糖尿病)、各种感染、手术、外伤、精神过度紧张、呕吐、腹泻、酗酒、暴饮暴食、妊娠、分娩等引起糖尿病患者血中酮体过多,导致患者出现高血糖、脱水、呼吸快而深、血压降低,以及口中呼出气体带有烂苹果味等情况,严重的会昏迷,甚至危及生命。在儿童中,有以此现象作为首发症状就诊,进而发现糖尿病的病例报告。

当血糖大于 16.7 毫摩尔/升或血酮体定量在 5 毫摩尔/升以上,尿酮体＋＋＋以上时,应进行以下措施:①继续注射胰岛素或口服降糖药;②多喝水,可喝淡盐水;③停止运动;③勤测尿酮体,血糖 2 小时测量 1 次,体温一天测量 4 次。

3. 高渗性非酮症高血糖性昏迷综合征

高渗性非酮症高血糖性昏迷综合征多见于 2 型糖尿病患者。以下原因均可诱发:合并感染、大量饮甜饮料或暴饮暴食;外伤、手术、心脑血管意外;使用激素、利尿剂,输注葡萄糖过多;甲亢、皮质醇增多症、嗜铬细胞瘤等;肾功能不全等。早期常常无明显症状,一般表现为口渴、多尿、无力的症状加重,然后渐渐表现为表情淡漠、迟钝。后期症状明显,如严重脱水、癫痫样发作、神志不清、嗜睡直至昏迷。

措施：该并发症死亡率高，若血糖大于 33.3 毫摩尔/升，则需立即送医院专业救治。

4. 感染

糖尿病患者的抵抗力较差，容易发生感染，感染可使血糖升高，若血糖控制不好，细菌更容易生长，感染难以控制。所以严格控制血糖水平，不擅自停用或滥用抗生素是关键。

5. 血管病变

大血管病变在确认糖尿病前 4～7 年（糖耐量减低阶段）可能已经发生。大部分心血管系统并发症是由于动脉粥样硬化引起的，血管管腔逐渐狭窄，最终阻塞。首先，血液中脂类（主要为胆固醇）吸附在内皮损伤的血管壁上引起管腔狭窄。而糖尿病可使血管床释放比平常多的血液凝固物质，从而形成血栓，加重血管狭窄，使心、脑等器官的血液供给量减少，导致患者出现头晕、心绞痛等各种症状。如果血管被阻塞，就会导致脑卒中、心肌梗死、心力衰竭；如果下肢动脉阻塞，就会引起下肢疼痛，而出现间歇性跛行。

预防措施：防治高血糖、高血脂、高血压及血液高凝状态，睡前、夜间及清晨多饮水，定期体检。

6. 糖尿病性眼病

糖尿病性眼病主要有视网膜病变、白内障和青光眼。糖尿病性视网膜病变是世界上致盲的三个主要原因之一。糖尿病性老年白内障发病率高，预后取决于眼底好坏、治疗方法和糖尿病控制程度，不能药物治疗者只有手术摘除。青光眼（新生血管性）病情顽固，预后较差，对于眼压不能控制者（眼压大于 5 千帕）应行玻璃体切割术。

糖尿病性眼病是一个慢性过程，不可逆转，如不及时治疗，最终可导致失明。其发病率与糖尿病病程、血糖控制好坏呈正比例关系,有些一眼发病,而后波及另一眼。

预防措施:注意用眼卫生,每年做一次眼科检查,治疗眼病的同时,注意血脂、血压、蛋白尿等全身情况。一旦发生下述症状,应立即去医院眼科进行检查:①视物模糊;②视物重影,出现黑点或漂浮物;③单眼或双眼受损;④感到眼胀、阅读困难等。

7. 糖尿病肾病

因血糖浓度升高等因素,肾小球滤过压增加,逐渐漏出蛋白尿。

糖尿病肾病分期:第Ⅰ期,肾小球高滤过率阶段,为可逆性阶段;第Ⅱ期,正常白蛋白尿期,静息阶段;第Ⅲ期,微量白蛋白尿期,初期肾病阶段;第Ⅳ期,蛋白尿期,显性肾病阶段;第Ⅴ期,肾功能衰竭期,尿毒症阶段。早期症状:水肿,往往出现于脸部、踝部、腹部、胸部。晚期症状:口臭、厌食、恶心呕吐、出血倾向、下肢颤动、失眠、乏力和注意力不集中。

延缓肾病的措施:严格控制血糖、血压、血脂;戒烟;肾功能监测;眼底检查(眼底病变往往早于肾脏损伤);控制血压在130/80毫米汞柱以下;低蛋白饮食,每天蛋白质的摄入量每千克体重小于0.8克;感染时立即治疗,选择对肾功能影响小的抗生素,不擅自停用。

8. 糖尿病神经病变

糖尿病会造成中枢神经以外的神经损伤,分3种类型:运动神经、感觉神经及自主神经损伤。最常见的是自主神经病变以及远端神经损伤。足、下肢、手部损伤时常有发凉、麻木、刺痛、蚁走感觉,皮肤敏感性高,碰到衣服也会疼痛。表现为下述症状时,应及时就医:男性勃起功能障碍(阳痿);女性阴道干燥,阴道感染;胃肠麻痹:饭后有饱胀感、恶心、呕吐、腹泻、便秘等;不能感觉到尿意,排尿不尽,尿路感染;上下肢疼痛,烧灼感或感觉丧失,麻木或麻刺感。其发病率在病程 25 年左右时高达 50％,病变可侵犯各种不同部位。

9. 糖尿病足

糖尿病足是糖尿病的严重并发症之一。糖尿病患者由于神经病变、血管阻塞、容易感染,致使足部发生溃疡、坏疽,甚至需要截肢,其截肢率是非糖尿病患者的 15 倍。

周围神经病变伴痛觉消失是足部溃疡最常见的原因。神经性溃疡发生在压力高的部位,故常在足底面,形成胼胝也是这种压力的后果。周围血管病变也能引起足部溃疡,多发生在足的边缘,并常伴有疼痛。周围血管病变可影响愈合,故在神经性溃疡的发生中也起重要作用。

检查足部感觉或足背动脉搏动是发现早期病变最重要的方法。建议用规格为 10 克的单尼龙丝测定感觉,当施加 10 克压力时,它就会弯曲,正常受试者能感觉到压力。若多次测定受试者不能感觉到这个压力,说明这只足的感觉已丧失,已处于发生足部溃疡的潜在危险中。

因此,糖尿病患者足部保养非常重要。每天用温水和无刺激性的肥皂清洗双脚(可先用腕部或肘部,或由家人先感受一下水的温度,以防水温过高)。注意保持足部及足趾之间干燥。容易出脚汗的患者,可以选用一些无刺激性的干粉。足部特别干燥的患者,可用一种护肤品涂抹于足部皮肤表面。每天检查双脚,可请家人或借助小镜子来观察足底。刚刚清洗和浸泡完双脚时,可及时修剪过长的趾甲。趾甲前端应剪平磨光,防止向肉内生长。不能在胼胝或鸡眼处贴鸡眼膏等刺激性化学药物,也不能用小刀、剪刀或剃须刀等来修剪这些部位。新鞋在初穿时要仔细查看是否有异物存在,并需要撑松合脚后再穿,旧鞋和拖鞋也必须定期检查。不要赤脚走路,每天更换袜子,保持清洁,不能穿有破洞或补丁的袜子。

不要去鹅卵石上步行锻炼。可将棉花等柔软、透气有弹性的物品置于足趾之间,防止过度的摩擦或叠压。如发现感染、磨损、水疱等要及时与医生联系并处理。

(陈 燕)

第三节 骨质疏松症

一、什么是骨质疏松症?

骨质疏松症(osteoporosis,OP)是一种以骨量减少,骨微结构破坏,导致骨脆性增加,容易发生骨折为特征的全身代谢性骨病。原发性骨质疏松症分为绝经后骨质疏松症和老年性骨质疏松症两类。随着经济的发展,医疗卫生条件的改善,人民生活水平的提高,寿命的延长,骨质疏松症的患病率及伴随骨折的发生率也日益增高,已成为严重危害我国中老年人健康的常见病。

二、骨质疏松症的分型及致病因素

骨质疏松症分为特发性(原发性)和继发性两种类型。特发性骨质疏松症又分为幼年型、成年型、绝经期及老年性。

继发性骨质疏松症的发病原因比较复杂,主要包括:①内分泌因素,如皮质醇增多症、甲状腺功能亢进症、原发性甲状旁腺功能亢进症、肢端肥大症、性腺功能低下、糖尿病等。②营养因素,如蛋白质缺乏、维生素 C 缺乏、维生素 D 缺乏、低钙饮食、酒精中毒等。③遗传因素,如成骨不全染色体异常。④药物因素,如皮质类固醇、抗癫痫药、抗肿瘤药(如甲氨蝶呤)、肝素等。⑤失用性因素。全身性骨质疏松见于长期卧床、截瘫、太空飞行等;局部性的见于骨折或创伤后的骨萎缩等。⑥胃肠因素，如吸收不良、胃切除。⑦其他因素：妊娠、哺乳；肝脏疾病；肾脏疾病，如慢性肾炎血液透析；类风湿关节炎；肿瘤，如多发性骨髓瘤、单核细胞性白血病、肥大细胞白血病等；骨质减少，短暂性或迁徙性骨质疏松。

三、有哪些表现？

1. 疼痛

疼痛是原发性骨质疏松症最常见的症状，以腰背痛多见，占疼痛患者中的70%～80%。疼痛沿脊柱向两侧扩散，仰卧或坐位时疼痛减轻，直立时后伸或久立、久坐时疼痛加剧，弯腰、咳嗽、大便用力时加重。一般骨量丢失12%以上时即可出现骨痛。老年人患骨质疏松症时，椎体压缩变形，脊柱前屈，肌肉疲劳甚至痉挛，产生疼痛。新近胸腰椎压缩性骨折亦可产生急性疼痛，相应部位的脊柱棘突可有强烈压痛及叩击痛；若压迫相应的脊神经可产生四肢放射痛，双下肢感觉运动障碍，肋间神经痛、胸骨后疼痛类似心绞痛；若压迫脊髓、马尾神经，还会影响膀胱、直肠功能。

2. 身高缩短、驼背

身高缩短、驼背多在疼痛后出现。脊椎椎体前部负重量大，尤其是第11、12胸椎及第3腰椎，负荷量更大，容易压缩变形，使脊椎前倾，形成驼背。随着年龄增长，骨质疏松加重，驼背曲度加大。老年人骨质疏松时椎体压缩，每个椎体缩短2毫米左右，身长平均缩短3～6厘米。

3. 骨折

骨折是退行性骨质疏松症最常见和最严重的并发症。

4. 呼吸功能下降

胸、腰椎压缩性骨折，脊椎后弯和胸廓畸形，可使肺活量和最大换气量显著减少,患者往往可出现胸闷、气短、呼吸困难等症状。

四、如何治疗?

1. 药物治疗

有效的药物治疗能阻止和治疗骨质疏松症,包括雌激素代替疗法、降钙素、选择性雌激素受体调节剂以及二膦酸盐,这些药物可以阻止骨吸收,但对骨形成的作用特别小。用于治疗和阻止骨质疏松症发展的药物分为两大类:①抑制骨吸收药,包括钙剂、维生素 D 及活性维生素 D、降钙素、二膦酸盐、雌激素以及异黄酮;②促进骨形成药,包括氟化物、合成类固醇、甲状旁腺激素以及异黄酮。

(1)激素代替疗法:激素代替疗法被认为是治疗绝经后妇女骨质疏松症的最佳选择,也是最有效的治疗方法。存在的问题是激素代替疗法可能带来其他系统的不良反应。激素代替疗法应避免用于患有乳腺疾病的患者,以及不能耐受其不良反应者。

①雌二醇:建议绝经后即开始服用,在耐受的情况下终身服用。周期服用,即连用 3 周,停用 1 周。过敏、乳腺癌、血栓性静脉炎及诊断不清的阴道出血者禁用。另外,炔雌醇和炔诺酮属于孕激素,用来治疗中至重度的与绝经期有关的血管舒缩症状。

②雄激素:研究表明,对于性激素严重缺乏所致的男性骨质疏松症患者,给予睾酮替代治疗能增加脊柱的骨密度(bone mineral density,BMD),但对髋骨似乎无效,因此雄激素可视为一种抗骨吸收药。

③睾酮:肌肉注射,每 2~4 周 1 次,可用于治疗性腺功能减退的骨密度下降患者。肾功能受损以及老年患者慎用睾酮,以免增加前列腺增生的危险。睾酮可以促进亚临床的前列腺癌的生长,故用药须监测前列腺特异抗原(prostate specific antigen,PSA),还

须监测肝功能、血常规以及胆固醇，如出现水肿以及黄疸应停药。用药期间应保证钙和维生素 D 的供应。另有外用睾酮可供选择。

（2）选择性雌激素受体调节剂（selective estrogen receptor modulators，SERMs）：该类药物在某些器官具有弱的雌激素样作用，而在另一些器官可起雌激素的拮抗作用。SERMs 既能防止骨质疏松，又能减少心血管疾病、乳腺癌和子宫内膜癌的发生率。这类药物有雷洛昔芬，它是雌激素的激动药，能抑制骨吸收、增加脊柱和髋部的骨密度，能使椎体骨折的危险性下降 40%～50%，但疗效较雌激素差。绝经前妇女禁用。

（3）二膦酸盐类：二膦酸盐类是骨骼中与羟基磷灰石相结合的焦膦酸盐的人工合成类似物，能特异性抑制破骨细胞介导的骨吸收并增加骨密度，具体机制仍未完全清楚，可能与调节破骨细胞的功能以及活性有关。禁用于孕妇以及计划怀孕的妇女。第一代命名为羟乙膦酸钠，又称依替膦酸钠，治疗剂量有抑制骨矿化的不良反应，因此主张间歇性、周期性给药，每周期开始时连续服用羟乙膦酸钠 2 周，停用 10 周，每 12 周为一个周期。服用羟乙膦酸钠需同时服用钙剂。

近年来，不断有新一代的膦酸盐被应用于临床，如氨基二膦酸盐（阿仑膦酸钠）、利塞膦酸（利塞膦酸钠）、氯膦酸（氯甲二膦酸盐，又称骨膦）以及帕米膦酸钠等，抑制骨吸收的作用特强，治疗剂量下并不影响骨矿化。阿仑膦酸钠（商品名福善美）被证实能减轻骨吸收，降低脊柱、髋骨以及腕部骨折发生率达 50%，在绝经前使用可以阻止糖皮质激素相关的骨质疏松症。

（4）降钙素：降钙素为一种肽类激素，可以快速抑制破骨细胞活性，缓慢作用可以减少破骨细胞的数量，具有止痛和改善钙平衡的功能，对于骨折患者具有止痛的作用，适用于对二膦酸盐和雌激素有禁忌证或不能耐受的患者。国内常用的制剂有降钙素（Miacalcin，鲑鱼降钙素）和依降钙素（益钙宁）。降钙素有胃肠外给药和鼻内给药两种给药方式,胃肠外给药的作用时间可持续达20个月。

（5）维生素 D 和钙：维生素 D 及其代谢产物可以促进小肠钙的吸收和骨的矿化,活性维生素 D(如罗盖全、阿法骨化醇)可以促进骨形成,增加骨钙素的生成和碱性磷酸酶的活性。服用活性维生素 D 较单纯服用钙剂更能降低骨质疏松症患者椎体和椎体外骨折的发生率。另有维生素 D 和钙的联合制剂可供选择,治疗效果比较可靠。

（6）氟化物：氟化物是骨形成的有效刺激物,可以增加椎体和髋部骨密度,降低椎体骨折发生率。每天小剂量氟,即能有效地刺激骨形成且不良反应较小。特乐定(Tridin)的有效成分为单氟磷酸谷氨酰胺和葡萄糖酸钙,可于进餐时嚼服。儿童及发育时期禁用本药。

对于接受治疗的骨质减少和骨质疏松症的患者,建议每1～2年复查骨密度一次。如检测骨的更新指标很高,药物应减量。为长期预防骨量丢失,建议妇女在绝经后即开始雌激素替代治疗,至少维持 5 年,以 10～15 年为佳。如患者确诊的疾病是已知会导致骨质疏松的,或使用的药物是明确会导致骨质疏松的,建议同时给予钙、维生素 D 以及二膦酸盐治疗。

2. 外科治疗

只有在因骨质疏松症发生骨折以后,才需外科治疗。

五、如何预防?

骨质疏松症给老年人的生活带来极大不便和痛苦,治疗收效很慢,一旦骨折又可危及生命,所以,预防比治疗更为重要。

1. 倡导健康的生活方式

饮食营养的均衡,忌辛辣、刺激性食物,避免吸烟、饮酒、饮浓茶及咖啡等,这样有利于提高骨峰值。

2. 饮食结构的调整

良好的营养对于预防骨质疏松症具有重要意义,包括足量的钙、维生素 D、维生素 C 以及蛋白质。

(1)科学补钙:中国营养学会于 2002 年开展的全民普查显示,全国人均钙摄入量仅为 391 毫克,不到推荐量的一半。中国营养学会推荐 50 岁以上中老年人钙的适宜摄入量为 1000 毫克/天。欧美学者主张成人钙摄入量为 800~1000 毫克/天,绝经后妇女为1000~1500 毫克/天,65 岁以后男性以及其他具有骨质疏松症危险因素的患者推荐钙的摄入量为 1500 毫克/天。从儿童时期起,日常饮食应有足够的钙摄入。补钙应以食补为主,牛奶是饮食钙的最佳来源。其他含钙较多的有:虾皮、小鱼、蔬菜(如花茎甘蓝、卷心菜、大白菜)、豆类、种子、坚果等。实验研究证实,只有可溶性钙才能被人体吸收,食醋有助于把食物中不溶性的钙、铁、磷等转化为可溶性盐类,从而提高消化道中可溶性钙的浓度。因此,进餐时多食点醋,有利于对钙的吸收。凡事有度,不可过量,补钙也是。无论老少,每天补充钙的剂量都不要超过 2000 毫克。医学研究发现,心脏病患者补钙过量,可因钙沉积而引起猝死,补钙太多还会引发肾结石,补钙时要每天喝 6~8 杯水。因此,应咨询专科医生,切不可盲目补钙。

(2)补充维生素 D:维生素 D 既可以促进钙在肠道的吸收,又可以促进肾小管对钙的重吸收,使钙最终成为骨质的基本结构。但长期在室内的人,尤其是中老年人由于机体功能的退化,合成能力低下,往往存在维生素 D 缺乏,因此应注意在补钙的同时适量补充维生素 D。维生素 D 的摄入量为 400~800 单位/天。维生素 D 主要有两个来源:食物摄取和自身合成。肝类、奶油、蛋黄、鱼子、海鱼及其鱼油均含丰富的维生素 D。但食物摄取只占人体需要的 10％左右，其余的 90％要依靠自身皮肤合成。补充维生素 D 最安全、有效、经济的方法就是晒太阳。对于正常饮食的人群来说，每天接受 30～60 分钟的户外光照，就能生成适量的维生素 D 储备。

（3）低盐饮食：补钙的方式多种多样，最经济有效的补钙方法就是少吃盐！盐摄入量越多，尿中排出的钙量越多，钙的吸收也就越差。世界卫生组织（World Health Organization，WHO）推荐，每人每天食盐摄入量不宜超过 5 克，如此力行，就能减少钙的流失。

（4）适量蛋白质：饮食中蛋白质不足会影响骨基质合成，而蛋白质过量，则会增加尿钙排出量，不利于骨的健康。蛋白质摄入量增加 1 倍，可使尿钙排出量增加 50％，所以进食蛋白质应适量。

3. 运动锻炼

对所有骨质疏松患者，无论有无骨折，都应进行静力性体位训练：坐或立位时应伸直背，收缩腹肌和臀肌，或背靠椅坐直；卧位时应平仰、低枕，尽量使背部伸直，坚持睡硬板床。运动量从运动的安全性、有效性角度考虑，宜选择中等强度为好。运动强度：心率＋年龄＝170 次。运动方式：走路、慢跑、体操、跳舞、骑车、球类运动等。坚持长期有计划、有规律地运动，一般每天运动 20～30 分钟，每周 3～5 次。在运动强度、方式、时间和频率的选择上都必须强调个性化，特别是患有心脏疾病、呼吸系统疾病、高血压的患者，最好先向医师咨询。运动应因人而异，循序渐进，不要过度疲劳，适合自身的才是最好的。绝经期妇女每周坚持运动 3 小时，可使总体钙量增加。但是运动过度致闭经者，骨量丢失反而加快。运动还能提高人体的灵敏度以及平衡能力，骨质疏松症患者应尽可能地多活动。

4. 小心谨慎，防止跌倒

跌倒常为老年人骨折的直接诱因。老年人跌倒有多种因素，应该检查基本平衡功能,及时提出忠告,提高自我保护能力,去除易致跌倒的各种可能原因。运动时应注意安全,防止跌倒。

5. 定期检查,及早干预

人到中年,尤其妇女绝经后,骨量丢失加速进行。此时期应每年进行一次骨密度检查,对快速骨量减少的人群,应及早采取防治对策。

6. 积极治疗原发病

对于其他疾病继发本病的患者,应积极治疗原发病,如肾上腺皮质功能亢进、甲状腺功能亢进、甲状旁腺功能亢进等。

7. 慎用药物

老年人应慎用药物,如利尿剂、抗血凝素、四环素、异烟肼、抗癌药、泼尼松等均可影响骨质的代谢。

(任皎皎)

第四节　肥胖症

一、什么是肥胖症?

肥胖症是一组常见的、古老的代谢性疾病。当人体进食热量多于消耗热量时,多余热量以脂肪形式储存于体内,其量超过正常生理需要量,且达一定值时遂演变为肥胖症。正常男性成人脂肪重量占体重的 15%～18%,女性占 20%～25%。随年龄的增长,体脂所占比例相应增加。肥胖症的实质是体内脂肪绝对量增加。评估肥胖最简便的方法就是计算体重指数(BMI),计算公式为:BMI＝体重(千克)/身高^2(米^2)。中国人的诊断标准为:BMI＝18.5～23.9 为正常,BMI＝24.0～27.9 为超重,BMI≥28 为肥胖。

如无明显病因可寻者,称为单纯性肥胖症;具有明显病因者,称为继发性肥胖症。

二、为什么会得肥胖症?

1. 内因

人体内在因素使脂肪代谢紊乱而致肥胖。

(1)遗传因素:人类单纯性肥胖症的发病有一定的遗传背景,一般认为属多基因遗传。遗传在其发病中起着一个易发的作用,肥胖的形成尚与生活行为方式、摄食行为、嗜好、胰岛素反应以及社会心理因素相互作用有关。

(2)神经精神因素:已知人类与多种动物的下丘脑中存在着两对与摄食行为有关的神经核。两者相互调节,相互制约,在生理条件下处于动态平衡状态,使食欲调节于正常范围而维持正常体重。当下丘脑发生病变,不论是炎症的后遗症(如脑膜炎、脑炎后)、创伤、肿瘤,还是其他病理变化,导致腹内侧核破坏时,腹外侧核功能相对亢进,患者贪食无厌而致肥胖。反之,当腹外侧核破坏时,则腹内侧核功能相对亢进,患者厌食而致消瘦。

(3)高胰岛素血症:肥胖常与高胰岛素血症并存,但一般认为系高胰岛素血症引起肥胖。高胰岛素血症性肥胖者的胰岛素释放量约为正常人的 3 倍。

(4)褐色脂肪组织异常:褐色脂肪组织在功能上是一种产热器官,即当机体摄食或受寒冷刺激时,褐色脂肪细胞内脂肪燃烧,从而调节机体的能量代谢水平。褐色脂肪组织这一产热组织直接参与体内热量的总调节,将体内多余热量向体外散发,使机体能量代谢趋于平衡。当褐色脂肪组织异常时,人体就会出现脂肪组织代谢紊乱,从而导致肥胖症。

(5)其他内分泌疾病:如垂体功能低下、雌激素水平降低、肾上腺皮质功能亢进等内分泌疾病通过促进脂肪合成和影响脂肪代谢,引发肥胖症。

2. 外因

外因以饮食过多而活动过少为主。当热量摄入多于热量消耗时,脂肪合成增加,是肥胖的物质基础。

三、肥胖症有哪些表现?

1. 一般表现

单纯性肥胖症可见于任何年龄,幼年型者自幼肥胖,成年型者多起病于 20~25 岁,但临床以 40~50 岁的中年女性为多,60~70 岁以上的老年人亦不少见。约 1/2 的成年肥胖者有幼年肥胖史。一般呈体重缓慢增加(女性分娩后除外)。短时间内体重迅速增加,应考虑继发性肥胖可能。男性脂肪分布以颈项部、躯干部和头部为主,而女性则以腹部、下腹部、胸部乳房及臀部为主。

轻至中度原发性肥胖可无任何自觉症状。重度肥胖者则多有怕热,活动能力降低,甚至活动时有轻度气促,睡眠时打鼾,可有高血压病、糖尿病、痛风等临床表现。

2. 其他表现

(1)伴发心血管系统疾病:肥胖症患者并发冠心病、高血压的概率明显高于非肥胖者,其发生率一般是非肥胖者的 5~10 倍,尤其是腰臀比值高的中心型肥胖症患者。

(2)呼吸功能改变:肥胖症患者肺活量降低且肺的顺应性下降,可导致多种肺功能异常,如肥胖性低换气综合征,临床以嗜睡、肺泡性低换气症为特征,常伴有阻塞性睡眠呼吸困难。严重者可有肺源性心脏病,活动后呼吸困难,还可出现低氧、发绀、高碳酸血症等,甚至出现肺动脉高压导致的心力衰竭。此种心力衰竭往往对强心剂、利尿剂反应差。此外,重度肥胖者尚可出现睡眠窒息,偶见猝死的报道。

(3) 糖、脂代谢紊乱:肥胖症患者脂代谢活跃的同时多伴有代谢的紊乱,会出现高甘油三酯血症、高胆固醇血症和低密度脂蛋白-胆固醇血症等。糖代谢紊乱表现为糖耐量的异常甚至出现临床糖尿病。体重超过正常范围 20% 者,糖尿病的发生率增加 1 倍以上。当 BMI>35 时,肥胖者死亡率比正常体重者几乎增加 8 倍。中心型肥胖显著增加患糖尿病的危险度。

(4) 肌肉骨骼病变:最常见的是骨关节炎,由于长期负重造成,使关节软骨面结构发生改变,其中以膝关节的病变最多见。肥胖症患者中大约有 10% 合并有高尿酸血症,容易发生痛风。

(5) 内分泌系统改变:肥胖症患者生长激素释放减少,肾上腺皮质激素分泌增加,性腺功能减退,垂体促性腺激素分泌减少。男性肥胖症患者,其血总睾酮水平降低,血雌激素水平增高,伴有性欲降低和女性化,并且与雌激素相关肿瘤的发病率明显增高;成年女性肥胖症患者常有月经紊乱;青少年肥胖症患者,不孕不育的发生率增加。

(6) 胰岛素抵抗:体脂堆积可引起胰岛素抵抗或高胰岛素血症,久之则导致胰岛 β 细胞功能衰竭,出现高血糖而发展为糖尿病。在有胰岛素抵抗的肥胖症患者和肥胖的 2 型糖尿病患者的脂肪组织中,肿瘤坏死因子的表达明显增加,这会降低胰岛素的作用,抑制胰岛素刺激的葡萄糖转运。

(7) 其他:肥胖症患者嘌呤代谢异常,血浆尿酸增加,痛风的发病率明显高于正常人,伴冠心病者常有心绞痛。肥胖症患者血清总胆固醇、甘油三酯、低密度脂蛋白-胆固醇水平常升高,高密度脂蛋白-胆固醇水平降低,易导致动脉粥样硬化。由于静脉循环障碍,易发生下肢静脉曲张、栓塞性静脉炎、静脉血栓形成。患者皮肤上可有淡紫纹或白纹,分布于臀外侧、大腿内侧、膝关节、下腹部等处,皱褶处易磨损,引起皮炎、皮癣,乃至擦烂。平时汗多怕热、抵抗力较低而易感染。

四、如何治疗?

治疗的两个主要环节是减少热量摄取及增加热量消耗。强调以行为、饮食、运动为主的综合治疗,必要时辅以药物或手术治疗。继发性肥胖症应针对病因进行治疗。各种并发症及伴随病应给予相应的处理。

1. 控制饮食及增加体力活动

轻度肥胖者,应控制进食总量,进行低热量、低脂肪饮食,避免摄入高糖类食物,使每天总热量低于消耗量,多做体力劳动和体育锻炼。如能使体重每月减轻 0.5~1.0 千克而渐渐达到正常标准体重,则不必用药物治疗。

中度以上肥胖更须严格控制总热量。女性患者要求限制进食量在 1200~1500 千卡/天,男性应控制在 1500~1800 千卡/天,以此标准每周可望减重 0.5~1.0 千克。食物宜保证适量含必需氨基酸的动物性蛋白(占总蛋白量的 1/3 较为合适),蛋白质摄入量每天每千克体重不少于 1 克。脂肪摄入量应严格限制,同时应限制钠的摄入,以免体重减轻时发生水钠潴留,这对降低血压及食欲也有好处。此外限制甜食、啤酒等。如经以上饮食控制数周体重仍不能降低者,可将每天总热量减至 800~1200 千卡,但热量过少,患者易感疲乏软弱、畏寒乏力、精神萎靡等,必须严密观察。

在控制饮食的同时积极运动以增加热量消耗,效果会更好。

2. 药物治疗

对严重肥胖症患者可应用药物减轻体重,但用药可能产生药物不良反应及耐药性,因而选择药物治疗的适应证必须由专业医生掌握,在医生的指导下根据患者的个体情况衡量利弊,以做出决定。

3. 外科治疗

可选择空回肠短路手术、胆管胰腺短路手术、胃短路手术、胃成形术、迷走神经切断术及胃气囊术等。手术有效（指体重降低＞20％）率可达95％，死亡率＜1％，不少患者可获得长期疗效，术前并发症可得到不同程度的改善或治愈。但每个手术都有风险，有效果不好、减肥失败或留下后遗症的可能，特别是对于糖尿病、高血压和心肺功能不全者，尤其要慎重，手术前后要给予相应的监测和处理。

（徐　军）

第五节　高脂血症

一、什么是高脂血症？

高脂血症是指血脂水平过高，可直接引起一些严重危害人体健康的疾病，如动脉粥样硬化、冠心病、胰腺炎等。关于高脂血症的诊断，目前国际和国内尚无统一的标准。既往认为血浆总胆固醇浓度＞5.17毫摩尔/升（200毫克/分升）可定为高胆固醇血症，血浆甘油三酯浓度＞2.3毫摩尔/升（200毫克/分升）为高甘油三酯血症。各地由于所测人群不同以及所采用的测试方法的差异等因素，所制订的高脂血症诊断标准不一。但为了防治动脉粥样硬化和冠心病，合适的血浆胆固醇水平应该根据患者未来发生心脑血管疾病的风险来决定，发生风险越高，合适的血浆胆固醇水平应该越低。血脂异常者往往伴有多种心血管疾病的危险因素。血脂水平的下降会使得心血管疾病的发生率和死亡率随之而降低。

二、为什么会发生高脂血症？

高脂血症可分为原发性高脂血症和继发性高脂血症两类。原发性高脂血症与遗传因素有关，是由于单基因缺陷或多基因缺陷，使参与脂蛋白转运和代谢的受体、酶或载脂蛋白异常所致，或由于环境因素（饮食、营养、药物）和通过未知的机制而致。继发性高脂血症多发生于代谢性紊乱疾病（如糖尿病、高血压、黏液性水肿、甲状腺功能低下、肥胖、肝肾疾病、肾上腺皮质功能亢进），或与其他因素（如年龄、性别、季节、饮酒、吸烟、饮食、体力活动、精神紧张、情绪活动等）有关。

三、高脂血症有哪些表现？

高脂血症的主要临床表现是脂质在真皮内沉积所引起的黄色瘤和脂质在血管内皮沉积所引起的动脉硬化。尽管高脂血症可引起黄色瘤，但其发生率并不很高；而动脉粥样硬化的发生和发展又是一种缓慢渐进的过程。因此在通常情况下，多数患者并无明显症状和异常体征。不少人是由于其他原因进行血液生化检验时才发现血脂水平升高。

四、如何治疗？

1. 控制体重

许多流行病学资料显示，肥胖人群的平均血浆胆固醇和甘油三酯水平显著高于同龄的非肥胖者。除了体重指数（BMI）与血脂水平呈明显正相关外，身体脂肪的分布也与血脂水平关系密切。一般来说，中心型肥胖者更容易发生高脂血症。肥胖者体重减轻后，血脂紊乱亦可恢复正常。

2. 运动锻炼

体育运动不但可以增强心肺功能,改善胰岛素抵抗和葡萄糖耐量,而且还可减轻体重,降低血浆甘油三酯和胆固醇水平,升高高密度脂蛋白-胆固醇水平。

为了达到安全有效的目的,进行运动锻炼时应注意以下事项:

(1)运动强度:通常以运动后的心率水平来衡量运动量的大小。适宜的运动强度一般是运动后的心率控制在个人最大心率的80%左右。运动形式以中速步行、慢跑、游泳、跳绳、做健身操、骑自行车等有氧活动为宜。

(2)运动持续时间:每次运动开始之前,应先进行5~10分钟的预备活动,使心率逐渐达到上述水平,然后维持20~30分钟。运动完后最好再进行5~10分钟的放松活动。每周至少活动3~4次。

(3)运动时应注意安全保护。

3. 戒烟

吸烟可升高血浆胆固醇和甘油三酯水平,降低高密度脂蛋白-胆固醇水平。停止吸烟1年,血浆高密度脂蛋白-胆固醇可上升至不吸烟者的水平,冠心病的危险程度可降低50%,甚至接近于不吸烟者。

4. 饮食治疗

血浆脂质主要来源于食物,通过控制饮食,可使血浆胆固醇水平降低5%~10%,同时有助于减肥,并使降脂药物发挥出最佳的效果。多数Ⅲ型高脂血症患者通过饮食治疗,同时纠正其他共存的代谢紊乱,常可使血脂水平降至正常。

饮食治疗的时机主要取决于患者的冠心病危险程度和血浆低密度脂蛋白-胆固醇水平。一般来讲,冠心病的危险程度越高,则开始进行饮食治疗的血浆低密度脂蛋白-胆固醇水平就越低。

高脂血症的饮食治疗方法是通过控制饮食,在保持理想体重的同时,降低血浆中的低密度脂蛋白-胆固醇水平。

饮食结构可直接影响血脂水平的高低。血浆胆固醇水平易受饮食中胆固醇摄入量的影响,进食大量的饱和脂肪酸也可增加胆固醇的合成。通常,肉食、蛋及乳制品等食物(特别是蛋黄和动物内脏)中的胆固醇和饱和脂肪酸含量较多,应限量进食。食用油应以植物油为主,每人每天用量以 25~30 克为宜。家族性高胆固醇血症患者应严格限制食物中胆固醇和脂肪酸的摄入。

5. 药物治疗

以降低血清总胆固醇和低密度脂蛋白-胆固醇为主的药物有他汀类和树脂类。以降低血清甘油三酯为主的药物有贝特类和烟酸类。

6. 重度血脂异常的非药物治疗

部分血脂异常的患者通过调整饮食和改善生活方式均可以达到比较理想的血脂调节效果。有极少数患者血脂水平非常高,多见于有基因遗传异常的患者,可以通过血浆净化治疗、外科治疗调节血脂。基因治疗在未来有可能攻克顽固性遗传性的血脂异常。

(徐　军)

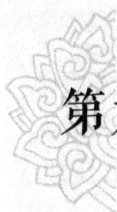

第六章　免疫系统疾病

第一节　类风湿关节炎

一、什么是类风湿关节炎?

类风湿关节炎(rheumatoid arthritis,RA)是以侵蚀性关节炎为主要表现的全身性自身免疫病。本病以女性多发,男女患病比例约为1:3。类风湿关节炎可发生于任何年龄,以30～50岁为发病的高峰。我国大陆地区的类风湿关节炎患病率为0.20%～0.36%。本病表现为以双手和腕关节等小关节受累为主的对称性、持续性多关节炎。

二、引起类风湿关节炎的因素有哪些?

1. 遗传因素

目前的研究证实,本病的发病有家族聚集倾向,家系调查发现类风湿关节炎患者一级亲属发生类风湿关节炎的概率为11%。对孪生子的调查结果显示,单卵双生子同患类风湿关节炎的概率为12%～30%,而双卵双生子同患类风湿关节炎的概率仅为4%。

2．感染因素

虽然目前尚未证实导致本病的直接感染因子，但临床及实验研究资料均表明，某些细菌、支原体、病毒、原虫等感染与类风湿关节炎关系密切。其可能的机制有：①感染物侵入并持续存在于靶组织，尤其是滑膜组织，使组织对感染物产生免疫反应而致病；②免疫系统的效应细胞因免疫调节反应紊乱而丧失识别能力，是类风湿关节炎的诱发或启动因素，可致易感者或有遗传背景者发病。

三、类风湿关节炎有哪些表现？

1．症状和体征

类风湿关节炎的主要临床表现为对称性、持续性关节肿胀和疼痛，常伴有晨僵。受累关节以近端指间关节、掌指关节、腕关节、肘关节和足趾关节最为多见；同时，颈椎关节、颞颌关节、胸锁和肩锁关节也可受累。中、晚期患者可出现手指的"天鹅颈"及"纽扣花"样畸形（见图6-1和图6-2），腕关节、肘关节强直和掌指关节半脱位等。除关节症状外，还可出现皮下结节，心、肺和神经系统受累等。

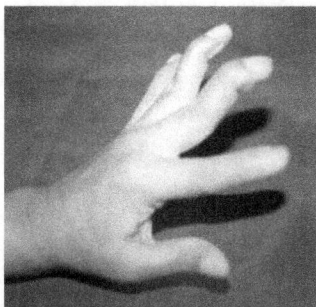

图6-1 "天鹅颈"畸形

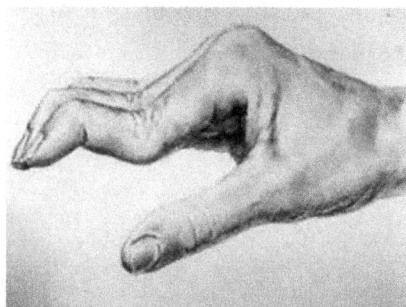

图6-2 "纽扣花"畸形

2．实验室检查

类风湿关节炎患者可有轻至中度贫血，红细胞沉降率

(erythrocyte sedimentation rate, ESR)增快, C-反应蛋白(C-reactive protein, CRP)和血清 IgG、IgM、IgA 水平升高,多数患者血清中可出现类风湿因子、抗 CCP 抗体、抗修饰型瓜氨酸化波形蛋白(anti-modified citrullinated vimentin, anti-MCV)、抗 p68 抗体、抗角蛋白抗体(anti-keratin antibody, AKA)或抗核周因子(anti-perinuclear factor, APF)等多种自身抗体。这些实验室检查异常对类风湿关节炎的诊断和预后评估有重要意义。

3. 影像学检查

(1) X 线检查:双手腕关节以及其他受累关节的 X 线片对本病的诊断有重要意义。早期 X 线表现为关节周围软组织肿胀及关节附近骨质疏松;随病情进展可出现关节面破坏、关节间隙狭窄、关节融合或脱位。

(2) 磁共振成像(magnetic resonance imaging, MRI):MRI 在显示关节病变方面优于 X 线,近年已被越来越多地应用到类风湿关节炎的诊断中。MRI 可以显示滑膜增厚、骨髓水肿和轻度关节面侵蚀,有益于类风湿关节炎的早期诊断。

(3) 超声检查:高频超声能清晰显示关节腔、关节滑膜、滑囊、关节腔积液、关节软骨厚度及形态等,彩色多普勒血流显像(CDFI)和彩色多普勒能量图(color doppler energy, CDE)能直观地检测关节组织内血流的分布,反映滑膜增生的情况,具有很高的敏感性。超声检查还可以动态判断关节积液量和距体表的距离,用于指导关节穿刺及治疗。

四、如何预防?

1. 加强锻炼,增强身体素质

经常参加体育锻炼或生产劳动,如做保健体操、练气功、打太极拳、做广播体操、散步等。

2. 避免受风、受潮、受寒

大部分患者发病前或疾病复发前都有受凉、受潮等病史,这些因素在本病的发生和发展过程中起着重要作用。春季雨水较多,是"百病好发"之际,也是类风湿关节炎的好发季节,要防止受寒、淋雨和受潮,关节处要注意保暖,不穿湿衣、湿鞋、湿袜等。夏季不要贪凉,空调不能直吹,不要暴饮冷饮等。秋冬季节要防止受风寒侵袭,要注意保暖。

3. 注意劳逸结合

要劳逸结合,活动与休息要适度。

4. 保持心情愉快

疾病的发生与发展与人的精神活动状态有密切的关系。保持心情愉快也是预防类风湿关节炎的一个方面。遇事不可过于激动或长期闷闷不乐。要善于节制不良情绪,努力学习,积极工作,心胸开阔,生活愉快,进而使身体健康,要记住"正气存内,邪不可干"。保持正常的心理状态,对维持机体的正常免疫功能很重要。

5. 预防和控制感染

实验研究表明,细菌或病毒的感染可能是诱发类风湿关节炎的因素之一,有些类风湿关节炎是在人体患了扁桃体炎、咽喉炎、鼻窦炎、慢性胆囊炎、龋齿等感染性疾病之后而发病的。所以,预防感染和控制体内的感染病灶也很重要。

五、如何治疗?

由于本病的病因不明,目前临床上尚缺乏根治和预防的有效方法。治疗目的包括:减轻或消除因关节炎引起的关节肿胀、压痛、晨僵或关节外症状;控制疾病的发展,防止和减少关节骨的破坏,尽可能地保持受累关节的功能;促进已破坏的关节骨修复,并改善其功能。为达到上述目的,早期诊断和尽早治疗极为重要。治疗措施包括一般治疗、药物治疗、外科手术治疗,其中以药物治疗最为重要。

1. 一般治疗

一般治疗包括休息、关节制动(急性期)、关节功能锻炼(恢复期)、物理疗法等。卧床休息只适用于急性期、发热以及内脏受累的患者。

2. 药物治疗

根据药物性能不同,治疗类风湿关节炎常用药物分为非甾体类抗炎药、糖皮质激素、抗风湿药、生物制剂四大类。

3. 手术治疗

类风湿关节炎手术治疗包括关节置换和滑膜切除手术,前者适用于晚期有畸形并失去功能的关节。滑膜切除术可以使病情得到一定的缓解,但当滑膜再次增生时,病情又趋复发,必须同时应用缓解病情药物(抗风湿药)。

老年类风湿关节炎与一般的类风湿关节炎的治疗并无不同,但是有其特点:老年人一般喜静不喜动,患病后更是如此,应鼓励他们每天坚持适当活动,有困难者,家属应给予适当帮助;要改变该病的不良结局,除早期确诊外,应立即进行正确治疗,应用既能迅速改善症状又能长期控制病程进展的联合药物治疗;老年人药物不良反应的发生率约为年轻人的 7 倍,加上老年人常常同时患高血压、冠心病、糖尿病等多种疾病,在选择药物时应慎重。在治疗类风湿关节炎药物中,常用的非甾体类抗炎药容易影响胃肠道及肾脏功能,老年人的胃肠道功能本身较差,肾功能有不同程度减退,因此,应选用对胃肠道及肾脏影响较小的药物,且应用剂量宜小,在使用中应密切观察,一旦出现异常,应减量或停用。应用其他药物时也应注意药物的不良反应。

（陈　勇　任皎皎）

第二节　干燥综合征

一、什么是干燥综合征？

干燥综合征（Sjogren syndrome，SS）是一种主要累及外分泌腺体的慢性炎症性自身免疫病，又称自身免疫性外分泌腺体上皮细胞炎或自身免疫性外分泌腺体病。临床症状除唾液腺和泪腺受损、功能下降而导致的口干、眼干外，尚有因其他外分泌腺及腺体外其他器官的受累而导致的多系统损害症状。患者血清中有多种自身抗体（如类风湿因子），且伴有高免疫球蛋白血症。本病分为原发性和继发性两类。

原发性干燥综合征属全球性疾病，在我国人群的患病率为0.3％～0.7％，在老年人群中患病率为3％～4％。本病以女性多见，发病年龄多在40～50岁，也见于儿童。

二、为什么会发生干燥综合征？

干燥综合征是一种自身免疫性结缔组织病，发病原因尚不清楚，推测与以下因素有关。

1. 遗传因素

原发性干燥综合征有家族发病的报告，故推测本病与遗传因素有关。

2. 病毒感染

患者的血液可检测到血清抗巨细胞病毒的 IgM 型抗体滴度

增高,故认为本病发病与病毒感染有关。有证据表明,EB病毒在本病合并类风湿关节炎的发病中起作用。

三、干燥综合征有哪些表现？

本病起病多隐匿,临床表现多样。

1. 局部表现

(1)口干燥症:因唾液腺病变,使唾液黏蛋白缺少而引起下述常见症状。①多数患者诉有口干,严重者因口腔黏膜、牙齿和舌发黏,在讲话时需频频饮水,进固体食物时必需伴水或流食送下。②猖獗性龋齿是本病的特征之一。约50%的患者出现多个难以控制发展的龋齿,表现为牙齿逐渐变黑,继而小片脱落,最终只留残根。③成人腮腺炎,50%的患者表现有间歇性交替性腮腺肿痛,累及单侧或双侧。大部分患者在10天左右可以自行消退,但有时持续性肿大。少数患者有颌下腺肿大,舌下腺肿大较少。④舌部表现为舌痛,舌面干、裂,舌乳头萎缩而光滑。⑤口腔黏膜出现溃疡或继发感染。

(2)干燥性角结膜炎:患者因泪腺分泌的黏蛋白减少而出现眼干涩、异物感、泪少等症状,严重者痛哭无泪。部分患者有眼睑缘反复化脓性感染、结膜炎、角膜炎等。

(3)其他:浅表部位如鼻、硬腭、气管及其分支、消化道黏膜、阴道黏膜的外分泌腺体均可受累,使其分泌较少而出现相应症状。

2. 系统表现

除口、眼干燥表现外,患者还可出现全身症状,如乏力、低热等。约有2/3患者出现系统损害。

(1)皮肤:可出现过敏性紫癜样皮疹,多见于下肢,为米粒大小边界清楚的红丘疹,压之不褪色,分批出现。每批持续时间约为10天,可自行消退而遗有褐色色素沉着。

（2）关节：关节痛较为常见，多不出现关节结构的破坏。

（3）肾：约半数患者有肾损害，主要累及远端肾小管，可出现肾小管酸中毒。小部分患者出现较明显的肾小球损害，临床表现为大量蛋白尿、低白蛋白血症，甚至肾功能不全。

（4）肺：大部分患者无呼吸道症状。轻度受累者出现干咳，重者出现气短。肺部的主要病理为间质性病变，另有小部分患者出现肺动脉高压。有肺纤维化及重度肺动脉高压者预后不佳。

（5）消化系统：可出现萎缩性胃炎、胃酸减少、消化不良等非特异性症状，患者可有肝脏损害。

（6）神经：少数累及神经系统，以周围神经损害多见。

（7）血液系统：本病可出现白细胞计数减少和（或）血小板减少，血小板减少严重者可出现出血现象。本病淋巴瘤的发生率远高于正常人群。

四、如何预防？

1. 平素宜积极参加体育锻炼，增强体质，提高自身的抗病防病能力。

2. 老年人平素要注意季节气候的变化，及时添减衣被，以防感冒。

3. 平素宜保持心情舒畅。心态平和，心胸开阔，有利于预防本病。

4. 饮食营养丰富。饮食宜清淡而富有营养，忌食辛辣油炸食物，多吃水果蔬菜，保持体内营养平衡。

五、如何治疗？

本病目前尚无根治方法。主要是采取措施改善症状，控制和延缓因免疫反应而引起的组织器官损害的进展以及继发性感染。

减轻口干症状,保持口腔清洁,勤漱口,减少龋齿和口腔继发感染的可能。对于干燥性角膜炎、结膜炎,可给予人工泪液滴眼,以减轻眼干症状,并预防角膜损伤。肌肉、关节痛者可用非甾体类抗炎药以及羟氯喹。

系统损害者应根据受损器官及严重程度而进行相应治疗。对合并有神经系统疾病、肾小球肾炎、肺间质性病变、肝脏损害、血细胞减少,尤其是血小板减少、肌炎等患者,要给予肾上腺皮质激素,剂量与其他结缔组织病治疗方法相同。对于病情进展迅速者可合用免疫抑制剂,如环磷酰胺、硫唑嘌呤等。出现有恶性淋巴瘤者宜积极、及时地进行联合化疗。

(陈 勇 任皎皎)

第三节 痛 风

一、什么是痛风?

痛风是一种单钠尿酸盐沉积所致的晶体相关性关节病,与嘌呤代谢紊乱和(或)尿酸排泄减少所致的高尿酸血症直接相关,属于代谢性风湿病范畴。痛风特指急性特征性关节炎和慢性痛风石疾病,可并发肾脏病变,重者可出现关节破坏、肾功能受损,也常伴发其他代谢综合征,如腹型肥胖、高脂血症、高血压、2型糖尿病以及心血管疾病。

原发性痛风由遗传因素和环境因素共同致病,具有一定的家族易感性,但除1%左右由先天性嘌呤代谢酶缺陷引起外,绝大多数病因未明。继发性痛风发生在其他疾病(如肾脏病、血液病等)过程中,或由服用某些药物、肿瘤放化疗等多种原因引起。

老年痛风是中老年高发的疾病。

二、痛风的分类及发病原因

1. 原发性痛风

有人报道 20%～50%患者有痛风家族史,为多基因型遗传。酶及代谢缺陷(包括磷酸核糖焦磷酸合成酶量或活性增高,次黄嘌呤鸟嘌呤磷酸核糖转移酶部分缺少),使尿酸代谢异常。

2. 继发性痛风

与获得性高尿酸血症相关的继发因素包括药物(特别是利尿药物、环孢素、低剂量的阿司匹林和烟酸)、骨髓增生性疾病、多发性骨髓瘤、血红蛋白病、慢性肾脏、甲状腺功能减退、银屑病、结节病和铅中毒等。酒精摄入过多也可以通过使尿酸盐产生过多和尿酸分泌减少引起高尿酸血症,继而诱发痛风。

三、痛风的分期及临床表现

95%的痛风发生于男性,起病一般在 40 岁以后,且发病率随年龄增长而增加,但近年来有年轻化趋势;女性患者大多出现在绝经期以后。痛风的自然病程可分为急性发作期、间歇发作期、慢性痛风石病变期和肾病变期。

1. 急性发作期

急性发作前可无征兆,典型发作患者常于深夜因关节痛惊醒,疼痛进行性加剧,在 12 小时左右达到高峰,呈撕裂样、刀割样或咬噬样,难以忍受。受累关节红肿灼热、皮肤紧绷、触痛明显、功能受限。多于数天或 2 周内自行缓解,恢复正常。首次发作多侵犯单关节,50%以上发生在第一跖趾关节,在以后的病程中,90%患者累及该部。足背、足跟、踝、膝等关节也可受累。部分患者可有发热、寒战、头痛、心悸、恶心等全身症状,可伴有白细胞升高,血沉增快。痛风患者的发病关节如图 6-3 所示。

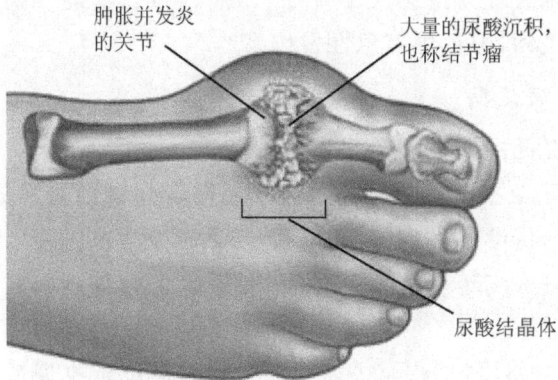

图 6-3　痛风患者的发病关节

2. 间歇发作期

急性关节炎缓解后一般无明显后遗症状,有时仅有患部皮肤色素沉着、脱屑、刺痒等。多数患者在初次发作后 1～2 年内复发,随着病情的进展,发作次数逐渐增多,症状持续时间延长,无症状间歇期缩短,甚至症状不能完全缓解,受累关节逐渐增多,从下肢向上肢、从远端小关节向大关节发展,出现指、腕、肘等关节受累,少数患者可影响到肩、髋、骶、髂、胸锁或脊柱关节,可累及关节周围滑囊、肌腱、腱鞘等部位,症状和体征渐趋不典型。

3. 慢性痛风石病变期

痛风石是痛风的一种特征性损害,由尿酸盐沉积所致。痛风石可存在于任何关节、肌腱和关节周围软组织,导致骨、软骨的破坏及周围组织的纤维化和变性。常多关节受累,且多见于关节远端,受累关节可表现为以骨质缺损为中心的关节肿胀、僵硬及畸形,无一定形状且不对称,手足关节经常活动受限。痛风石以关节内、关节附近及耳廓常见,呈黄白色大小不一的隆起,小如芝麻,大如鸡蛋；初起质软，随着纤维增多逐渐变硬如石；严重时痛风石处皮肤发亮、菲薄，容易经皮破溃排出白色豆渣样尿酸盐结晶，经久不愈。临床表现为持续关节肿痛、压痛、畸形、功能障碍。慢性期症状相对缓和，但也可有急性发作。

4. 肾病变期

肾病变期主要表现在两个方面。

（1）痛风性肾病：起病隐匿，早期仅有间歇性蛋白尿；随着病情发展而呈持续性，伴有夜尿增多；晚期可发生高血压、水肿、氮质血症和肌酐升高等肾功能不全表现；最终可因肾衰竭或并发心血管疾病而死亡。

（2）尿酸性肾石病：10％～25％的痛风患者有尿酸性尿路结石，呈泥沙样，常无症状，较大者有肾绞痛、血尿。当结石引起梗阻时，可导致肾积水、肾盂肾炎、肾积脓等，感染加速结石增长和肾实质的损害。

四、如何预防？

无症状期间治疗的主要目的是降低血尿酸浓度，减少尿酸盐在组织中沉积。尿酸盐在组织中沉积可以导致慢性痛风石性关节炎。一般认为血尿酸的浓度在 0.450～0.535 毫摩尔/升（8～9 毫克/分升）以下者可不给予药物治疗，以饮食调节为主。

1. 控制外源性的嘌呤摄入

饮食要注意不摄取高嘌呤食物（如动物内脏、海鲜类、肉类等），蛋白质摄入量限制在 60～70 克/天，严格戒酒，尤其是啤酒、黄酒、烈性酒。少饮浓茶和咖啡，多饮水，24 小时尿量在 2 升以上，有利于尿酸排出，防止结石形成。少饮含糖饮料，多食蔬菜、水果。肥胖者必须减少热量的摄入，同时减轻体重。

2. 慎用抑制尿酸排泄的药物

噻嗪类和襻利尿剂抑制肾脏排泄尿酸,低剂量的阿司匹林(<30 克/天)和烟酸能使高尿酸血症加重,应避免使用。

3. 使用抑制尿酸合成的药物

抑制尿酸合成的药物有别嘌呤醇和非布索坦。别嘌呤醇的作用机制是通过抑制黄嘌呤氧化酶,使尿酸生成减少。此药与排尿酸药物合用可加强疗效。

4. 使用促尿酸排泄药物

这类药物主要抑制肾小管对尿酸盐的重吸收而促尿酸排泄。目前常用的有丙磺舒、磺吡酮和苯溴马隆三种。

5. 避免诱发因素

避免过度劳累、情绪紧张、受冷、受湿及关节受损等。

五、如何治疗?

1. 一般治疗

调节饮食,控制总热量摄入;限制嘌呤食物,严禁饮酒;适当运动,减轻胰岛素抵抗,防止超重和肥胖;多饮水,每天至少饮水2升,增加尿酸的排泄;避免使用抑制尿酸排泄的药物,如噻嗪类利尿药;避免各种不利因素并积极治疗相关疾病等。

2. 急性痛风性关节炎期的治疗

(1)秋水仙碱:治疗痛风急性发作的特效药,一般服药后 6~12 小时症状减轻,24~48 小时内 90% 的患者症状缓解。对抑制炎症、止痛有特效,越早应用效果越好。

(2)非甾体类抗炎药:作用机制是抑制前列腺素的合成而达到消炎镇痛作用。常用药物有吲哚美辛、双氯芬酸、布洛芬、美洛昔康、塞来昔布、罗非昔布等,效果不如秋水仙碱,但较温和,痛风急性发作超过 48 小时也可应用,症状消退后减量。

(3) 糖皮质激素:上述两类药无效或禁忌时使用。停药后容易出现症状"反跳",一般尽量不用。

3. 发作间歇期和慢性期处理

(1) 促进尿酸排泄药:作用机制是抑制近端肾小管对尿酸盐的重吸收,从而增加尿酸的排泄,降低尿酸水平。适用于肾功能良好者,已有尿酸盐结晶形成或每天尿酸排出量 > 3.57 毫摩尔(600 毫克)者不宜使用。常用药有丙磺舒、磺吡酮、苯溴马隆。用药期间要多饮水,并每天服用碳酸氢钠 3～6 克,以碱化尿液使尿酸不易在尿中积聚形成结晶。

(2) 抑制尿酸合成药:目前只有别嘌呤醇,通过抑制黄嘌呤氧化酶,使尿酸生成减少。适用于尿酸生成过多或不宜使用排尿酸药的患者。

(3) 其他:保护肾功能,关节体疗,较大痛风石或经皮溃破者可手术剔除。

4. 继发性痛风的治疗

除治疗原发病外,对痛风的治疗原则同前述。

(陈　勇　任皎皎)

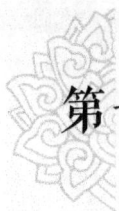

第七章 神经系统疾病

第一节 脑卒中

一、什么是脑卒中?

脑血管疾病是指由各种原因导致的脑血管性疾病的总称。脑卒中为脑血管疾病的主要类型,又称中风或脑血管意外。脑卒中主要是由于血管壁异常、血栓、栓塞以及血管破裂等造成的神经功能障碍性疾病,临床上分为缺血性卒中(脑梗死)和出血性卒中。

随着社会人口老龄化、饮食结构的变化和生活方式的改变,脑卒中近年来呈上升和低龄化趋势,在农村地区也日益突出。本病高发病率、高死亡率和高致残率,不仅严重危害人民的健康和生活质量,同时也给社会、家庭带来了沉重的负担,是一个重要的公共卫生问题。流行病学研究表明,中国每年有 150 万～200 万新发脑卒中的病例,校正年龄后的年脑卒中发病率为(116～219)/10 万人口,年脑卒中死亡率为(58～142)/10 万人口。目前我国现存脑血管病患者 700 多万人,其中约 70% 为缺血性脑卒中。

因为大部分脑卒中患者的病理生理过程是无法逆转的,所以减少脑卒中发生的最佳途径还是预防。值得重视的是,目前我国居民普遍缺乏脑血管病预防知识,自我保健能力不足。因此,应倡导全社会来关注脑卒中的预防工作,特别强调一级预防,即针对脑卒中的危险因素积极进行早期预防。

二、如何预防?

1. 什么是"一级预防"?

首先要了解医学上所说的"一级预防"和"二级预防"。脑卒中的"一级预防"是指在疾病发生前的预防,即通过早期改变不健康的生活方式,积极主动地控制各种致病的危险因素,从而达到使脑卒中不发生或推迟发病年龄的目的。"二级预防"是指得病后如何预防再次发生脑卒中,概念和一级预防是完全不一样的。从流行病学角度看,只有一级预防才能降低疾病的人群发病率。所以对于病死率及致残率很高的脑血管病来说,重视并加强一级预防的意义远远大于二级预防。

2. 危险因素的干预

脑卒中的危险因素分为可干预与不可干预两种,可干预的主要危险因素包括高血压、心脏病、糖尿病、吸烟、酗酒、血脂异常、颈动脉狭窄等。应尽可能把脑卒中的危险因素降到最低。

(1)防治高血压:国内外几乎所有研究证实,高血压是脑出血和脑梗死最重要的危险因素。脑卒中发病率、死亡率的上升与血压升高有着十分密切的关系。这种关系是直接的、持续的,并且是独立的。

对于早期或轻度高血压患者,首先采用改变生活方式的治疗,若3个月后效果仍不佳,则应加用抗高血压药物进行治疗;对于中度以上高血压患者,除了改变不良生活方式外,还应进行持续的、合理的药物治疗。高血压患者要遵医嘱按时服用降压药物,主动关心自己的血压;无高血压病史的中年人和小于35岁但有高血压家族史者也应该半年至一年测量血压一次。收缩压与舒张压的达标同等重要,且重点应放在收缩压的达标上。当血压水平<140/90毫米汞柱时可明显减少脑卒中的发生,有糖尿病和肾病的高血压患者,降压目标应更低些,以<130/80毫米汞柱为宜。

(2) 防治糖尿病:糖尿病是缺血性脑卒中的独立危险因素,2型糖尿病患者发生脑卒中的危险性增加2倍。糖尿病患者应首先控制饮食、加强体育锻炼,2~3个月后血糖控制仍不满意者,应选用口服降糖药或使用胰岛素进行治疗。美国短暂性脑缺血发作(transient ischemic attack, TIA)防治指南建议:空腹血糖应<7毫摩尔/升(126毫克/分升)。糖尿病患者更应积极治疗高血压、控制体重和降低胆固醇水平。

(3) 防治高脂血症和肥胖:肥胖、脂肪和胆固醇的过多摄入都会加速动脉硬化。血脂异常,尤其合并有高血压、糖尿病、吸烟等其他危险因素者首先应改变不健康的生活方式,并定期复查血脂。改变生活方式无效者应采用药物治疗,遵医嘱准确服用调脂药物,不要因担心出现药物不良反应而擅自停服药物。在医生的指导下定期复查血脂和肝功能等项目,控制高胆固醇和高糖食品的摄入,多吃蔬菜与水果,饮食不偏食、不过量。积极参加多种体育活动,控制体重和血脂。

(4) 积极防治心脏疾病:各种类型的心脏病都与脑卒中密切相关。建议≥40岁的成年人应定期体检,以早期发现心脏病;确诊为心脏病的患者,应积极找专科医师进行治疗;使用华法林抗凝治疗者,必须监测国际标准化比值(INR),范围控制在2.0~3.0;对年龄>75岁者,INR应控制在1.6~2.5。

(5) 学会识别脑卒中的先兆症状:一部分患者在脑卒中发作前常有血压升高或波动、头晕头痛、手脚麻木无力、口角歪斜等先兆。一旦出现可疑的脑卒中发作,应拨打"120"急救电话,立即就诊,时间就是生命,发作3小时以内的治疗效果明显提高。

3. 建立健康的生活方式

（1）戒烟：经常吸烟是一个公认的缺血性脑卒中的危险因素，长期被动吸烟也可增加脑卒中的发病危险。吸烟对机体产生的病理生理作用是多方面的，主要影响全身血管和血液系统，如加速动脉硬化、升高纤维蛋白原水平、促使血小板聚集、降低高密度脂蛋白水平等。故吸烟者应戒烟，不吸烟者也应避免被动吸烟。

（2）限酒：酒精摄入量与出血性脑卒中有直接的剂量相关性，长期大量饮酒和急性酒精中毒是导致青年人脑梗死的危险因素。酒精可能通过多种机制导致脑卒中的发生增加，包括升高血压、导致血液高凝状态、诱发心律失常、降低脑血流量等。饮酒者一定要适度，不要酗酒；建议男性每日饮酒量＜30 克，女性＜20 克。对不饮酒者不提倡用少量饮酒来预防心脑血管病，孕妇更应禁酒。（饮酒量＝喝酒量×酒的浓度×0.8）

（3）合理膳食：应按照多品种、适量与平衡的饮食原则，安排好一日三餐的食物，注重优质蛋白、矿物质和微量元素的摄取。多吃富含维生素 C 和膳食纤维的新鲜蔬菜和水果，可适当进食含钾丰富的食物，如香蕉、土豆等。经常吃蒜类食物，如大蒜、洋葱、木耳、香菇等，有减少血小板凝集的功能，对预防血栓有益。

（4）清淡饮食：控制油脂的摄入量。烹调时宜选用富含不饱和脂肪酸的油，如菜籽油、橄榄油、花生油等，多采用蒸、煮、拌、炖等方式。限制食盐摄入量，一般情况下每日食盐量以不超过 6 克为宜，摄取过量的盐会使人体内的水分滞留、血压上升。腌制、腊味食品及调味浓重的罐头食品等加工食物应尽量少吃，隐藏在食物中的隐性盐也是不容忽视的。

（5）适量饮水：每日正常饮水量应达 2.0～2.5 升。老年人血液在不同程度上具有浓、黏、凝的特点，多饮水有利于降低血液黏度，减少脑血栓形成的危险性。心脏病患者应限制水的摄入量。

（6）稳定情绪：在平时的生活中应切忌狂喜、暴怒、忧思、长期精神紧张等不良刺激。情绪要稳定，经常保持乐观、豁达的心情。避免不良情绪导致神经体液调节功能紊乱而诱发脑卒中。

（7）注意冷暖：冬天在户外活动时应注意保暖，避免头部受凉，洗澡的温度不宜过高或过低、时间不宜过长，并避免从较高温度的环境突然转移到温度较低的室外。气温骤冷骤热时可使血管骤然收缩或舒张，导致血压波动、情绪不稳，机体不能有效调节、适应时易诱发脑卒中，故而一定要采取相应的防护措施。

（8）劳逸结合，生活规律：用脑要适度，不要持续时间太长，避免过分疲劳，保证充足的睡眠时间，养成良好的排便习惯。忌饭后就睡，因为饭后血液聚集于胃肠，以助消化器官的血供，而脑部血供相对减少，同时吃过饭就睡，血压下降，可使脑部血供进一步减少，血流缓慢，易形成血栓。因此，最好饭后半小时再睡。

（9）动作缓慢，预防跌倒：脑血栓形成往往发生于夜间，尤其是上厕所的时候，所以夜间如厕一定要在清醒后，缓慢起床。平时做家务也要注意体位变化不要太快，以免引起脑部缺血，日常生活动作要缓慢，平时外出时要多加小心，防止跌倒。

（10）控制体重：肥胖有导致高血压、高血脂、高血糖的危险。建议成年人的体重指数（BMI）控制在 28 以内，或腰围/臀围＜1，体重波动范围在 10％以内。

（11）合理运动：适当的体育活动可以改善心脏功能，增加脑血流量，改善微循环；也可通过降低升高的血压、控制血糖水平和降低体重等控制脑卒中的主要危险因素来起到保护性效应。

运动应根据个体情况，选择适合自己的运动项目，成年人每周至少进行 3～4 次适度的体育锻炼活动（如快走、慢跑、骑自行车或其他有氧代谢运动等），每次活动的时间不少于 30 分钟。需重点强调的是，规律、适度的体育运动是健康生活方式的一个重要组成部分，其防病作用是非常明显的。

（12）定期体检：除了建立健康良好的生活习惯,定期体检也是一个预防或早期发现问题的关键。对 35 岁以上的人群进行定期体检是非常必要的保健措施,一般以每年检查一次为宜。可了解自己的心脏功能有无异常,特别是有无心房颤动或缺血性改变。同时也应检测血压、血糖和血脂水平,发现异常后应积极治疗。

三、如何急救?

1. 认识脑卒中的早期症状

突发脑卒中时,第一步急救是非常重要的环节,处理是否及时、得当,影响着患者的预后。因此,认识脑卒中的早期症状有非常重要的意义。脑卒中主要的表现有：①一侧面部或上、下肢突然感到麻木、无力,手持物掉落,口角歪斜、流口水;②突然说话不清,或听不懂别人讲话;③突然视物旋转,无法站立;④一过性视力障碍,眼前发黑,视物模糊;⑤突然对近事遗忘;⑥出现难以忍受的头痛,症状逐渐加重或呈持续性,伴有恶心、呕吐。

2. 家庭应急提示

（1）安置患者：初步判断为脑血管意外后,将患者抬至床上,注意不要拉或扶,以免加重病情,最好 2~3 人同时搬抬,一人抬肩,一人托腰臀部,一人抬腿,头部略抬高。应使患者仰卧,解开衣领、裤带等,头肩部稍垫高,头偏向一侧,防止痰液或呕吐物回吸入气管造成窒息,如果患者口鼻中有呕吐物阻塞,应设法抠出,如有假牙也应取出,保持呼吸道通畅,有条件者可吸氧。保持室内空气流通,注意保暖。

（2）求救：保持镇静,迅速拨打“120”急救电话,寻求帮助,必要时不要放下电话,询问并听从医生指导进行处理。尽快到达医院,最好在发病 3 小时之内。

（3）如果患者是清醒的，应做好安慰工作，以缓解其紧张情绪。宜保持镇静，切勿慌张，不要悲哭或呼唤患者，避免造成患者的心理压力。

（4）密切观察病情变化，经常呼唤患者，以了解意识情况。对躁动不安的患者，要加强保护，防止意外损伤。

（5）有大小便失禁者，应脱去患者的裤子，垫上卫生纸等。

（6）抽搐的处理：患者有抽搐时，可用两根竹筷缠上软布塞入上下齿之间，防止其舌被咬伤。迅速清除患者周围有危险的东西。切忌盲目服药，没有确诊前随意用药可能会加重病情。

（7）转运：转运途中避免患者头部震动，担架的褥垫以厚软为宜，注意给患者保暖，防止受凉。

（8）在医生明确诊断之前，切勿擅自做主给患者服用止血剂、安宫牛黄丸或其他药物。

预计近期在我国脑血管病的发病率还会继续上升，造成的影响也将日趋严重。脑卒中往往是急症，患者发病后是否及时送达医院，获得早期治疗，是能否达到最好救治效果的关键。所以，进一步加大防治力度，尽快降低脑卒中的发病率和死亡率，已成为当前一项刻不容缓的重要任务。

（郎　　萍　张海棠）

第二节　脑梗死

一、什么是脑梗死？

脑梗死又称缺血性脑卒中，是指各种原因所致脑部血液供应障碍，导致局部脑组织缺血、缺氧性坏死，而出现相应神经功能缺损的一类临床综合征。脑梗死是脑卒中最常见类型，占 70%～80%。脑梗死的临床常见类型有脑血栓形成、腔隙性梗死和脑栓塞。临床特点为：多数在静态下急性起病，病情多在几小时或几天内达到高峰，部分患者症状可进行性加重或波动，临床称为进展性脑卒中。脑梗死的临床表现取决于梗死灶的大小和部位，主要为局灶性神经功能缺损的症状和体征，如偏瘫、偏身感觉障碍、失语、共济失调等，部分可有头痛、呕吐、昏迷等全脑症状。脑干梗死病例可短时间内出现脑干功能衰竭症状，因呼吸、心搏骤停导致死亡。

二、为什么会发生脑梗死？

脑梗死的发病可以由血管壁病变、血液成分和血液流变学的改变、心脏病和血流动力学改变等多种因素导致，可单独存在，也可综合致病，通常临床诊断为脑梗死的患者大多数是由动脉硬化引起的。

目前缺血性脑卒中强调依照病因学进行分型，以此来指导缺血性脑卒中的治疗及二级预防，共分为五型：

（1）大动脉粥样硬化型：此型患者常有动脉硬化的危险因素，存在大动脉粥样硬化的客观依据，常通过血管超声、脑动脉磁共振血管造影（magnetic resonance angiography，MRA）、CT 血管造影（CT angiography，CTA）等能发现责任血管的斑块、狭窄等，并与责任病灶存在相关性。

（2）心源性栓塞型：此型患者存在心脏瓣膜病变、心肌病变、心房颤动、心房扑动的病理生理基础，在颅内病灶的分布常累及多根血管或大动脉，并不能以大血管病变解释，发病情况常与情绪波动、活动等相关。

（3）穿支动脉疾病型：发生于穿支动脉供血区，病灶孤立，可能与穿支动脉硬化、狭窄相关。

（4）其他病因型：包括遗传性病变、感染性病变、免疫性病变、血管病变等，常有相关指标的异常。

（5）不明原因型：该类患者无上述各类病变因素的依据或合并多种病变，且脑梗死发生不能以单一病变解释。

三、脑梗死的危险因素有哪些?

有原发性高血压、高胆固醇、心脏病（尤其是心房颤动）、糖尿病、短暂性脑缺血发作和脑卒中史，吸烟,酗酒,以及其他危险因素（血液病、肥胖、缺少活动、年龄＞55岁的男性、脑卒中家族史等）的人群,发生脑梗死的风险更高。脑梗死的危险因素可分为不可干预的危险因素及可干预的危险因素。

1. 不可干预的危险因素

（1）年龄：年龄是缺血性脑卒中最重要的危险因素之一，发病率随年龄增长而增加,55岁后每增长10岁,发病率增加一倍。

（2）家族史：脑血管病家族史是缺血性脑卒中发病另一个重要因素。父母双方直系亲属小于60岁发病即为有家族史。

（3）性别：男性在每个年龄组的发病率均大于女性。

（4）种族：不同种族发病率不同,可能与遗传因素有关。

2. 可干预的危险因素

高血压、吸烟、糖尿病、血脂异常、心房颤动、其他心脏疾病、无症状性颈动脉狭窄、不合理饮食和营养过剩、饮酒过量、缺乏体力活动、高同型半胱氨酸血症、绝经后激素疗法、口服避孕药、肥胖等均为可干预的危险因素,通过有效的干预可以较大幅度地减少脑梗死的发生或降低严重程度。

四、脑梗死有哪些表现？

脑梗死多数在静态下急性起病，发病前症状多不明显，发病后的表现取决于梗死灶的大小和部位，主要为局灶性神经功能缺损的症状和体征。

1. 全脑受损害症状

全脑受损害症状表现为头痛、恶心、呕吐，严重者有不同程度的意识不清表现。

2. 局部脑损害症状

脑的某一部位梗死后，出现的症状复杂多样，常见的主要有：①偏瘫，即一侧肢体无力，有时可表现为没有先兆的突然跌倒；②偏身感觉障碍，即一侧面部或肢体突然麻木，感觉不舒服；③偏盲，即双眼的同一侧看不见东西；④口角向左或向右歪斜；⑤失语，即说不出话或听不懂别人及自己的语言，不理解也写不出以前会读、会写的字句；⑥眩晕伴恶心呕吐；⑦复视，即看东西双影；⑧发音、吞咽困难，说话舌头笨拙，饮水呛咳；⑨共济失调，即走路不稳，左右摇晃不定，动作不协调；⑩意识障碍或抽搐。

约有 1/3 患者发病前会有短暂性脑缺血发作，也称作"小中风"，其症状通常持续数分钟到数小时，不超过 24 小时，易造成患者麻痹大意，错失治疗良机，应引起重视。

五、如何治疗？

脑梗死的治疗不能一概而论，通常按病程可分为急性期（1～2周），恢复期（2 周～6 个月）和后遗症期（6 个月以后）。治疗应根据患者年龄、缺血性脑卒中的类型、发病时间、病情的严重程度和基础疾病等确定个体化及整体性强的治疗方案，在一般内科支持治疗的基础上,可酌情选用改善脑循环、保护脑、减轻脑水肿、降颅压、防止出血或减少梗死范围的措施,早期进行康复治疗。重点是急性期的分型治疗,腔隙性脑梗死不宜脱水,主要应改善循环;大、中梗死应积极抗脑水肿及降颅压,防止脑疝形成。对于时间窗内(<4.5 小时)有适应证的患者,可行溶栓治疗。

1. 超早期治疗

"时间就是大脑",力争发病后尽早挽救缺血半暗带。控制脑血管病的危险因素,尤其要积极控制高血压。针对性治疗原发疾病有利于病情控制和防止复发。

2. 溶栓治疗

在有效时间窗内给予重组组织型纤溶酶原激活剂(recombinant tissue plasminogen activator,rt-PA)溶栓,是缺血性脑卒中最有效的治疗方式。美国国立神经病与中风研究所(National Institute of Neurological Disease and Stroke,NINDS)临床试验结果表明,采用 rt-PA 静脉溶栓治疗发病 3 小时内的急性脑梗死患者,发病 3 个月时患者的死亡率及严重残疾的危险性较安慰剂对照组下降了 50%,每溶栓治疗 100 个患者可减少 12~16 个死亡或严重残疾患者,且溶栓治疗后 3 个月临床基本完全恢复的比例高达 50%,这表明及时的溶栓治疗不仅显著减少了急性脑梗死患者死亡及严重残疾的危险性,而且还大大改善了生存者的生活质量。目前,rt-PA 是唯一一种具有急性缺血性脑卒中溶栓治疗适应证的药物,也是唯一一种获得欧洲、美国和中国缺血性脑卒中治疗指南推荐的药物。由于脑组织对缺血的耐受性特别差,缺血一旦发生,几分钟至数小时即迅速产生不可逆性脑损害,因此,急性脑梗死的治疗必须在早期进行。在严格控制适应证的情况下,rt-PA 溶栓治疗有效的时间窗可从 3 小时延长至 4.5 小时,为更多缺血性脑卒中患者得到有效溶栓治疗争取到了更多的时间。

3. 高血压处理

积极平稳地控制过高的血压。在发病 24 小时内，为改善缺血脑组织的灌注，维持较高的血压是非常重要的，高血压处理取决于血压升高的程度及患者的整体情况和基础血压，因为此类患者的血压自动调节功能差，急速大幅降血压则易加重脑缺血。通常只有当收缩压>200 毫米汞柱或舒张压>110 毫米汞柱时，才需要降低血压（特殊情况如高血压脑病、蛛网膜下腔出血、心力衰竭等除外），且降压过程宜缓慢，并严密观察血压变化，尤其要防止血压降得过低。目前临床研究表明，对于急性缺血性脑卒中早期（1～7 天）持续存在的高血压，可以采取较为积极的降压治疗，一般血压控制在收缩压≤185 毫米汞柱或舒张压≤110 毫米汞柱是安全的，但早期降压 24 小时内不应超过原有血压水平的 15％，如果出现持续的低血压，需首先补充血容量，必要时可应用升压药。

脑梗死患者进入恢复期后，均按高血压的常规治疗要求，口服病前所用的降血压药或重新调整降血压药物，使血压缓慢平稳下降，一般应使血压控制在正常范围以内或可耐受的水平，以尽可能预防脑梗死复发。

4. 早期康复训练

康复训练应在神经科医生的指导下积极尽早开始。积极有效的康复治疗，对于减轻患者的后遗症、提高生存质量有着重要的作用。脑梗死后进行早期康复训练不仅可以促进运动功能的恢复，缩短恢复期限，还可以避免各种并发症及废用综合征的发生。脑功能一般在脑梗死发生后的前三个月恢复最快，发病一年内应持续进行康复治疗，并适当增加每次康复治疗的时间和强度。

（郎　萍　黄冬梅　邵玉阳）

第三节 脑出血

一、什么是脑出血？

脑出血是指非外伤性脑实质内出血，每年发病率为（60～80）/10万人口，在我国占全部脑卒中的20％～30％。虽然脑出血发病率低于脑梗死，但其致死率却高于后者，急性期病死率为30％～40％。脑CT扫描是诊断脑出血有效、迅速的方法。本病主要临床表现是突然的意识障碍和肢体瘫痪，通常50岁左右的高血压患者发病最多，男性多于女性。脑出血是引起老年人死亡的主要原因之一。

二、为什么会发生脑出血？

1. 病因

脑出血的病因多种多样，应尽可能明确病因，以利治疗。

（1）高血压和动脉粥样硬化：是脑出血最常见的病因之一，约2/3的患者长期患有高血压。在血压波动阶段，当血压骤然上升至病变动脉管壁不能耐受的程度时，动脉壁破裂，血液进入脑实质内，形成出血灶，导致脑出血。

（2）血管因素：由于年龄增长，动脉逐渐硬化，管壁增厚变硬，失去弹性，管腔缩小或闭塞，甚至管壁破裂，造成脑出血。亦可在长期高血压后，脑实质深部的小动脉受到损害，形成微型动脉瘤，一旦血压波动较大时，便会破裂出血，形成脑出血。其他血管因素还包括颅内动脉瘤、脑内动静脉畸形、淀粉样脑血管病、囊性脑血管病、颅内静脉血栓形成等。

（3）其他病因：脑动脉炎引起管壁坏死出血，脑瘤细胞侵入血管，肿瘤组织内的新生血管破裂出血，血液病引起出血，抗凝治疗、溶栓治疗可并发脑出血。精神过于紧张，情绪激动，或者使劲用力，过度体力活动等，都可成为本病的诱发因素。

2. 引发脑出血的危险因素

（1）年龄、种族和性别：目前的研究结论认为，随着年龄的增加，脑出血的发病率和死亡率均明显升高。不同种族的发病率不同，黑人的发病率高于白人。男性患者发病率高于女性。

（2）高血压：高血压是脑出血最常见的危险因素，诱发的脑出血占 70%～80%。

（3）饮酒：研究证实，过量饮酒是脑出血的独立危险因素。

（4）吸烟：最近的研究证实，无论是男性还是女性，吸烟均可以增加脑出血的危险。

（5）低胆固醇血症：有研究认为低胆固醇血症与脑出血的发病率增加有关，但具体的机制还不明确。

（6）抗凝药物的使用：各种抗凝药物均可导致脑出血。

（7）抗血小板治疗：有研究发现，发病前进行抗血小板治疗是血肿扩大、预后不良的独立预测因素。

（8）缺血性脑卒中：急性缺血性脑卒中可以表现为出血的症状，尤其是栓塞的患者。

（9）其他：包括肝病、季节、饮食不当、情绪激动、糖尿病、心脏病、短暂性脑缺血发作、口服雌激素、肥胖、镰状细胞性贫血等。

三、脑出血有哪些表现？

脑出血常发生于 50～70 岁，男性略多于女性，冬春季易发。通常在活动和情绪激动时发病，出血前多无预兆，绝大部分患者突然发病，数分钟或数十分钟病情达到高峰。发病表现有剧烈头痛、呕吐、意识障碍、呼吸深、有鼾声、脉搏慢而有力、血压高、大小便失禁、偏瘫、病理反射阳性等共性症状。由于出血部位和出血量不同，患者临床表现也不同。

1. 基底节区（壳核）出血

基底节区（壳核）出血是最常见的脑出血部位。患者典型临床表现为对侧"三偏"（偏瘫、偏身感觉障碍、偏盲）症状。出血量大时患者很快昏迷，数小时内迅速恶化。

2. 丘脑出血

丘脑出血最突出的表现是偏身感觉障碍，可伴有偏身自发性疼痛和感觉过度，尚可有偏身失语、精神障碍等。

3. 脑叶出血

脑叶出血临床表现为头痛、呕吐等症状，较少昏迷。根据累及脑叶的不同，出现局灶性定位征象，如额叶的偏瘫、运动性失语、遗尿等，顶叶的偏身感觉障碍，颞叶的感觉性失语、精神症状等，枕叶的视野缺损等。

4. 脑桥出血

脑桥是脑干出血的好发部位。早期表现为病灶侧面瘫、对侧肢体瘫，称为交叉性瘫。如果出血量大（＞5毫升），则出现四肢瘫、针尖样瞳孔、中枢性高热、昏迷等症状；如果血液破入脑室则出现抽搐、去皮质强直、呼吸不规则等严重症状，多数预后较差。

5. 小脑出血

小脑出血临床表现为头晕、枕部头痛、频繁呕吐、走路不稳、说话不清、颈部强直等症状，如果出血量大而压迫延髓，可突然死亡。

6. 脑室出血

脑室出血临床表现为剧烈头痛、频繁呕吐、颈强直、脑膜刺激征阳性等症状。出血量大者很快进入昏迷或昏迷很快加深，双侧瞳孔缩小呈针尖样,病理反射阳性,早期呈现去大脑强直发作,常出现上消化道出血、中枢性高热、大汗、血糖升高、尿崩症等症状。

四、如何预防?

注意和重视脑出血的先兆征象是预防脑出血的主要方法。在脑血管疾病的患者中,很大一部分患者,尤其是高血压合并动脉粥样硬化的患者,在脑出血发作前,常有血压增高或忽高忽低(波动大),头昏头痛,情绪激动、不稳定,肢体乏力麻木,感觉减退或过敏,耳鸣,视物不清等先兆征象。出现这些征象,应该给予高度重视。

脑出血典型表现常常仅为头痛、呕吐,容易与其他疾病混淆,可通过"FAST"方法简单鉴别:

F(face is uneven,面部不对称):您(他)是否能够微笑?是否感觉一侧面部无力或者麻木?

A(arm is weak,肢体无力):您(他)能顺利举起双手吗?是否感觉一只手没有力气或根本无法抬起?

S(speech is strange,语言不清):您(他)能流利对答吗?是否说话困难或言语含糊不清?

T(time to call,迅速求救):如果上述三项有一项存在,请您立即拨打"120"急救电话,并记录发病时间。

鉴于上述测试,应高度怀疑脑出血的可能,家属或目睹者应保持冷静,不要摇晃患者身体,也不可将其扶起,立即向"120"急诊医生寻求正确的处理方法,合理运送,就近治疗。

五、如何治疗?

脑出血的治疗主要是安静卧床、降颅压、控制脑水肿、调整血压、防止再出血、防治并发症,以挽救生命,降低死亡率、残疾率和减少复发。

1. 一般护理

患者应卧床休息 2～4 周,保持安静,避免情绪激动及血压升高。发病 24 小时内原则上以就地抢救为宜,尽量避免搬动,避免做各种非必要的检查。应将昏迷患者的头歪向一侧,以利于口腔分泌物及呕吐物流出,并可防止舌根后坠阻塞呼吸道,保持呼吸道通畅,必要时行气管切开。对于昏迷或有吞咽困难,发病 48～72 小时仍不能进食者,给予鼻饲流质营养支持。明显头痛、过度烦躁不安的患者可遵医嘱适量使用镇静止痛药,便秘者可选用缓泻剂。

2. 控制血压

脑出血患者血压的控制并无一定的标准,应视患者的年龄、既往有无高血压、有无颅内压增高、出血原因、发病时间等情况而定。一般可遵循下列原则:

（1）对于脑出血患者,不要急于降血压,因为脑出血后的血压升高是对颅内压升高的一种反射性自我调节,应先降颅内压,再根据血压情况决定是否进行降血压治疗。

（2）当患者血压≥200/110 毫米汞柱时,在降颅压的同时可慎重、平稳地进行降血压治疗,使其血压维持在略高于发病前水平或 180/105 毫米汞柱左右。当收缩压在 170～200 毫米汞柱或舒张压 100～110 毫米汞柱时,暂时不必使用降压药,先脱水降颅压,并严密观察血压情况,必要时再用降压药。血压降低幅度不宜过大,否则可能造成脑低灌注。当收缩压＜165 毫米汞柱或舒张压＜95 毫米汞柱时,不需降血压治疗。

（3）对于血压过低者,应升压治疗,以保持脑灌注压。

（4）脑出血恢复期应积极治疗高血压,尽可能使血压降至正常水平。

3. 降低颅内压

颅内压升高是脑出血患者死亡的主要原因,因此降低颅内压为治疗脑出血的重要任务。脑出血的降颅压治疗首先以高渗脱水药为主,如甘露醇或甘油果糖、甘油氯化钠等,注意水、电解质平衡及心肾功能变化。

4. 止血药物

一般止血药效果不大,若有凝血功能障碍时可应用。

5. 亚低温治疗

亚低温治疗是辅助治疗脑出血的一种方法,可能有一定的效果。初步的基础与临床研究认为,亚低温是一项有前途的治疗措施,而且越早用越好。

6. 手术治疗

严重脑出血危及患者生命时内科治疗通常无效,外科治疗则有可能挽救生命,但如果患者预期幸存,外科治疗通常较内科治疗增加严重残疾风险。目前对于外科手术适应证、方法和时机选择尚无一致性意见,主要根据出血部位、病因、出血量及患者年龄、意识状态、全身状况决定。一般认为手术宜在早期(发病后 6～24 小时内)进行。主要手术方法有去骨瓣减压术、小骨窗开颅血肿清除术、钻孔血肿抽吸术和脑室穿刺引流术等。

7. 康复治疗

脑出血后,只要患者的生命体征平稳、病情不再进展,应尽早进行康复治疗,对恢复患者神经功能、提高生活质量有较为积极的作用。

（郎　萍　张海棠　张君颖）

第四节　帕金森病

一、什么是帕金森病？

帕金森病（Parkinson's disease，PD）又称震颤麻痹，是一种多发于中老年的中枢神经系统变性疾病，以静止性震颤、运动迟缓、肌强直和姿势步态障碍为主要体征。帕金森病为慢性进展性疾病，目前尚无根治方法。多数患者发病数年内尚能继续工作，也有迅速发展至功能残障者，生存期为5～20年。本病晚期常因严重肌强直、全身僵硬而卧床不起，感染、外伤等并发症为常见死因。

二、为什么会发生帕金森病？

帕金森病的病因至今未明，发病机制复杂。目前认为帕金森病非单因素引起，应为多因素共同参与所致，可能与以下因素有关。

1. 机体老化

本病多见于中老年人，男性稍多，60岁以上人口的患病率高达1％，而40岁以前发病者甚少。帕金森病与人老化密切相关，但帕金森病不等同于老化。

2. 环境因素

流行病学调查显示，长期接触杀虫剂、除草剂或某些工业化学品等可能是帕金森病发病的危险因素。

3. 遗传因素

本病在一些家族中呈聚集现象，有报道10％左右的帕金森病患者有家族史。

三、帕金森病有哪些表现?

本病起病隐匿,早期无特征性症状和体征,呈进行性发展,因而难以察觉而常被忽视。

1. 静止性震颤

静止性震颤常为首发症状,多从一侧上肢远端开始,具有静止时明显震颤,随意运动时减轻,紧张时加强,入睡后消失等特征,故称为"静止性震颤"。典型表现为呈现有规律的拇指对掌和手指屈曲的不自主震颤,类似"搓丸"样动作。

2. 肌强直

肌强直是指被动运动关节时阻力增加,多从一侧上肢或下肢近端开始,逐渐蔓延至远端、对侧和全身的肌肉,呈"铅管样强直""齿轮样强直"。

3. 运动迟缓

运动迟缓是指随意动作减少、动作减慢。其多表现为开始的动作困难和缓慢,如行走时启动和终止均有困难;面肌强直使面部表情呆板、双眼凝视,瞬目动作减少、笑容减少或消失,造成"面具脸";手指精细动作等很难完成。

4. 姿势步态障碍

早期走路拖步,迈步时身体前倾,行走时步距缩短,上肢协同摆动的联合动作减少或消失;晚期由坐位、卧位起立困难,有时行走中全身僵住,不能动弹,称为"冻结"现象;有时迈步后碎步、往前冲、越走越快,不能立即停步,称为"慌张步态"。

5. 自主神经系统障碍

自主神经系统障碍表现为顽固性便秘、大量排汗、皮脂溢出增多等症状。另外,尚有言语障碍、语音变低、咬音不准等症状,患者大多有情绪低落,甚至忧郁症状。早期认知功能正常,晚期有认知功能障碍,少数患者晚期出现痴呆。

四、如何治疗？

1. 药物治疗

早期无须药物治疗,当疾病影响患者日常生活和工作能力时,适当的药物治疗可不同程度地减轻症状,并可减少并发症而延长生命。主要药物有复方左旋多巴制剂、多巴胺受体激动剂、B 型单胺氧化酶剂等,如何正确选用药物及调整药物剂量十分重要,应至专科医生处就诊。

2. 外科治疗

外科治疗的主要方法是脑深部电刺激术,适用于原发性帕金森病患者。对于药物难以控制的中晚期帕金森病患者或出现药物不良反应患者,外科手术是一种治疗选择,但手术只能改善症状,不能根治,术后仍需药物治疗。

3. 康复治疗

康复治疗如进行肢体运动、语言、进食等训练和指导,可改善患者生活质量,减少并发症。心理疏导与疾病相关知识教育也是帕金森病的重要综合治疗措施。

五、健康指导

1. 疾病相关知识指导

早期轻型病例无须特殊治疗,主要是进行适当的活动与体育锻炼;当疾病影响到患者日常生活和工作能力时,适当的药物治疗可以不同程度地减轻症状,但并不能阻止病情发展,而长期的药物治疗引起的不良反应可能有导致后期并发症的风险。因此，疾病总的趋势是越来越重。患者和照顾者要适应角色的转变，掌握自我护理知识，积极寻找和去除任何使病情加重的原因。

2. 治疗指导

本病需要长期或终身服药治疗，患者需了解用药原则，常用药物种类、名称、剂型、用法，服药注意事项，疗效及不良反应的观察与处理等。长期服药过程中可能会出现某些症状加重或疗效减退，应熟悉"开-关现象""剂末现象"和"异动症"的表现形式以及应对方法。

（1）用药原则：从小剂量开始，缓慢递增，以较小剂量达到较满意疗效；服药期间尽量避免使用维生素 B_6、利舍平、氯丙嗪、奋乃静等药物，以免降低药物疗效或导致直立性低血压等副反应。

（2）疗效观察：服药中要仔细观察震颤、肌强直、运动功能、语言功能的改善程度，起坐的速度、步行的姿态、讲话的音调与流利程度，写字、梳头、扣纽扣、系鞋带及进食动作等，以评价药物疗效。①"开-关现象"是指症状在突然缓解（开期）与加重（关期）两种状态之间波动，一般"关期"表现为严重帕金森症状，持续数秒或数分钟后突然转为"开期"；多见于病情严重者，一般与服药时间和剂量无关，不可预料，处理比较困难，可试用多巴胺受体激动剂。②"剂末现象"，又称剂末恶化或疗效减退，指每次服药后药物有效作用时间逐渐缩短，表现为症状随血药浓度发生规律性波动，可以预知。可适当增加服药次数或增加每次服药剂量，或改用缓释剂。③"异动症"：表现为舞蹈症或手足徐动样不自主运动、肌强直或肌阵挛，可累及头面部、四肢和躯干，有时表现为单调刻板的不自主动作或肌张力障碍。

（3）药物不良反应及用药注意事项：见表 7-1。

表 7-1　帕金森病的药物不良反应及用药注意事项

药　物	不良反应	用药注意事项
①多巴丝肼 ②息宁	恶心、呕吐、便秘、眩晕、幻觉、"异动症"、"开-关现象"	需服药数天或数周才见效；避免嚼碎药片；出现"开-关现象"时最佳服药时间为饭前 30 分钟或饭后 1 小时；避免与高蛋白食物一起服用；避免突然停药
①普拉克索 ②吡贝地尔	恶心、呕吐、眩晕、口干、直立性低血压、嗜睡、幻觉与精神障碍	首次服药后应卧床休息，如有口干舌燥可嚼口香糖或多喝水；避免开车或操作机械；为轻微兴奋剂，尽量在上午服药，以免影响睡眠
恩他卡朋	恶心、呕吐、神智混乱、不自主动作、尿黄	与多巴丝肼或息宁一起服用
司来吉兰	恶心、呕吐、眩晕、疲倦、做梦、不自主动作	为轻微兴奋剂，尽量在上午服药，以免影响睡眠；溃疡患者慎用
苯海索	恶心、呕吐、眩晕、疲倦、视力模糊、口干、便秘、小便困难	不可立即停药，需缓慢减量，以免症状恶化
盐酸金刚烷胺	恶心、呕吐、眩晕、失眠、水肿、惊厥、玫瑰斑	尽量在黄昏前服用，以避免失眠；心脏病及肾衰竭患者禁用

3. 饮食指导

（1）饮食原则：给予高热量、高维生素、高纤维素、低盐、低脂、适量优质蛋白的易消化饮食，并根据病情变化及时调整和补充各种营养素，戒烟戒酒。由于高蛋白饮食会降低左旋多巴类药物的疗效，故不宜盲目给予过多的蛋白质；槟榔为拟胆碱能食物，可降低抗胆碱能药物疗效，也应避免食用。

（2）饮食内容：主食以五谷类为主，多选粗粮，多食新鲜蔬菜、水果，多喝水（2000 毫升以上），减轻腹胀，防止便秘；吃适当的奶制品（2 杯脱脂奶）、肉类（瘦肉）、家禽（去皮）、蛋及豆类；少吃油、盐、糖。补钙有利于预防骨质疏松,每天应补充 1000～1500 毫克钙。

（3）进食方法：进食或饮水时抬高床头,患者保持坐位或半坐位,注意力集中;给予充足的时间和安静的进食环境,不催促、不打搅进食;流涎过多的患者可使用吸管;对于咀嚼和吞咽功能障碍者,应给予稀粥、面片、蒸蛋等精细制作的小块食物或黏稠不易反流的食物,让患者分次吞咽,避免坚硬、滑溜及圆形的食物,如果冻等。对于进食困难、呛咳的患者,及时插胃管鼻饲。

4. 皮肤护理指导

患者因震颤和不自主运动,出汗多,易造成皮肤刺激和不舒适感,皮肤抵抗力降低,还可导致皮肤破溃和继发皮肤感染,应勤洗勤换,保持皮肤卫生。

5. 活动与休息指导

鼓励患者维持和培养兴趣爱好,坚持适当的运动和体育锻炼,做力所能及的家务劳动等,可以延缓身体功能障碍的发生和发展,从而延长寿命,提高生活质量。患者应树立信心,坚持主动运动,如散步、打太极拳等,保持关节活动的最大范围;加强日常生活动作训练,进食、洗漱、穿脱衣等尽量自理。对于卧床患者,协助被动活动关节和按摩肢体,以预防关节和肢体挛缩。

6. 安全指导

指导患者避免登高和操作高速运转机器,不要单独使用煤气、热水器及锐利器械,防止受伤等意外;避免让患者进食带骨刺的食物和使用易碎的器皿;体位性低血压患者睡眠时应抬高床头,穿弹力袜防止血液淤滞在下肢,避免快速坐起或下床活动,防止跌倒。

（冯亚波）

第五节　阿尔茨海默病

一、什么是阿尔茨海默病？

阿尔茨海默病（Alzheimer's disease，AD）即我们常说的老年性痴呆，是发生于老年和老年前期，以进行性认知功能障碍和行为损害为特征的中枢神经系统退行性变。年纪越大，患病的概率越高。早期表现为近事遗忘突出，经常会被忽视，或误解为年老所致，因此，老年人出现"好忘事"，切莫忽视！

二、阿尔茨海默病有哪些表现？

阿尔茨海默病通常是隐匿起病，很难确切了解具体的起病时间，病程为持续进行性，无缓解，其病程演变大致可以分为轻、中、重三个阶段。

1. 轻度（1～3 年）

主要表现是记忆障碍，且首先出现的是近事记忆减退。正常的健忘一般都是由大脑生理的老化引起的，不会对日常生活造成障碍，但是阿尔茨海默病患者表现出病态健忘，会忘掉整件事情。例如，完全忘记自己刚才吃过的东西或见过的人等。随着病情的进展，可出现远期记忆减退，即对发生已久的事情和人物遗忘；面对生疏和复杂的食物出现疲乏、焦虑和消极情绪。

2. 中度（2～10 年）

除记忆障碍继续加重外，还可出现思维和判断力障碍、性格改变和情感障碍，接纳新的信息能力减退，特别是原已掌握的知识和技巧出现明显的衰退。比如，有些患者外出后找不到回家的路而走失；有些患者由原来内向的性格变得易激动、言语增多；有些患者由原来外向的性格变得沉默寡言，对任何事情（原来熟悉的事物、工作和个人爱好）提不起兴趣。还会表现出人格方面的障碍，比如，不爱清洁、不修边幅、暴躁、易怒、自私多疑，甚至做出一些丧失廉耻（如随地大小便）的行为。

3. 重度（8～12年）

此期除上述症状逐渐加重外，还有情感淡漠、哭笑无常、言语能力丧失，以致不能完成日常简单的生活事项，如穿衣、进食，终日无语而卧床，与外界（包括亲友）逐渐丧失接触能力。

三、如何预防？

患有阿尔茨海默病的患者常会出现一系列行为和心理病症，令自己和照顾者深感困扰。正所谓"预防胜于治疗"，处理这一问题的最好方法当然是预防。建立健康生活习惯、饮食清淡、经常运动、避免吸烟和饮酒、定期体检等都能够起到预防作用。老年人尽量不要脱离社会，尽可能保持跟社会的交往，广交朋友，培养广泛兴趣；避免重大生活事件的刺激；多做运动，保持活力，健康生活，同时注意安全。

有一种简单的画钟试验方法（见图7-1）可以帮助我们发现阿尔茨海默病。

方法：画出闭锁的圆，+1分；将数字安置在正确位置，+

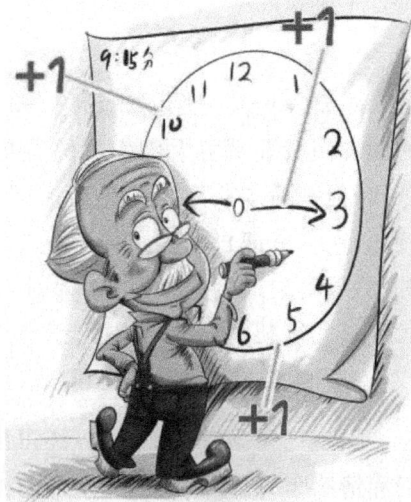

图7-1　画钟试验方法

1分;12个数字正确,＋1分;将指针安置在正确的位置,＋1分。

结果:4分表明认知水平正常,3分表明认知水平轻度下降,0～2分则表明认知水平明显下降。若出现认知水平轻度下降,应及早去专科门诊进行更专业的检查。尽早发现阿尔茨海默病,及时治疗,能够延缓病情进一步发展!

四、如何治疗?

此病目前尚无治愈的方法,治疗的目的为尽可能地缓解症状,延缓疾病进展,提高患者的生活质量,减轻照护者负担。在症状早期,患者和家属往往不予以重视,待发展至中重度时才开始治疗,这仅能略微延缓疾病发展。若无治疗,患者在短短几年时间内就可能从无法购物发展到生活不能自理。部分患者或家属常因服药后疗效不明显而中断治疗,这种做法是不合理的。阿尔茨海默病是一种慢性病,本身进展较为缓慢,药物治疗并不能达到快速起效的作用,仅在长期治疗下能够体现治疗的优势,长期治疗能够显著延缓疾病进展,与此同时降低了家属的照护及经济负担。

治疗方法:①非药物治疗包括行为治疗,情感治疗,认知治疗等;②药物治疗包括胆碱酯酶抑制剂、谷氨酸受体拮抗剂、抗氧化剂、脑血管扩张剂、脑代谢激活剂等药物的应用。

五、如何日常照顾?

1. 照料者的护理

照料者应了解阿尔茨海默病的症状和影响。家属应亲视患者服药,以免错服、漏服、多服。学习照顾能力及技巧,明白患者需要什么:熟悉安全的环境、规律的作息、有效的沟通、维持尊严和价值感、就诊的隐私、体谅与包容。尽量维持患者的自主生活,发掘其保有的能力,引导其参与日常生活。兼顾保持患者与自己的社交和日常生活习惯。多与亲友倾诉,遇到难以克服的压力而感到不适时,可寻找专业的医师求助。

2. 保持良好的沟通

保持良好的沟通与交流是与阿尔茨海默病患者保持良好的关系并实施有效照护的关键环节,切忌当面反驳或辩解,可以适时转移话题或兴趣方向。说话语气要温和、委婉、有耐心,像呵护宝宝一样。例如:患者要求"我要出去",照顾者应婉言"好呀,但是你能先帮我一个忙吗? 一会我陪你去",而不能直接拒绝"你要去哪里? 你不可以自己出去"。

3. 饮食护理

给予患者易消化、低脂肪、含丰富蛋白质的食物,如牛奶、豆浆、鱼松等;为减轻、预防便秘,可适当增加蔬菜、水果及粗纤维食物的比例;为患者制订饮水计划,督促或协助患者定时喝水,保证每天 2.5~3.0 升;在高温季节,除了补充水分,还应注意补充足够的电解质,增加无机盐的摄入。注意:阿尔茨海默病患者进食的速度要慢,不宜催促,以防噎食或食物误入呼吸道而引起窒息,必要时可给予软饭和碎菜。

4. 安全防范

应定期清理冰箱,避免患者吃到过期或腐败的食物;有毒物品应保管妥当,以免患者误食;危险品,如利器、火器、电器等应远离患者,否则极有可能造成误伤。晚期痴呆患者站立、行走都很困难,容易跌倒。所以,家庭地板应防滑,上下楼梯要有人搀扶,冰雪季节应减少外出。痴呆患者失去了正常生活能力,一旦发生紧急情况,反应迟钝。因此,尽量不让患者单独行动。

(冯亚波)

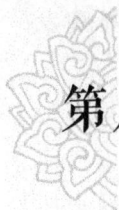

第八章　运动系统疾病

第一节　颈椎病

一、什么是颈椎病？

颈椎病又称颈椎综合征，是颈椎骨关节炎、增生性颈椎炎、颈神经根综合征、颈椎间盘突出症的总称，是一种以退行性病理改变为基础的疾病，是由于颈椎长期劳损、骨质增生，或椎间盘突出、韧带增厚，颈椎脊髓、神经根或椎动脉受压引起的一系列功能障碍。

颈椎病可分为：神经根型颈椎病、脊髓型颈椎病、椎动脉型颈椎病、交感神经型颈椎病、食管压迫型颈椎病及颈型颈椎病。

二、为什么会发生颈椎病？

1. 颈椎退行性变

颈椎退行性变是颈椎病发病的主要原因，其中椎间盘的退变尤为重要。

（1）椎间盘变性：当椎间盘开始出现变性后，由于形态的改变而失去正常的功能，进而影响或破坏颈椎运动节段的生物力学平衡,引起各相关结构的一系列变化。因此,椎间盘变性为颈椎病发生与发展的主要因素。

(2)韧带-椎间盘间隙的出现与血肿形成:在颈椎病的早期阶段,由于椎间盘的变性,失水与硬化的髓核逐渐向椎节的后方或前方位移,最后突向韧带下方,导致局部压力增高,同时引起韧带连同骨膜与椎体周边皮质骨间的分离。椎间盘变性的本身尚可造成椎体间关节的松动和异常活动,使韧带与骨膜的撕裂加剧,以致加速了韧带-椎间盘间隙的形成,因大多同时伴有局部微血管的撕裂与出血,而形成韧带-椎间盘间隙血肿(见图8-1)。

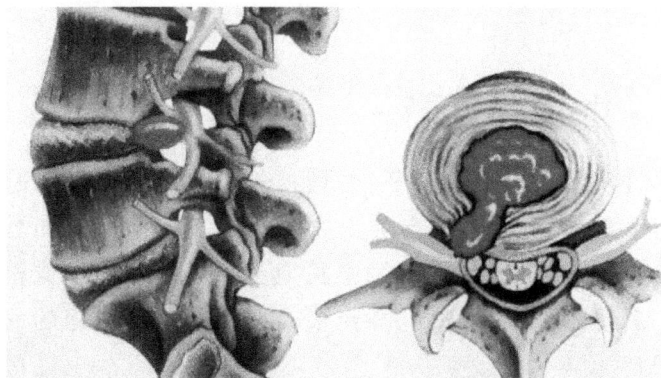

图8-1 韧带-椎间盘间隙血肿

(3)椎体边缘骨刺形成:随着韧带下间隙血肿的形成,成纤维细胞开始活跃,并逐渐长入血肿内,渐以肉芽组织取代血肿。随着血肿的机化、骨化和钙盐沉积,最后形成突向椎管或突向椎体前缘的骨刺。

(4)颈椎其他部位的退行性变:颈椎的退行性变并不局限于椎间盘以及相邻近的椎体边缘和钩椎关节,还包括:①小关节,多在椎间盘变性造成椎体间关节失稳和异常活动后出现变性。②黄韧带,早期表现为韧带松弛,渐而增生、肥厚,并向椎管内突入;后期则可能出现钙化或骨化。③前纵韧带与后纵韧带，主要表现为韧带本身的纤维增生与硬化，后期则钙化或骨化，并与病变椎节相一致。

（5）椎管矢状径及容积减小：前述原因首先引起椎管内容积缩小，其中以髓核后突、后纵韧带及黄韧带内陷、钩椎关节和小关节松动及增生为主，这些后天继发性因素在引起椎管内容积缩小的同时，也使椎管矢状径减少，从而导致脊髓及脊神经根受刺激或受压。此时，如再有其他局限性致病因素，如髓核突出、椎节的外伤性位移、骨刺形成及其他占位性因素，可引起或加重神经受累症状。

2. 发育性颈椎椎管狭窄

近年来已明确颈椎椎管内径，尤其是矢状径，不仅与颈椎病的发生与发展有关，而且与颈椎病的诊断、治疗、手术方法选择以及预后判定有着十分密切的关系。有些人颈椎退行性变严重，骨质增生明显，但并不发病，其主要原因是颈椎椎管矢状径较宽，椎管内有较大的代偿间隙；而有些患者颈椎椎管矢状径较窄，尽管颈椎退行性变并不十分严重，但症状出现早且比较严重。

3. 慢性劳损

慢性劳损是指超过正常生理活动范围最大限度或局部所能耐受时的各种超限活动。因其有别于明显的外伤或生活、工作中的意外，因此易被忽视，但其与颈椎病的发生、发展、治疗及预后等都有着直接关系。慢性劳损产生的原因主要包括以下三种情况。

（1）不良的睡眠体位：不良的睡眠体位因其持续时间长及在大脑处于休息状态下不能及时调整，必然造成椎旁肌肉、韧带及关节的平衡失调。

（2）不当的工作姿势：大量统计资料表明，颈椎病在某些工作量不大、强度不高，但处于坐位的工作者中，尤其是低头工作者，包括家务劳动者、刺绣女工、办公室人员、打字抄写者、仪表流水线上的装配工等,发病率极高。

(3) 不适当的体育锻炼:正常的体育锻炼有助于健康,但超过颈部耐量的活动或运动,如以头颈部为负重支撑点的人体倒立或翻筋斗等,均可加重颈椎的负荷,尤其在缺乏正确指导的情况下。

4. 颈椎的先天性畸形

在对正常人颈椎进行健康检查或做对比研究性摄片时,常发现颈椎段可有各种异常所见,其中骨骼明显畸形约占5%。而颈椎病患者颈椎的畸形数约比正常人多一倍。

三、颈椎病有哪些表现?

颈椎病的临床症状较为复杂,主要有颈背疼痛、上肢无力、手指发麻、下肢乏力、行走困难、头晕、恶心、呕吐,甚至视物模糊、心动过速及吞咽困难等。颈椎病的临床症状与病变部位、组织受累程度及个体差异有一定关系。

1. 神经根型颈椎病

神经根型颈椎病临床表现具有较典型的根性症状(麻木、疼痛),且范围与颈脊神经所支配的区域相一致;压头试验或臂丛牵拉试验阳性;影像学所见与临床表现相符合;痛点封闭无显效;除外由颈椎外病变、胸廓出口综合征、腕管综合征、肘管综合征、肩周炎等所致以上肢疼痛为主的疾患。

2. 脊髓型颈椎病

脊髓型颈椎病在临床上出现颈脊髓损害的表现;X线片上显示椎体后缘骨质增生、椎管狭窄,影像学证实存在脊髓压迫;除外肌萎缩性侧索硬化症、脊髓肿瘤、脊髓损伤、多发性末梢神经炎等。

3. 椎动脉型颈椎病

椎动脉型颈椎病可猝倒发作,并伴有颈性眩晕;旋颈试验阳性;X线片显示节段性不稳定或枢椎关节骨质增生;多伴有交感神经症状;应除外眼源性、耳源性眩晕,以及椎动脉Ⅰ段和椎动脉Ⅲ段受压所引起的基底动脉供血不全;手术前需行椎动脉造影或数字减影椎动脉造影。

4. 交感神经型颈椎病

交感神经型颈椎病临床表现为头晕、眼花、耳鸣、手麻、心动过速、心前区疼痛等一系列交感神经症状,X线片颈椎有失稳或退变,椎动脉造影阴性。

5. 食管压迫型颈椎病

食管压迫型颈椎病临床表现为颈椎椎体前鸟嘴样增生压迫食管,从而引起吞咽困难(经食管钡剂检查证实)。

6. 颈型颈椎病

颈型颈椎病也称局部型颈椎病,是指具有头、肩、颈、臂的疼痛及相应的压痛点,X线片上没有椎间隙狭窄等明显的退行性变,但可以有颈椎生理曲线的改变,椎体间不稳定及轻度骨质增生等变化。

四、如何预防?

1. 纠正生活中不良姿势,防止慢性损伤

颈肩部软组织慢性劳损,是发生颈椎病的病理基础。不良的姿势使颈部的肌肉长期处于一种非协调的受力状态,颈后部的韧带和肌肉易于受到牵拉而劳损,椎体前缘由于相互磨损而增生,颈椎间盘出现老化和慢性劳损,从而继发一系列症状。生活中应做到以下几点。

(1)采取自然端坐位,保持颈部、胸部挺直,头部略微前倾,眼和桌面保持 33 厘米左右的距离;不要扭转、倾斜;工作时间超过

1 小时,应休息几分钟,做颈部运动或按摩。

（2）桌椅的高度要适中,如桌子高或椅子过低,就会使人头部过度后仰和双肩上抬、眼睛和桌面的距离缩短,易造成颈肩部肌肉劳损及视力疲劳和近视;如果桌子过低或椅子过高,则使人过于前倾前屈,更易导致颈项部的劳损。

（3）睡眠时宜以仰卧为主,侧卧为辅,要左右交替,侧卧时左右膝关节微屈对置。由于人体躯干部、双肩及骨盆部横径较大,侧卧时脊柱因床垫的影响而弯曲,如果长期偏重于某一侧卧位,脊柱会逐渐侧弯,轻者醒后腰背僵硬不适,需要起床活动方可恢复正常,重者可发展成脊柱病。不要长时间靠在床上或沙发上看电视、电脑等。

2. 选择合适的枕头

人在熟睡后,颈肩部肌肉完全放松,仅靠椎间韧带和关节囊的弹性来维护椎间结构的正常关系。如果长期用不合适的枕头,会使颈椎处在过伸或过屈的姿势,则此处的韧带、关节囊牵长并损伤,造成颈椎失稳,发生关节错位,进而发展成颈椎病。选择枕头时应注意以下几点。

（1）枕头的外形:枕头的横截面要以中间低,两端高的元宝形或哑铃型为佳;而侧面看,应该是一个贴合颈椎生理曲度的弧形。枕头中间凹陷的部位高度为自己的拳头立起来那么高,两侧突起的部位相当于自己一侧肩膀的宽度。

平卧位的时候,头枕在凹陷处,可以维持颈椎的生理曲度,使颈部的肌肉韧带及颈椎小关节处于最佳的松弛状态,两侧的凸起还可对头颈部起到相对制动与固定作用。在侧卧的时候,头枕在一侧的凸起部位,颈椎仍然能够保持生理曲度。

（2）枕芯的填充物:过硬的枕头受力不会变形,舒适性差;而过于松软的枕头,在睡眠过程中,枕形不易固定,不能对头颈部形成有效支托,达不到保持颈椎生理曲度的要求。理想的填充物,比如荞麦皮或者木棉,由于其轻而松散,容易塑形,可以依据个人头颅大小及颈部长短而调整枕形及高度。需要注意的是,枕头的填充物应满一些,防止使用时间较长后过于松散,以致枕头高度降低。

(3)枕头放置的位置:适合颈椎曲度的枕形,应该沿颈椎到头后枕部形成高隆的曲度,这样才能够保持和适应颈椎正常的生理曲度。如果将头后枕部枕在枕头的最高处,颈椎悬空,颈椎形成过度屈曲,颈周肌肉、韧带、关节束处于紧张状态,椎动脉的通路受阻,可出现睡醒后颈项僵直、头昏、乏力的现象。而枕头垫的过于靠下,头部空在枕头外,呈下颌上扬、颈部后伸的姿势,也不是一个舒适的体位。正确的位置:枕头弧度的最高点正对脖子正后方,而和后枕部相接触的部位低一些、软一些,起到辅助作用,使得头部和肩部都得到枕头的支撑。最佳长度的枕头应超过自己肩宽10~15厘米。

3. 避免头、颈、肩外伤

头颈部的跌扑伤、碰击伤及挥鞭伤均易发生颈椎及其周围软组织损伤,直接或间接引起颈椎病。乘车时应系好安全带并避免在车上睡觉,可适当地扭转身体,侧面向前。急刹车导致头部向前冲,易发生"挥鞭样"损伤(见图8-2)。当上肢提重物时,力量可

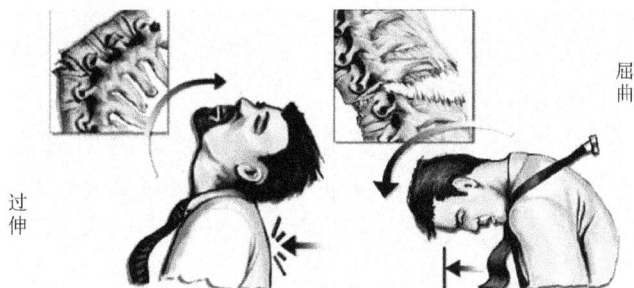

图8-2　"挥鞭样"损伤

以经过悬吊上肢的肌肉传递到颈椎,从而使颈椎受到牵拉,增加了颈椎之间的压力,因此,应避免参加重体力劳动,提取重物等。出现颈肩臂痛时,应首先明确诊断并排除颈椎椎管狭窄,然后才能进行局部轻柔的按摩,但应避免过重的旋转手法。

4. 注意颈部保暖

颈部受风寒常导致肌肉痉挛、僵硬,从而造成落枕、颈椎小关节紊乱和肌肉纤维组织炎,加重颈部板滞疼痛。在秋冬季节,最好穿高领衣服;天气稍热,夜间睡眠时应注意防止颈肩部受凉;炎热季节,空调温度不能太低,避免电风扇和空调直接吹向颈部,忌冷水浴。

5. 防治咽喉炎

急慢性咽喉炎可以刺激邻近的肌肉、韧带或通过丰富的淋巴系统使炎症局部扩散、肌张力降低、韧带松弛,进而使得颈椎内外平衡失调,破坏颈椎部完整性和稳定性而诱发颈椎病。因此,要注意保护咽喉,多喝水,不吸烟,少吃刺激性强的食物(如辣椒、胡椒等),积极预防上呼吸道感染,避免咽喉受到损伤或感染而发生炎症。一旦出现急慢性咽喉炎症状,应及时诊断和治疗,以减轻炎症,减少并发症,防止诱发颈椎病。

6. 控制饮酒,充分补钙

酒精会影响钙质在骨骼中的沉积,引起骨质疏松症、骨质软化症,加速颈椎的退行性变。

另外,中医认为胡桃、山萸肉、生地、黑芝麻、牛骨等具有补骨髓功能。可以适当把这些材料加入餐中,以起到强壮筋骨,推迟骨与脊柱退行性变的效果。

7. 心胸开阔,避免压抑感情

长期压抑感情、遇事不外露、多愁善感的人易患神经衰弱,神经衰弱会影响骨关节及肌肉休息。长此以往,颈肩部容易疼痛。所以,平时要保持乐观向上的好心情。

8. 加强锻炼,增强体质

(1) 5分钟的颈椎操:端坐,全身不动,单头部运动,分别做低头、抬头、左转、右转、前伸、后缩以及顺、逆时针环绕动作。每次坚持5分钟,动作要轻缓、柔和。可缓解疲劳,加强肌肉、韧带及肌腱等组织的韧性及抗疲劳能力,增强颈段脊柱的稳定性,提高颈肩顺应颈部突然变化的能力。

(2) 两种按摩的方法:①脖子后面,从头颅底端到躯干上部这一段分布着百劳穴的3个点。在不遗余力工作时,不妨抽出短短几分钟来按摩这3个点,即刻缓解颈椎疲劳,放松全身。②两手手指互相交叉,放在颈部后方,来回摩擦颈部,力度要轻柔,连续摩擦50次,颈部发热后,会有很放松和舒适的感觉。

(3) 做户外运动:根据不同的年龄和体质条件,选择一定的运动项目,如游泳、慢跑、打球、跳舞、做瑜伽、打太极拳等,避免过于激烈、幅度大的运动。

9. 中药热敷

将小茴香些许、盐半斤一起炒热,装入布袋,放在颈背部热敷30分钟,每天1次。可改善颈背部血液循环,缓解肌肉痉挛。注意:请勿温度太高或时间过久 。此外,针灸的效果更佳。

五、如何治疗?

1. 药物治疗

可根据病情选用不同种类的药物和治疗方式:口服非甾体类消炎药、止痛药、肌肉松弛药、神经营养药或舒筋活血中药等,或采取局麻药、皮质类固醇注射。

2.运动疗法

各型颈椎病症状基本缓解或呈慢性状态时,可开始医疗体操以促进症状的进一步消除及疗效巩固。症状急性发作期,宜局部休息,不宜增加运动刺激。有较明显或进行性脊髓受压症状时禁忌运动,特别应禁忌颈椎后仰运动。椎动脉型颈椎病患者颈部旋转运动宜轻柔缓慢,幅度要适当控制。可做简单的颈椎病防治操,每天1~2次,每次10~20分钟。

(1)左顾右盼8~16次。预备姿势:分腿站立,与肩同宽,双手叉腰。动作:头缓缓向左旋转至最大限度,稍停片刻即还原,头缓缓向右旋转至最大限度,稍停片刻再还原。站姿和动作见图8-3。

(2)前俯后仰8~16次。预备姿势同上。动作:抬头望天至最大限度,稍停片刻即还原,低头看地至最大限度,稍停片刻,再还原成预备姿势。

(3)耸肩颈24~32次。预备姿势同上。动作:手臂自然下垂,肩部用力向上耸起,再后旋放下(见图8-4)。

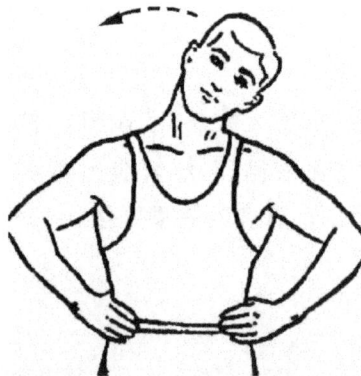

图8-3 左顾右盼站姿和动作　　图8-4 耸肩颈动作

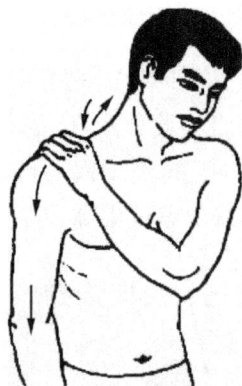

(4)回环摇头16~24次。预备姿势:分腿站立,两手叉腰,头颈和全身放松。动作:头部缓慢大幅度环转运动,以先顺时针后

逆时针作为 1 次,反复交替进行。做该动作时,如有眩晕即停止。

3. 牵引治疗

在过去,"牵引"是治疗颈椎病的首选方法之一,但近年来发现,许多颈椎病患者在使用"牵引"之后,特别是那种长时间使用"牵引"的患者,颈椎病不但没有减轻,反而加重。牵引不但不能促进颈椎生理曲度的恢复,相反牵引拉直了颈椎,弱化了颈椎生理曲度,故颈椎病应慎用牵引疗法。

4. 手法按摩推拿疗法

手法按摩推拿疗法是颈椎病较为有效的治疗措施。它的治疗作用是通过缓解颈肩肌群的紧张及痉挛,恢复颈椎活动,松解神经根及软组织粘连来缓解症状。脊髓型颈椎病禁止重力按摩和复位,否则极易加重症状,甚至可导致截瘫,即使早期症状不明显,一般也推荐手术治疗。

5. 物理疗法

在颈椎病的治疗中,物理疗法可起到多种作用。一般认为,急性期可行离子透入、超声波、紫外线或间动电流等治疗;疼痛减轻后用超声波、碘离子透入、感应电治疗或其他热疗。

6. 温热敷

用热毛巾和热水袋局部外敷,可改善血液循环,缓解肌肉痉挛,消除肿胀以减轻症状,有助于手法按摩推拿治疗后使颈椎稳定。急性期患者疼痛症状较重时不宜温热敷治疗。

7. 手术治疗

对颈椎病诊断明确,神经根压迫症状严重,保守治疗后症状无明显好转者应采取手术治疗;而对于脊髓型颈椎病患者(主要表现为双下肢走路无力、步态不稳等症状),则应尽早实行手术治疗,以获得良好的恢复效果,因这类患者的治疗效果与神经压迫时间长短有密切关系,而保守治疗无效或疗效不巩固。对于反复发作的其他类型颈椎病患者,应考虑手术治疗。

主要手术方法有以下两种。

(1) 颈前路手术:即在脖子前面进行的手术。目前,大部分颈前路手术都是微创技术,手术切口小,术后恢复快。手术主要切除突出变形的椎间盘,对于伴有骨质增生者还要去除增生的骨赘及两侧钩椎关节,以免残留可能的致压物。正常结构切除后的重建物多种多样,大多使用钢板和融合器来重建颈椎的高度和稳定性。

(2) 颈后路手术:即从脖子后方进行的手术,适用于多节段颈椎病、伴椎管狭窄或后纵韧带骨化者。后路手术主要通过切除全部或部分后方的椎板来达到间接减压的目的,手术风险比前路要小,暴露简单,对于颈椎本身生理曲度存在的患者来说疗效较好。尽管后路手术对于颈椎正常生理结构的影响相对较小,但也需要内植物来重建颈椎的稳定性。

六、如何护理?

1. 术前

(1) 一般准备:①术前备皮,颈椎后路手术需剃净后枕部头发,操作时防止损伤皮肤;②常规配血;③完善各项检查;④术前常规禁食、禁饮,练习床上大小便;⑤为预防感染,术前给予有效抗生素。

(2) 呼吸功能锻炼:术前3天开始进行深呼吸咳嗽训练。①缩唇呼吸:指导患者在嘴唇半闭时呼气,类似于吹口哨的口型。该方法包括小量吸气和长时间缩唇呼气。呼吸按节律进行,吸气与呼气时间比为1:2或1:3,尽量将气体呼出。同时呼吸次数较平时减慢,每分钟8～10次。每次训练15～20分钟,每天3～4次。②咳嗽训练:鼓励患者积极咳嗽、咳痰,咳嗽时按住胸部,嘱其深吸气,用爆发力使肺深部痰液咳出,每天3次。

（3）唤醒试验练习：术前训练患者听命令动脚趾,以便术中及术后能正确理解医务人员的命令动脚趾,以及时发现脊髓有无损伤,减少神经系统的并发症。

（4）颈托的佩戴方法：术前讲解使用颈托的目的,并演示正确使用方法,便于患者及其家属术后正确使用。佩戴时患者先取侧卧位,操作者用双手牵拉患者头部,将颈托后半部置于患者颈项后面;患者再取平卧位,操作者将颈托前半部置于患者颈部,使颈托前后边缘重叠,用固定带系紧。取下时患者先取平卧位,按与佩戴程序相反的顺序取下。术前3天开始训练,每天3次,每次30分钟。

2. 术后

（1）一般护理：患者术毕即戴颈托。搬动患者时,必须有专人双手扶持患者头颈部并轻轻牵引,另外3人站于患者右侧,保持颈、胸、腰椎体在同一轴线上,并保持患者呼吸道通畅。平卧不垫枕头,头部两侧用沙袋固定。

（2）呼吸道护理：患者术后由于全身麻醉插管和牵拉关系,可出现咽部不适、吞咽和呼吸困难,症状轻的患者一般都能自愈。对于颈前路手术的患者尤其需要注意观察伤口渗血情况及呼吸频率、节律,以便及时发现异常。术后第1天开始鼓励患者做深呼吸及咳嗽动作,常规进行雾化吸入,每天2次,以解决痰液黏稠和咽部刺激问题,防止喉头水肿及肺部并发症的发生。

（3）引流管护理：保持引流管的通畅,避免扭曲、受压、滑脱。观察引流液的颜色、量及性质变化。如引流液量突然增多,颜色鲜红,应立即告知医护人员。

（4）体位护理：在患者平卧6小时后开始翻身,每2小时协助患者翻身1次,操作时必须有专人双手扶持患者头颈部并轻度牵引,进行轴向滚动式翻身,保持颈、胸、腰椎体在同一轴线上。先将患者双膝屈曲,一手置其肩背部,另一手置于臀部,翻向一侧,背部垫枕。嘱患者不可强行自主翻身。

(5)皮肤护理:卧床患者骨突处予以保护,可采用气垫床,定时变换体位,预防压疮的发生。

(6)早期功能锻炼:术后尽早进行功能锻炼,每天数次进行上肢、下肢和手的小关节活动,保持各关节良好的功能位。

(7)居家护理要点:加强四肢的功能锻炼,睡眠时注意枕头的高度,不可过高,术后定期复查。

(杨爱玲　严洁琼)

第二节　腰椎间盘突出症

一、什么是腰椎间盘突出症?

腰椎间盘突出症(lumbar disc herniation,LDH)是因腰椎间盘的纤维环破裂、髓核组织突出,刺激或压迫硬膜囊和神经根,从而引起腰腿痛和神经功能障碍的一种综合征。有马尾神经损害者,出现马鞍区感觉异常和大小便功能障碍,严重者可致截瘫。该病是骨科(特别是脊柱外科)的常见病、多发病,是引起腰腿痛的重要病因。

二、为什么会发生腰椎间盘突出症?

国内外许多学者对腰椎间盘突出症的病因学进行了广泛深入的研究,提出了椎间盘退变、损伤、遗传因素、妊娠、免疫、生理结构以及生物进化因素等多种学说。一般认为,导致腰椎间盘突出症的原因有内因,也有外因。内因主要是腰椎退行性病变;外因则有外伤、劳损或过劳、受寒、受湿等。

1. 退行性病变

腰椎是人体负重、活动的枢纽，呈生理性前凸，椎间盘前厚后薄。随年龄增长，纤维环及髓核的含水量逐渐降低，蛋白黏多糖的量也逐年下降，胶原纤维逐渐溶解，髓核也会失去弹力及膨胀性能，这样就易使腰椎间盘在受外力时发生萎缩、弹性减弱等退行性病变，髓核也可能从纤维环薄弱处外突（见图 8-5）。

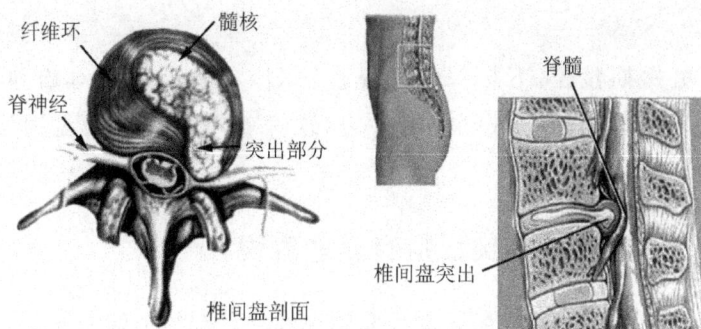

图 8-5　髓核从纤维环薄弱处外突

2. 过度负荷

从事重体力劳动或举重运动的人，常因腰部负荷过重造成椎间盘早期退变。当椎间盘退变时，脊柱负重 100 千克可使椎间隙压缩 1.5～2.0 毫米，向侧方膨出 1 毫米，即导致椎间盘纤维环破裂。

3. 损伤

由于腰椎排列呈生理性前凸，椎间盘前厚后薄。当患者腰部损伤、跌伤、闪挫等时，椎间盘髓核向后移动，导致椎间盘突出。

4. 长期震动

汽车和拖拉机驾驶员在驾驶过程中，长期处于坐位和颠簸状态,椎间盘承受的压力较大,长期反复椎间盘压力增高,可加速椎间盘退变或突出。

5. 受寒

不少腰椎间盘突出症患者,无外伤史或劳损史,只有受寒、着凉史。其原因可能是椎间盘有发育上的缺陷。受寒使腰背肌肉痉挛和小血管收缩,影响局部的血液循环,进而影响椎间盘的营养;同时,肌肉的紧张痉挛,可增加对椎间盘的压力,特别对于已有变性的椎间盘,可造成更进一步的损害,致使髓核突出。

6. 妊娠

妊娠期盆腔、下腰部组织充血明显,各种结构相对松弛,而腰骶部又承受较平时更大的重力,这样就增加了椎间盘损害的机会。

三、腰椎间盘突出症有哪些表现?

腰椎间盘突出症的表现主要体现在症状和体征两方面。

1. 症状

(1)疼痛:是腰椎间盘突出症的主要症状。①腰背痛:椎间盘突出刺激外层纤维环及后纵韧带中的窦椎神经纤维,引起疼痛;椎间盘突出较大,刺激硬膜可引起硬膜痛。疼痛性质一般为钝痛、刺痛或放射痛;疼痛感觉部位较深,定位不准确。临床可表现为急性腰痛、慢性持续性腰痛或反复发作性腰痛。②坐骨神经痛:腰椎间盘突出症以 $L_{4\sim5}$ 及 L_5S_1 多见,所以坐骨神经痛为常见症状。这种疼痛呈放射性,多为单侧,腹压增加(如咳嗽、打喷嚏、大小便等)可使疼痛加重。③下腹部或大腿前侧痛:高位腰椎间盘突出症刺激压迫腰丛神经根(L_1、L_2、L_3),患者可出现相应神经根支配的腹股沟区大腿内侧疼痛。低位腰椎间盘突出可引起腹股沟区内侧及会阴部牵涉痛。

（2）间歇性跛行：为髓核突出后，继发腰椎管狭窄所致。

（3）麻木：肢体麻木主要是突出的椎间盘刺激压迫了脊神经根内的本体感觉和触觉纤维，其范围取决于受累神经根。麻木与神经根受压程度无密切关系，但肌力下降者麻木较重。

（4）肌肉瘫痪：腰椎间盘突出压迫神经根较严重时，患者可出现神经麻痹、肌肉瘫痪。

（5）马尾神经症状：中央型髓核突出大，压迫突出平面以下的马尾神经，主要表现为会阴麻木、刺痛，排便及排尿障碍，阳痿及双下肢坐骨神经受累症状。严重者可出现大、小便失控及双下肢不全性瘫痪。

2. 体征

（1）步态：急性期或神经根压迫明显的症状较重患者，可出现身体前倾而臀部突向一侧的姿态性跛行。

（2）腰椎生理曲度改变：脊柱侧突，多数突向患侧，也可突向健侧，主要是与突出物和神经根的相邻关系有关。腰椎生理性前凸减少、消失，甚至后突。

（3）压痛和叩痛：压痛点位于棘突旁侧2厘米，压痛点基本与病变椎节相一致，重压后可沿坐骨神经向下肢放射。叩痛以棘突处最明显。

（4）直腿抬高试验：一般以70°为正常和异常的分界线。60°～70°为弱阳性（＋），30°～59°为阳性（＋＋），＜30°为强阳性（＋＋＋）。抬举角度越小，其临床意义越大，但对不同职业的患者应细心分辨。

（5）屈颈试验：患者取站立，或仰卧，或端坐，检查者将手置于患者头顶，并使其前屈，如患侧下肢出现放射痛，则为阳性。椎管型腰椎间盘突出症患者阳性率可＞95％。

（6）股神经牵拉试验：患者取俯卧位，髋和膝关节完全伸直，将下肢抬起使髋关节过伸,如出现患肢大腿前方放射痛,则为阳性,提示 $L_{3\sim4}$ 椎间盘突出。

(7)伸趾试验:伸趾肌力减弱,提示 $L_{4\sim5}$ 椎间盘突出。

(8)腱反射:膝反射减弱或消失,提示 $L_{3\sim4}$ 椎间盘突出;跟腱反射减弱或消失,提示 L_5S_1 椎间盘突出;而 $L_{4\sim5}$ 椎间盘突出时,膝反射、跟腱反射往往正常。

(9)感觉异常:受累神经根分布区可出现感觉过敏、减退或消失。如 L_4 神经根受损时,大腿前内方和膝内侧感觉障碍;L_5 神经根受损时,足背内侧及拇趾感觉障碍;S_1 神经根受损时,足底及足背外侧感觉障碍。

四、如何预防?

中医学认为:"久坐伤肉,久立伤骨,久行伤筋。"过度劳累、跌扑、闪挫都可致筋骨受损,伤及脊柱经脉使局部瘀血,经脉受阻,气血运行不畅,不通则痛,故出现腰部疼痛伴下肢放射痛。在失去腰部肌肉保护的情况下,人们在日常生活中的不良习惯(如过度负重、长期姿势不良、久坐久站、久睡弹簧床、低姿势劳动、弯腰久坐)及急性损伤等突发性事件极容易造成椎间盘突出。虽然腰椎间盘的退化是不可避免的生理现象,但人们只要在日常生活中加以足够的重视,就能减少患上腰椎间盘突出症的概率。

1. 正确姿势

在日常生活中,尤其是重体力劳动者,一定要从思想上注重自护,注意活动安全。弯腰取物时,一定要屈髋关节和膝关节,搬重物时应尽量使身体靠近物体,特别是从地上搬东西时应先蹲下,慢慢直膝、直髋,再直腰。物体的重心贴近身体中线。尽量减少弯腰,脊柱保持垂直站起,不要东歪西倒,充分减轻腰椎间盘承受的压力,避免腰椎受伤,致椎间盘突出。当手上提重物时,手臂应伸直下垂,尽量使物体靠近身体,尽量用大腿的力量来支撑重物,而不用手臂来支撑,手只是起到挂钩的作用;手举重物向上时,身体要保持正直,不要扭曲。如果需要转身,不能只靠腰来转动,而应以脚步的移动,来带动身体的转动。取物姿势的正误可见图8-6。

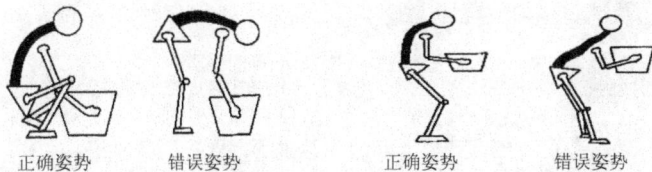

正确姿势　　　错误姿势　　　　　正确姿势　　　错误姿势

图8-6 取物的正确姿势与错误姿势

2. 良好生活方式

尽量做到起居舒适,御寒防湿,合理膳食,多食滋补肝肾的食物,患者一般可食用胡桃、瘦肉、骨头汤、山芋肉、黑芝麻等补肝肾、强筋骨食物,以及新鲜水果、蔬菜、豆类食品,保持大便通畅。坚持每天步行30~40分钟;常做爬山活动,增强腰肌、背肌力量,有利于保护腰椎。老年人尽量睡木板床,睡姿以侧卧位最好,并要保持胸腰部的脊柱伸直,以利于椎间盘的稳定,平卧位时腰下可垫3~5厘米的腰枕。不宜久穿硬底鞋、高跟鞋,尤其是肥胖或年老者。应多穿质地柔软、舒适轻便的布鞋或软底鞋。不宜睡弹簧床,尤其是患有腰肌劳损、脊柱骨质增生等疾病的老年人。腰带宜松不宜紧,若腰束得太紧,腹主动脉和下腔静脉会受到压迫,引起血液循环障碍。腰椎局部长期缺血、缺氧,容易造成腰椎损伤。

3. 劳逸结合

长期做文案工作的人,应避免久坐久站。工作中,要坚持正确的坐姿(见图8-7),挺胸直坐。俗语说得好"姿势好,腰疼少""姿态正,不生病"就是这个道理。参加生产劳动要注意轻重、时间长短;注意劳逸结合,劳休得当。特别是患有腰椎间盘突出症者,为预防腰椎间盘突出症复发,尽量一个阶段不要做既弯腰又转腰的动作(如弯腰搬物、拖地、扫地等),同时避免长时间腰部一个姿势工作或劳动。

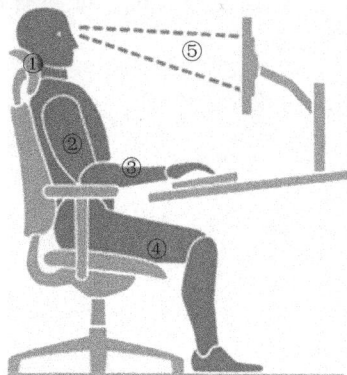

正确的坐姿:
1. 身体向后倾,颈部靠扶托;
2. 手臂自然下垂,放于椅子托手;
3. 手与键盘平行;
4. 膝盖微高于座椅;
5. 屏幕略低于视线

图 8-7　正确的坐姿

4. 适当健身

散步是中老年人最安全的有氧代谢运动,每天以行走 5 千米为宜,可在平坦、宽阔的地面上行走,也可在盲人道上漫步。做操、打太极拳、"光脚跳"等也是很好的体育锻炼。活动时间以太阳升落时间为好。动作要由慢到快,循序渐进,做到"玩乐不伤神,运动不过量"。适当的锻炼不但强筋壮骨,而且对心肺功能、活动功能也有极大裨益,对人体的健康也有帮助。

5. 干预训练

(1)半俯卧撑:患者取俯卧位,用双上肢支撑身体,在撑起上半身的基础上,将脊椎腰段尽可能后伸,做半俯卧撑动作,将此动作维持 5～10 秒,坚持做 10 次。

(2)俯卧抬腿:患者取俯卧位,将两侧下肢交替抬高做俯卧抬腿训练,将此动作维持 5～10 秒,坚持做 10 次。

（3）板桥运动：患者取仰卧位，用头、双肘及臂支撑身体，挺胸，使脊椎的胸腰段后伸做板桥运动，将此动作维持 5～10 秒，坚持做 10 次。

嘱患者由易到难、由少到多进行上述动作，每天上、下午各进行一次。

6. 合理性生活

一般来说，腰椎间盘突出症与性功能关系不大，所以患者的性生活功能往往良好。但是，中、重度的腰椎间盘突出症，腰部的活动会受到限制，因此建议中、重度患者尽量减少，或停止一段时间的性生活。假如患者进行的是手术治疗，应停止 3 个月以上的性生活，以保证疗效的持续和身体的健康恢复。

7. 积极控制慢性病

禁止吸烟，自觉规避相关危险因素。高血压、糖尿病等慢性疾病往往会损伤血管、缩小血管内径，进而影响局部血运代谢平衡；另外，尼古丁会加速收缩椎间盘毛细血管，进而影响椎间盘局部代谢。

五、如何治疗？

依据临床症状的严重程度，采用非手术或手术治疗。

1. 非手术治疗

非手术治疗主要适用于：①年轻、初次发作或病程较短者；②休息后症状可自行缓解者；③X 线检查无椎管狭窄者。非手术治疗方法主要有如下几种。

（1）绝对卧床休息：当症状初次发作时，立即卧床休息。大、小便均不应下床或坐起，这样才能有良好的效果。卧床 3 周后带腰围起床活动，3 个月内不能做弯腰持物动作。腰围保护时间要适当。佩戴腰围的同时,必须加强腰背肌锻炼,以增加脊柱的内在稳定性。长期使用腰围而不锻炼腰背肌,反而会因失用性肌萎缩带来严重的不良后果。此方法简单有效,但难以坚持。

（2）持续牵引：采用骨盆牵引可使椎间隙略为增宽,减少椎间盘内压,扩大椎管容量从而减轻对神经根的刺激或压迫。腰椎牵引治疗对于年轻、轻症、初次发病的患者较适用,如牵引后反而症状加重,应立即停止牵引,采用其他治疗方法,以防止加重对神经根的损害。一般一次牵引治疗后,患者需卧床半小时以上再活动,效果明显。另外,孕妇、高血压和心脏病患者禁用。

（3）物理疗法：可改善血液循环,增强组织代谢和营养,促进炎性水肿吸收及血肿消散,松解粘连作用,并可缓解肌肉痉挛,改善小关节功能。可根据病情选用红外线、远红外、超短波、激光、高频、中频治疗仪等进行治疗。

（4）推拿、按摩：可使痉挛的肌肉松弛,进一步减轻椎间盘压力。用按摩、揉摩、按压、拿捏、叩击、拍打等手法,手法的选择和操作正确是疗效的基本保证。因此,操作手法选择必须适宜,否则不但事倍功半,甚至还会加重病情。

（5）拔罐疗法：包括留罐、闪罐、走罐和针罐等。①留罐：在治疗部位上留置一定时间,一般留罐 10～15 分钟,大而吸力强的火罐 5～10 分钟,小而吸力弱的时间宜长些。②闪罐：火罐吸住后,立即拔下,反复多次,以皮肤红为度。③走罐：在治疗部位和火罐口的边缘,薄薄地涂一层凡士林等油类或水,火罐吸住皮肤后,一手扶罐底,一手扶罐体,在皮肤上、下、左、右慢慢移动,到皮肤潮红或出现瘀血时止。④针罐：即扎上针后再拔罐,以增强疗效。此为机械刺激或温热刺激作用,注意事项较多,使用应谨慎。

（6）小针刀疗法：对于腰椎间盘突出症伴有腰部肌肉痉挛、疼痛,或腰部神经因肌肉筋膜痉挛受到卡压而疼痛麻木者,可用小针刀治疗。有学者用小针刀切割椎间孔出口被卡压神经根的韧带,以缓解疼痛,取得了较好效果,但非经验充足者不要轻易尝试。

(7)药物治疗:治疗药物有非甾体类抗炎药、脱水剂、神经营养药等。

(8)皮质激素硬膜外注射:皮质激素是一种长效抗炎剂,可减轻神经根周围的炎症、粘连。常用长效皮质类固醇制剂加2％利多卡因行硬膜外注射,每7～10天1次,3次为一疗程。间隔2～4周后可再用一疗程,如无效则无须再用此法。

(9)髓核化学溶解法:本方法是将胶原蛋白酶注入椎间盘内或硬脊膜与突出的髓核之间,利用这种酶选择性溶解髓核和纤维环(基本不损害神经根),使椎间盘内压力降低或突出髓核缩小,最终达到缓解症状的目的。这种酶是一种生物制剂,故有产生过敏反应可能;或因局部刺激导致出血后发生粘连,再次影响神经根的功能,这都需要重视。

2.手术治疗

对于已确诊的腰椎间盘突出症患者,经严格非手术治疗无效或马尾神经受压可考虑行髓核摘除术。手术治疗有可能发生椎间盘感染、血管或神经根损伤,以及术后粘连症状复发等并发症。近年来,微创外科技术的应用使手术损伤减小,且取得了良好效果。

六、如何护理?

1.术前护理

(1)心理护理:根据患者的思想状态,进行精神上的安慰、支持、疏导,使患者感受到被尊重、被关爱。与患者多交谈,对患者不良心理及时疏导,并利用成功手术的实例来安慰患者,增加患者的安全感,清除患者的紧张、恐惧等情绪。同时,向患者交代手术的必要性、预后和可能发生的并发症,以及术后恢复过程的注意事项。患者做好充分的心理准备,以良好的心境接受手术。

(2)饮食护理:由于患者在急性期有明显的腰痛,需卧床休息,且活动受限,大部分出现食欲降低、胃肠功能下降、便秘等症状,因此应指导患者多进食清淡、易消化的食物,多食新鲜水果、蔬菜。在进食后可用手环形按摩腹部 20～30 分钟,以促进肠蠕动。告诉患者多饮水,少吃或不吃油炸、不易消化食物,以防止便秘。有烟酒嗜好的患者,要戒烟戒酒;糖尿病患者要严格控制饮食,避免血糖波动;高血压患者宜低糖低脂饮食。

(3)腰背肌锻炼及床上排便训练:术前指导患者进行腰背肌功能锻炼,使患者掌握锻炼的方法,有利于术后腰背肌锻炼的顺利开展和患者出院后功能锻炼的继续。术前练习床上大小便,防止因术后不习惯在床上大小便而发生尿潴留或便秘。应向患者讲明这些训练的必要性,使患者能主动按要求进行练习。

(4)体位护理:术前需要指导患者进行体位练习,帮助患者提高耐受能力。方法:患者取俯卧位,头偏向一侧,头下垫一软枕,两臂上举,前屈置于头部两侧,腰部两侧垫软枕。术前 3 天开始练习,每天数次,由少到多,循序渐进,直到能坚持 2～3 小时。这可使患者耐受术中体位,放松肌肉,为手术定位提供有利的条件。

(5)皮肤准备:术前 1 天备皮,保持手术区域皮肤无破损,再用肥皂水反复擦洗,彻底清洁手术部位。

2. 术后护理

(1)体位护理:良好的体位能保持各组相拮抗的肌群作用平衡,避免过度伸张或屈曲,各关节、韧带也能相应地保持稳定,不过度牵拉。在行体位护理时,应遵循人体力学的原理,使患者舒适,防止并发症,并利于功能恢复。一般术后平卧 6 小时,压迫手术切口,减少渗血,减轻麻醉反应,以达到止血的目的。翻身是患者保持舒适卧位必不可少的活动,也是患者术后最早的活动。遵循平轴翻身原则,翻身时两手用力要均匀,肩、胸、腰、臀一致,避免拖、拉、推动作。侧卧位时背部用枕头顶住,两膝间垫一小枕。白天 2～3 小时翻身 1 次,夜间 3～4 小时翻身 1 次,平卧位与侧卧位互相交替,保持床单位整洁、干燥,按摩骨隆突处,预防褥疮的发生。

(2)生命体征的监测:采用多功能监护仪监测血压、脉搏、呼吸、血氧饱和度并做好记录,观察患者的面色及麻醉平面,确认有无头晕、头痛、恶心、呕吐,并检查四肢感觉运动功能。如发现异常,及时与医生联系。

(3)切口及引流管护理:切口加压包扎,密切观察敷料渗出情况并及时更换,保持引流管通畅,经常挤压引流管,防止引流管受压、扭曲。妥善固定引流管,在无菌操作下每天更换引流袋 1 次,并观察引流液的量、颜色、性质,详细记录。手术当日引流液为红色血性液,引流量＞100 毫升属正常情况,如有异常及时通知医生。术后 24～72 小时引流量≤50 毫升可拔管。

(4)观察脊神经功能:脊柱保护着人体的中枢神经。脊柱的稳定性靠前纵韧带、椎间盘环状韧带、后纵韧带、黄韧带、小关节突韧带、棘间韧带、棘上韧带维持。手术经椎间开窗,切除部分关节突,破坏了腰椎后柱及中柱的结构,易引起腰椎不稳。手术牵拉可能造成脊髓损伤。因此,术后 72 小时应严密观察患者双下肢感觉运动功能及肢体运动的恢复状况,明确有无感觉和运动障碍,特别是远端足趾伸屈功能,如发现异常情况,及时与医生取得联系。

(5)术后疼痛的护理:由于腰部肌肉丰富,手术切口较大,卧位时承受的压力过大,因此术后疼痛成为困扰患者的最大问题。术后去枕平卧的 6 小时内,可用软枕垫肩的方法交替进行双下肢屈髋、屈膝,以缓解腰肩部肌肉的疲劳。术后应用"止痛泵"的患者,因药物作用导致睡眠较多,要注意按时翻身。一般手术后患者当天可应用 1～2 次止痛药,凌晨 1 时左右往往是患者疼痛最厉害的时候，要加强巡视，及时给予止痛药物。

（6）大小便护理：麻醉或手术创伤可能直接或间接损伤自主神经，术后易引起便秘或腹胀，因此术后应指导患者进食清淡、易消化、含粗纤维、营养丰富的食物，可沿结肠走向按摩，刺激肠蠕动以促进排便。对于留置导尿管者，应每天消毒尿道口，同时夹闭尿管，每2～3小时放尿一次，或膀胱区膨隆、有尿意时开放尿管，排空膀胱，可防止膀胱容量变小，有利于自主排尿功能的恢复。

（7）康复训练：在术前指导的基础上，指导患者进行康复训练，充分发挥患者的主观能动性，积极主动配合训练，遵循尽早锻炼、循序渐进、持之以恒的原则。一般在术后第2天，在不影响脊柱稳定性的情况下，指导患者做直腿抬高运动并活动膝踝关节及双下肢，防止术后神经根粘连。初次抬高从30°开始，每天3～5次，每次10～15分钟，持续做5～10遍，以后逐渐增加度数和次数。术后1周指导患者做腰背肌和腹肌训练，即背伸和挺胸活动，以增加脊柱的内在稳定性和腰背肌张力，防止肌肉失用性萎缩。应密切观察患者腿痛的变化及恢复情况，并经常询问患者双下肢的感觉，有疼痛或疼痛加重时要求患者暂停活动。术后下床活动的时间应根据椎间盘突出的类型和手术方式而定。患者下床活动时应佩戴腰围，活动时双手支撑腰部保持挺胸伸腰位，以保护腰部，减轻腰椎间盘的压力，禁止久坐、久站，坐、站时间以感觉不到疲劳、不加重腰痛为原则。康复训练的方式有如下几种。①仰卧伸腿：仰卧位抬腿向上，不要屈膝，尽量将腿抬高，左右腿交替。②抱膝触胸：仰卧位双膝屈曲，手抱膝使其尽量靠近胸部，然后放下，上下运动。③五点支撑：仰卧位双膝屈曲，以足跟、双肘、头部当支点，抬起骨盆，尽量使腹部高于膝关节，然后缓慢放下，一起一落为一个动作。④三点支撑：仰卧位，枕部、双足为支点，向上挺胸、挺腹，尽量使腰背部离开床面。⑤飞燕式：俯卧位，双下肢并拢，双手分开置于身体两侧并同时伸直及抬头，双手后举，以腹部为支点,形似飞燕。⑥挺腰伸展:两脚分开,两手向上高举,两臂伸直并尽量后伸,腰部挺直,然后双臂慢慢放下,来回运动。⑦后踢抬腿:双手扶椅背,向后踢腿,尽量将腿踢高,左右腿交替进行。⑧直立踢腿:身体直立,双手叉腰,尽量向前向上踢腿,左右腿交替进行。⑨向后慢走:身体直立,双手扶腰,向后慢走,注意腿伸直。功能锻炼宜从简单动作开始,活动量从小到大,每次锻炼10~30分钟,每个动作连续5~10次,以身体能够承受为宜。

(8)居家护理:告知患者要注意保暖,特别注意腰腿避寒;注意休息;坚持进行腰背肌锻炼,保持腰部良好状态。在平时生活中应注意:①坐位时腰部贴紧椅背,站立时勿弯腰拱背,保持正常腰椎前凸;②长时间保持单一姿势或长期重复单调工作时,要注意定时改变姿势和体位,做简单的放松运动,以缓解对腰椎间盘的压力;③避免腰部突然受力,不要搬运重物,如用手提重物时,应先屈膝,避免弯腰用力。出院后继续卧硬板床,坚持腰背肌及肢体功能锻炼,早期尽量不做上身下屈及左右过度扭曲的动作,减少脊柱的活动,6个月内避免进行扛物、挑担等重体力活动,定期复查。

(杨爱玲　黄丹凤)

第三节　骨关节炎

一、什么是骨关节炎?

骨关节炎是一种以关节等结构退行性病变为基础的常见病和多发病,多见于中老年人群。可发生于膝关节、髋关节、腰椎关节、颈椎关节和手关节等多个部位,严重影响患者的身体健康和生活质量。因此,加强关节防护,防治骨关节炎的发生与发展尤为重要。

从病因而言,骨关节炎是因机械性和生物性因素作用,破坏了关节软骨细胞、细胞外基质和软骨下骨的正常合成与降解偶联而造成的一种关节疾病。

从病理改变而言,骨关节炎主要侵害关节软骨、骨和滑膜组织。表现为关节软骨进行性变性,关节软骨损伤、破坏,关节边缘和软骨下骨反应性增生,骨赘形成,关节间隙变窄,甚至关节腔消失。因此,它是一种以关节软骨变性、破坏及骨质增生为特征的慢性关节病。

二、引起骨关节炎的因素有哪些?

1. 年龄

骨关节炎常在中年以后发生,常见于 65 岁以上人群。50 岁以上男性和 40 岁以上女性的发病率显著增加。有数据表明,我国 50 岁以上人群的发病率为 50%,65 岁以上女性和男性的发病率则分别在 90% 和 80% 以上,而 25~34 岁人群的发病率仅为 0.1%。因此,年龄是骨关节炎最为明显的危险因素。

2. 创伤

(1) 关节创伤:累及关节的骨折,一般关节软骨面有创伤。关节软骨光滑又透亮(称为玻璃软骨),损伤后很难再生修复,常由比它低一等的纤维软骨代替,由于纤维软骨没有玻璃软骨那么光滑,在关节活动中,较易发生关节炎。相反,避免关节损伤,则可以明显降低骨关节炎的发病率。

(2) 积累损伤:如过度劳累,可致关节退变加重,过早发生骨关节炎。特别是反复冲击性负荷运动,对关节软骨的损伤较为严重。

3. 肥胖

体重的增加可明显地增加膝关节骨关节炎的发病率。肥胖是除了年龄因素外造成膝关节骨关节炎的最显著危险因素。肥胖导致骨关节炎的主要原因是增加了关节（包括关节软骨）的机械应力。

4. 女性

骨关节炎以女性多见，女性和男性发病率比例为 2 : 1。骨关节炎在影响女性健康的疾病排名中居第四位，而在影响男性健康的疾病排名中则居第八位。女性比男性更易发生膝关节骨关节炎。造成女性骨关节炎发病率高的原因可能是雌激素对关节软骨代谢的影响，以及女性关节损伤风险相对较高。

5. 先天性畸形或发育性缺陷

先天性畸形或发育性缺陷等作为局部因素影响关节形态，从而增加关节软骨的局部应力，引发骨关节炎。这一危险因素对髋关节的影响最大，如髋关节先天性脱位等疾病可由于骨坏死导致关节表面形态改变，从而引发骨关节炎。

6. 废用

关节经常活动时，由于功能的需要，关节囊分泌的关节润滑液和软骨在负载时挤出的关节液对关节活动起到润滑的作用。关节润滑液也是软骨的营养来源。关节软骨内没有血管，其营养依靠关节液维持和供给。关节活动和负载，使关节液不停地循环，并营养软骨。如果关节被固定或经常不活动，则关节润滑液分泌减少，软骨会因无功能活动的刺激而逐渐萎缩，从而导致关节软骨退化，而软骨退化就是骨关节炎的表现之一。

7. 感染性关节炎

感染导致的关节滑膜炎会引发骨关节炎。这种继发的骨关节炎实质上是感染性关节炎的一个后遗症。

8. 代谢异常

代谢性疾病可损伤软骨细胞,直接或通过增加软骨基质硬度间接导致软骨退化,从而引发骨关节炎。此外,软骨细胞代谢活性改变也属于骨关节炎代谢异常方面的危险因素。

9. 内分泌异常

部分内分泌异常疾病是继发性骨关节炎的发病因素。

10. 关节及周围软组织本体感觉缺陷

位置觉、运动觉和负重觉称为关节及周围软组织的本体感觉,因位置较深,又称深部感觉。关节及周围软组织本体感觉缺陷与骨关节炎互为因果。

需要特别提出的是,骨关节炎的发生一般不会是单一危险因素的结果,而往往是上述多个因素互相作用所致。骨关节炎的发病危险因素分为全身性和局部性因素,骨关节炎往往是在全身性因素作用下,由关节特有的局部性因素所引发的。

三、骨关节炎有哪些表现?

骨关节炎的主要症状为受累关节的疼痛、肿胀、僵硬、活动时的骨擦音、外形改变及关节活动功能障碍等。骨关节炎可见于全身多个关节,主要累及膝关节、髋关节、手关节、颈椎关节和腰椎关节。

膝关节与髋关节是骨关节炎中发病最多的关节,手关节发生率亦不低,以下对这三个关节分别予以介绍。

1. 膝关节骨关节炎

常双侧同时发生,可以一边轻一边重,也可以先后发生。

(1)疼痛部位:最早在走路时感到膝关节疼痛,常在某次走长路之后发生,或在下楼时感到腿软及膝痛。疼痛部位可在髌骨、膝前或膝内前侧,也有一些人疼痛在腘窝部至小腿肚上方。膝前痛多因髌骨与股骨关节软骨受损所致,膝前内侧痛多因膝内前关节囊及韧带受关节增生退变刺激所致,腘窝痛常因后关节囊及后方肌肉受刺激所致。严重时关节周围都痛。

(2)关节活动受限:最常见的是膝关节伸直受限,不能完全伸直或屈膝受限。其原因为患骨关节炎时,关节软骨变薄,关节韧带和关节囊因长期处于松弛位而挛缩,膝内侧及外侧韧带变短、挛缩致膝关节伸直不全。膝前关节囊挛缩致下蹲困难。股部肌力弱时,患者常蹲下后再站立困难,需用手扶借力。正常情况下躺在床上,膝关节可完全伸直,腘窝部可贴于床面;而当膝关节不能完全伸直时,腘窝后可插入手掌。

(3)关节畸形:膝关节骨关节炎发展至一定阶段,会逐渐出现膝内翻畸形(见图8-8A)。正常人两小腿并拢时是直的,即两膝关节与两踝关节可同时接触在一起。膝内翻时,两踝关节可接触在一起,而两膝关节不能相接触,中间有空隙。由于膝关节骨关节炎通常是双侧的,两侧膝关节贴不到一起,就成了罗圈腿。发生膝内翻的原因:膝关

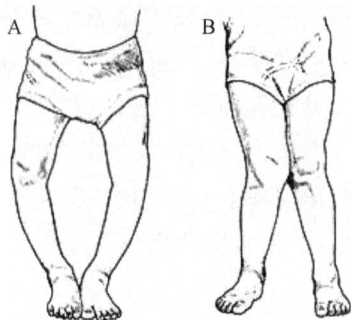

图8-8 膝关节畸形

节分为内外两部分,发生骨关节炎时,常常膝内侧的软骨磨损比较严重,甚至露出骨面,故逐渐发生膝内翻。X线检查表现:在平躺位拍片时,身体未负重,膝关节内侧与外侧的关节间隙可能一样宽;在站立位拍片时,身体负重,膝关节内侧因缺少软骨,关节间隙明显变窄。膝关节畸形也可以发生膝外翻(见图8-8B),形成机制与膝内翻相同,区别在于膝外侧的关节软骨先磨损变窄。这种情况在跪坐

工作的日本妇女中最多见,双腿长期在地上跪坐,身体总是偏在一边,故常是左膝内翻、右膝外翻姿势,形成双膝顺风畸形。

2. 髋关节骨关节炎

(1)疼痛部位:①髋前部痛,即腹股沟部痛,也称大腿根部痛,此痛有时沿大腿内侧至膝关节内侧,或者大腿根部不痛,仅大腿内侧至膝关节内侧痛,常误认为是膝关节的毛病。②髋外侧痛,常在髋外骨突起处。髋外骨突起在专业上称为大粗隆,俗称大胯。③髋后部痛(髋后部也称臀部)。髋关节骨关节炎疼痛在患者走路多或活动多后加重,休息时减轻,提重物时疼痛加重。

(2)关节活动受限:髋关节骨关节炎由于髋关节间隙渐渐变窄,关节边缘骨质增生,其活动范围逐渐变小。①外展活动受限:大腿向外张开幅度及外旋角度减小,即伸直腿时,足尖向外旋转的幅度减小,表现为盘腿坐困难。②髋关节后伸受限:大腿向后伸直角度减小。当后伸活动范围减少 $20°\sim30°$ 时,患者平躺在床上,可见腰部向前弓起,后腰不能贴于床面。③髋关节屈曲受限:正常青年人屈髋同时屈膝,大腿可以贴到肚皮上;中老年的髋关节屈曲角度减小;患有髋关节骨关节炎的老年患者髋关节屈曲角度减小更多,常下蹲困难。

3. 手关节骨关节炎

手关节骨关节炎以远端指尖关节受累最常见,表现为关节伸侧面的两侧骨性膨大,称为赫伯登结节;而近端指间关节伸侧面出现骨性膨大,则称为布夏尔结节(见图 8-9)。因此,手关节骨关节炎典型的临床表现是持续数年的亚急性非疼痛性指间关节肥大,可伴有结节局部的轻度红肿、疼痛和压痛。第一腕掌关节受累后,其基底部的骨质增生可导致方形手畸形,而手指关节增生及侧向半脱位可致蛇样畸形。手关节骨关节炎可因持物、开瓶盖、系扣子等引起疼痛。

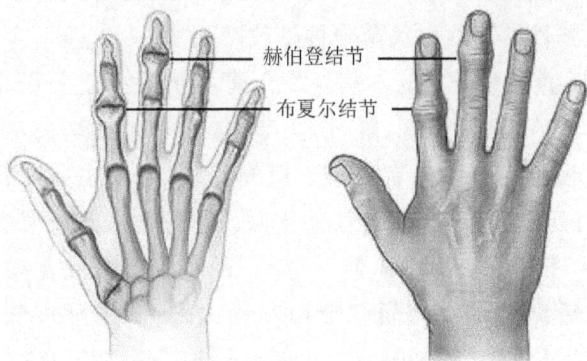

图8-9　赫伯登结节和布夏尔结节

四、如何诊断骨关节炎？

1. 诊断

X线检查是骨关节炎常规影像学检查项目，同时也是追踪骨关节炎患者病情变化的金标准。但骨硬化、关节面下囊性变和骨赘等具有特征性的X线表现往往是骨关节炎的晚期表现，所以X线不能用于早期诊断。

除了X线片，磁共振、超声、CT关节造影、关节镜检查等也用于骨关节炎的诊断。磁共振对软组织分辨率高，可在任意面成像及多参数、多序列成像，同时直接显示软骨，成为骨关节炎早期检查最有前途的影像学检查技术。

2. 鉴别诊断

临床诊断时，骨关节炎需与类风湿关节炎、强直性脊柱炎、银屑病关节炎和痛风关节炎相区别。

（1）类风湿关节炎：本病见于儿童和成人，好发年龄30～50岁，多为对称性小关节炎，以近端指尖关节及腕关节受累为主，晨僵明显，可有皮下结节，并有全身症状。红细胞沉降率增快，类风湿因子阳性。X线以关节侵蚀性改变为主。

（2）强直性脊柱炎：本病好发于青年男性。主要侵犯骶髂关节和脊柱，也可以累及膝、踝、髋关节，常伴有肌腱端炎，累及髋关节者症状较骨关节炎患者更重。晨僵明显，患者主要症状为炎性下背痛，并可向上扩展，脊柱活动受限。影像学表现与骨关节炎明显不同，X线片检查提示骶髂关节炎，骶髂关节可硬化融合，严重者脊柱前后纵韧带及棘间韧带均有骨化，使脊柱呈竹节样改变。人类白细胞抗原 B27（human leukocyte antigen B27，HLA-B27）常为阳性。

（3）银屑病关节炎：本病好发于中年人，起病较缓慢，以远端指（趾）间关节、掌指关节、跖关节、膝关节和腕关节等四肢关节受累为主，关节病变常不对称，可有关节畸形。病程中可出现银屑病的皮肤和指（趾）甲改变。

（4）痛风性关节炎：本病多发于中年以上男性，常表现为反复发作的急性关节炎，最常累及第一跖趾关节和跗骨关节，也可侵犯膝、踝、肘、腕及手关节，表现为关节红、肿、热和剧烈疼痛，血尿酸水平多有升高，滑液中可查到尿酸盐结晶。慢性者可出现肾脏损害，在关节周围和耳廓等部位可出现痛风石。

3. 自我"发现"

由于骨关节炎的临床表现出现相对较晚，并逐渐形成，因此患者容易忽略骨关节炎的发生与发展，从而延误治疗。因此，需要患者有自我"发现"的意识，使骨关节炎能够获得早期诊断、早期治疗。当患者，特别是中老年患者，第一次感到关节或关节附近疼痛时，一般首先考虑是否由扭伤或拉伤等关节损伤造成，并采用一些非处方药或尝试采用冰敷或热敷等方法缓解疼痛。但是，如果感到关节疼痛不像是简单受伤所致，则要考虑是否为慢性疾病，尤其是骨关节炎的可能性。同时,某些现象可以进一步提示,现象如下:①疼痛仅限于受累关节,特别是膝关节、髋关节、颈椎和腰椎、手关节等处。②疼痛的性质并不尖锐。疼痛因活动所引起并因休息而缓解的特点是较为典型的骨关节炎报警信号,可高度怀疑骨关节炎。③疼痛导致关节活动受限。④受累关节局部及邻近部位触痛或压痛(髋关节除外,因其位置太深,可能触痛或压痛不明显)。⑤受累关节存在僵硬感,多发生于早上起床或久坐后站起,但时间不超过 30 分钟。⑥受累关节周围肌肉无力或明显感到萎缩。⑦被动或主动活动受累关节时有骨摩擦音。⑧受累关节发生肿胀、变形、列线不齐等外观改变。但是,需要注意:若受累关节周围发热、皮肤发红,出现炎症,可能为类风湿关节炎或其他炎症性关节炎,而非骨关节炎。

一旦关节疼痛的同时合并存在部分提示现象时,表明患有骨关节炎的可能性大,需要到医院及时就诊,明确骨关节炎诊断。其中,关节疼痛、关节僵硬、关节肿胀或骨摩擦音被认为是骨关节炎的 4 个警告性表现,需要特别加以注意。

五、如何治疗?

1. 基本防治原则

(1) 积极的健康教育,干预可控危险因素:骨关节炎的发生相对缓慢,关节软骨等结构的损害也是逐渐形成的。因此,防治骨关节炎的第一原则是加强人们对关节的保护意识,积极地采取有效的关节保护措施,避免或缓解"潜滋暗长"的病理改变。

(2) 早期诊断、早期治疗:骨关节炎作为退行性疾病,早期由于病理改变相对较轻,患者严重的功能障碍或畸形尚未形成。因此,早期发现并采取积极有效的治疗措施,可以很快缓解骨关节炎的症状,并能最大限度地降低骨关节炎的功能障碍问题。因此,早期诊断、早期治疗是骨关节炎防治的一个重要原则。

（3）采取综合治疗方案：治疗时需要采用饮食、药物、康复治疗、手术等综合治疗。

（4）治疗方案个性化：应充分考虑患者的患病危险因素、受累关节的部位、关节结构改变、炎症情况、疼痛程度、并发症等具体情况，制订个性化治疗方案。

2. 治疗方法

骨关节炎的治疗主要有非药物治疗、药物治疗和手术治疗三大类。

（1）非药物治疗：①一般治疗主要包括对患者的健康教育、改变不良生活习惯等。健康教育的基本内容包括使患者了解本病的治疗原则、治疗方法，以及药物的用法和不良反应等。改变不良生活习惯主要是避免关节过度使用、过度用力，适当的锻炼和控制体重，其中，控制体重是骨关节炎患者基础治疗的第一步。②康复治疗是骨关节炎治疗中极为重要的一项措施。具体方法包括：关节活动度训练、增强肌力训练、有氧训练等运动疗法；温热疗法、冷疗法、电疗法等物理因子疗法；关节保护技术、日常生活活动能力训练等作业治疗；矫形器、助行器、自助具的使用等康复工程等。

（2）药物治疗：口服治疗药物包括对乙酰氨基酚、非甾体类抗炎药、环氧化酶-2抑制剂、阿片类制剂、氨基葡萄糖、硫酸软骨素等。关节内注射药物包括糖皮质激素和透明质酸等。局部外用药物包括辣椒霜等。

（3）手术治疗：主要包括关节镜手术治疗、保留关节的手术治疗、人工关节置换术治疗等。关节镜手术治疗主要进行受累关节的清理。保留关节的手术治疗包括关节清理术、关节成形术、软组织或软骨移植术等。人工关节置换术治疗包括全关节置换等。

六、如何预防？

骨关节炎的发生和发展与日常生活习惯密切相关,因此,只有形成良好的生活习惯,才能达到有效防治骨关节炎的目的。良好的生活习惯主要包括饮食、运动习惯两大方面。

1. 建立良好的饮食习惯

良好的饮食习惯包括规律的饮食时间、适当的饮食摄入量、合理的膳食结构(低脂、高碳水化合物),以及食用有助于骨骼、关节健康的食物,避免食用激惹骨关节炎发作的食物等方面。必要时可以服用多种维生素及镁、钾等微量元素,补充富含抗氧化物质的食物及深海鱼油等。

(1) 减少热量摄入:避免无营养或不健康的食物,包括减少糖及相关食物、油炸食品、人造黄油、咸肉、熏肉、香肠或罐头肉食等的摄入量。减少进食精加工食品,以全谷食品、新鲜蔬菜和水果取而代之。脂肪的总摄入量保持在热量的30%以下。减少含糖的碳酸饮料、糖果、甜点等的摄入量,消除机体额外的糖消耗。

(2) 避免增加机体炎症、骨关节炎发作风险的食物:茄科蔬菜所含的生物碱成分可能引发骨关节炎,所以应减少土豆、番茄、茄子、青椒和辣椒的摄入量。

(3) 增加含有抗氧化剂或减少炎症发作的食物:$\omega-3$脂肪酸可阻止前列腺素产生,进而避免骨关节炎发作。应多食含有$\omega-3$脂肪酸的食物,如深海鱼油、鲨鱼软骨、鱼类、亚麻子油和核桃等。

(4) 增加含有微量元素、维生素等营养的食物:如钙、锌、钾、维生素 D、维生素 B_{12} 和维生素 E 等。多食大蒜、洋葱、海产类等含硒较多的食物。

2. 形成合理、规律的运动习惯

关节在非负重状态下进行活动,以保持关节活动度;增强相关肌肉或肌群力量,由此增加关节的稳定性;对不同受累关节进行不同的训练,如手关节可做抓握训练,膝关节在非负重情况下做屈伸活动,颈椎和腰椎关节进行轻柔的不同方向的活动;进行步行、游泳、骑自行车等有助于保持关节功能的有氧运动。

3. 以饮食习惯、运动习惯为基础,综合控制体重

肥胖是骨关节炎发病的一个重要因素。肥胖患者应通过上述生活习惯的改善,达到减轻体重的目的。运动习惯一方面可以控制体重,另一方面也可以改善关节运动功能。良好的营养和训练,还可以使患者保持健康的心血管系统,并保持较高的能量水平。

4. 戒烟

吸烟加重膝关节骨关节炎的症状,会造成更为严重的软骨缺失和疼痛。原因:吸烟造成软骨细胞功能紊乱,并限制细胞生长;增加了血液的毒素水平,造成软骨缺失;影响新陈代谢,从而影响软骨修复。

5. 保持乐观情绪

绝大多数患者的预后是良好的。单纯 X 线有骨质增生者不一定出现症状,髋或膝关节骨刺者 10 年后发生关节间隙狭窄的不足 1%。

6. 避免对本病治疗不利的各种因素

建立合理的生活方式和工作方式,如加强关节保护,避免长久站立、跪位和蹲位、爬楼梯、不良姿势等。必要时,可调整劳动强度或更换导致症状加重的工种,消除或避免不利因素。

7. 选择适当的鞋

避免穿高跟鞋或不跟脚的鞋子。建议穿底软、有弹性的运动鞋,用适合的鞋垫。膝关节内侧室骨关节炎患者可用楔形鞋垫辅

助治疗,由此减轻受累关节的负荷。老年人最好穿松软带后跟的鞋,鞋后跟高度以高出鞋底前掌 2 厘米左右为宜。老年人的鞋底还要稍大一些,必须有防滑波纹,以免摔倒。

8. 注意使用减轻受累关节负荷、保护关节的辅助工具

可使用手杖、助行器等协助活动;可戴弹性套、护膝等保护关节。

9. 进行缓和的运动疗法训练

需从小运动量开始,循序渐进,如锻炼后关节持续疼痛,应降低运动强度和时间。运动疗法训练包括关节运动和肌肉运动。以膝关节为例,关节运动可取坐位或卧位,行膝关节屈伸和旋转运动,每天 3 次左右。肌肉运动方法有两种:取卧位,直腿抬高 35°左右,维持 5 秒,重复 20～30 次,每天 2～4 次;直立位,向后伸下肢达 45°,维持 5 秒,重复 20～30 次,每天 2～4 次。膝关节受累患者可进行游泳或散步,但颈椎骨关节炎患者不适合游泳;颈椎和腰椎受累者可做轻柔的颈和腰部活动。

10. 辅助理疗

急性期,辅助理疗以止痛、消肿和改善功能为主;慢性期,以增强局部血液循环,改善关节功能为主。注意:已做关节成形术和人工关节含有金属元件的患者禁用高频电等透热疗法或超声波疗法,以免深部灼热伤。

11. 正确、规律用药

不能滥用镇痛药,以防不良反应,尤其有高血压、肝肾功能受损的患者应谨慎用药,用量宜小,尽量使用维持量,避免 2 种或 2 种以上镇痛药同时服用(因为疗效不会叠加,而不良反应增多)。老年人宜选半衰期短的药物。注意用药与饮食等日常生活之间的关系,以保证药物治疗有效,不良反应降至最低。一般肠溶片在饭前

30分钟内服用,其他制剂一般饭中或饭后服药。

此外,骨关节炎患者应减少跑跳、爬山、上下楼梯等活动;平时注意关节保暖;关节炎发作时,应以休息为主,需要活动时,也应拄拐而行,并及时就医。

(陈丽君 周署霞)

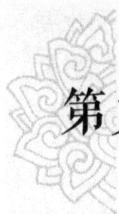

第九章　妇科疾病

第一节　更年期综合征

一、什么是更年期综合征？

更年期综合征又称围绝经期综合征，是指妇女绝经前后出现性激素波动或减少所致的一系列躯体及精神心理症状，介于 40～60 岁之间，包括绝经前期、绝经期和绝经后期。

二、更年期综合征的病因有哪些？

绝经可分为自然绝经和人工绝经两种。自然绝经指卵巢内卵泡生理性消耗所致的绝经。人工绝经是指手术切除双侧卵巢或放疗、化疗等所致的卵巢功能永久性、损害性绝经。

三、更年期综合征有哪些表现？

1. 月经紊乱

月经紊乱是绝经过渡期的常见症状，表现为月经周期不规则、经期持续时间延长及经量增多或减少。

2. 血管舒缩症状

更年期综合征患者血管舒缩症状主要表现为潮热，特点是反复出现头颈部皮肤阵阵发红，继而遍及全身，发热后出汗，也有少数表现为怕冷、面色苍白，一般持续 1～3 分钟。该症状可持续 1～2 年，有时长达 5 年或更长。潮热严重时可影响妇女的生活、工作和睡眠。

3. 自主神经失调症状

更年期综合征患者常出现心悸、眩晕、头痛、失眠、耳鸣等症状。这些症状大多与情绪有关，而与体力活动无关。

4. 精神神经症状

更年期综合征常表现为注意力不易集中，情绪波动大，易怒、焦虑或情绪低落、抑郁等，记忆力减退较常见。

5. 泌尿生殖道症状

更年期综合征可表现为泌尿生殖道萎缩症状，患者出现阴道干燥，性交困难，反复阴道感染，排尿困难、尿急、尿痛等反复发生的尿路感染。

6. 骨质疏松

50 岁以上妇女大多数会因雌激素缺乏导致骨质吸收增加，骨量快速丢失而发生绝经后骨质疏松。

四、如何预防？

延缓更年期的到来要从预防开始，如果发现有更年期综合征的迹象，一定要及时进行治疗。防治结合才是双项调节体内激素平衡的标准方法。家属要从精神上给予患者关心和爱护。

1. 提高更年期妇女自我保健知识水平及自我保健能力。对于妇女来说，还应特别注意月经变化，如果经期延长太久，经量太多，或停经后又出现阴道流血，或白带增多时，应及早请医生检查，以便及早发现更年期宫颈息肉、宫颈癌等常见器质性病变。

2. 自我调节情绪，保持健康的心理状态。俗话说"人到中年百事多"，工作的繁忙，家庭的负担，以及孩子的升学、就业和婚姻问题都会带来许多烦恼。因此，应当努力控制自己，保持情绪的稳定，遇事不烦、不急、不怒，培养开朗、乐观的性格，善用宽容和忍耐对待不称心的人和事。

3. 合理营养，养成良好的饮食习惯。少食动物脂肪，忌烟酒，饮食低热量、低脂肪、低糖类的食物，多吃水果以补充维生素，多吃鱼和含钙多的食物以预防骨质疏松。多吃大红枣、赤小豆等补气提神。

4. 进入中年期后，要根据自己的身体条件，选择合适的运动项目，坚持力所能及的体育锻炼，做到循序渐进、量力而行和持之以恒。

5. 不间断地学习和思考，学习科学文化新知识，使心胸开阔，防止大脑发生"失用性萎缩"。充实生活内容，如旅游、烹饪、种花、编织、跳舞等，感受集体生活的友爱，在精神上有所寄托。

6. 科学地安排好工作、生活与休息。在更年期，饮食起居要有规律，劳逸适度，保证充分的睡眠时间。妇女进入更年期后，阴道酸性降低，黏膜变薄，局部抵抗力减弱，容易受细菌、滴虫和霉菌感染，所以更应注意阴部清洗卫生。维持和谐的性生活，以每周一次较为合适。

五、如何治疗？

1. 精神心理治疗

心理治疗是更年期综合征治疗的重要组成部分，应给患者精神鼓励，使其解除疑虑，建立信心，促使其康复。可辅助使用自主神经功能调节药物，如谷维素有助于调节自主神经功能；还可以服用维生素 B_6、复合维生素 B、维生素 E 及维生素 A 等。

2. 激素替代疗法

围绝经期综合征主要是由卵巢功能衰退、雌激素减少引起的，激素替代疗法(hormone replacement therapy，HRT)就是为解决这一问题而采取的临床治疗措施。科学、合理、规范的用药并定期监测，HRT 的有益作用将超过其潜在的害处。

(1) 药物种类和制剂：①雌激素，如雌二醇、戊酸雌二醇、尼尔雌醇等；②孕激素，如炔诺酮、甲羟孕酮、微粉化黄体酮；③雌、孕、雄激素复方药——替勃龙在体内的分解产物具有孕激素、雄激素和弱的雌激素活性，不刺激子宫内膜增生。

(2) 用药途径：有口服给药、阴道给药、皮肤给药，可依据病情及患者意愿选用。

(3) HRT 的最佳剂量：为临床效应的最低有效量，能达到治疗目的，阻止子宫内膜增生。

(4) 用药时间：①短期用药，持续 HRT 5 年以内，主要目的是缓解围绝经期症状；②长期用药，用于防治骨质疏松，持续 5 年以上。

(5) 不良反应及危险性：子宫出血、子宫内膜癌、乳腺癌等。

3. 防治骨质疏松

可选用以下非激素类药物：

(1) 钙剂：绝经后妇女的适当钙摄入量为 1000~1500 毫克/天，65 岁以后应为 1500 毫克/天。补钙方法首先是饮食补充，不能补足的部分以钙剂补充。临床应用的钙剂有碳酸钙、磷酸钙、氯酸钙、枸橼酸钙等制剂。

(2) 维生素 D：适用于缺少户外活动的围绝经期妇女，每天口服 400~500 单位，有利于钙的完全吸收。

(3) 降钙素。

(4) 双膦酸盐类。

(王启玉)

第二节　萎缩性阴道炎

一、什么是萎缩性阴道炎？

萎缩性阴道炎常见于自然绝经或人工绝经后女性，也可见于产后闭经或药物假绝经治疗的女性。

二、为什么会发生萎缩性阴道炎？

绝经后妇女因卵巢功能衰退，雌激素水平降低，阴道壁萎缩，黏膜变薄，上皮细胞内糖原减少，阴道内 pH 值增高（多为 5.0～7.0），嗜酸性的乳杆菌不再为优势菌，造成局部抵抗力降低、其他致病菌过度繁殖或容易入侵而引起炎症。

三、萎缩性阴道炎有哪些表现？

萎缩性阴道炎的临床表现包括：①外阴灼热不适；②外阴瘙痒；③阴道分泌物增多，稀薄呈淡黄色，感染严重者呈脓血性白带；④阴道呈萎缩性改变，上皮皱襞消失、萎缩、菲薄，可有性交痛；⑤阴道黏膜充血，有散在小出血点或点状出血斑。

四、如何护理？

1. 注意保持会阴部清洁，勤换内裤，出现症状及时就医并治疗。

2. 了解用药的目的、方法和注意事项，主动配合治疗过程。

3. 如已患阴道炎，可在医生指导下服用雌激素制剂或局部使用雌激素膏剂、栓剂，以及使用抗菌药物治疗。注意局部用药前后手的卫生以及洗具的卫生,减少感染机会。

4. 如果本人用药有困难,可指导家属协助用药。

5. 中年妇女房事不宜过勤。房事前双方必须认真清洗外阴生殖器,以减少阴道炎感染的机会。

6. 认真治疗存在的妇科疾病。

7. 阴道分泌物过多时,可用 0.5%～1.0% 醋酸液或者 1/5000 的高锰酸钾液坐浴。

五、如何治疗?

1. 补充雌激素,增加阴道抵抗力

雌激素制剂可局部给药,也可全身给药。可用雌三醇软膏局部涂抹,每天 1～2 次,连用 14 天。为防止阴道炎复发,亦可全身用药,对同时需要性激素替代治疗的患者,给予替勃龙 2.5 毫克,每天 1 次,也可选用其他雌孕激素制剂连续联合用药。

2. 应用抗生素,抑制细菌生长

对阴道局部应用抗生素,如将诺氟沙星 100 毫克放于阴道深处,每天 1 次,7～10 天为一个疗程;也可选用妇康栓等。对阴道局部干涩明显者,可应用润滑剂。

(王启玉)

第三节　宫颈上皮内瘤变

一、什么是宫颈上皮内瘤变?

宫颈上皮内瘤变(cervical intraepithelial neoplasia,CIN)是与

子宫颈浸润癌密切相关的一组子宫颈病变，反映了子宫颈癌发生、发展的连续过程。高级别的宫颈上皮内瘤变具有癌变潜能，可能发展为浸润癌，被视为癌前病变。

二、为什么会发生宫颈上皮内瘤变？

1. 人乳头状瘤病毒感染

高危型人乳头状瘤病毒（human papilloma virus，HPV）感染与宫颈上皮内瘤变和子宫颈癌有着密切关系，其中约70%与HPV 16型和18型有关。

2. 性行为及分娩次数

宫颈上皮内瘤变的发生与多个性伴侣、初次性生活＜16岁、早年分娩、多产等有关。与有阴茎癌、前列腺癌或其性伴侣曾患子宫颈癌的高危男子性接触的妇女，也易患病。

3. 其他因素

宫颈上皮内瘤变还与吸烟、性传播疾病、经济状况低下及免疫抑制等因素有关。

三、宫颈上皮内瘤变有哪些表现？

宫颈上皮内瘤变分为3级：I级，轻度不典型增生；II级，中度不典型增生；III级，重度不典型增生。

宫颈上皮内瘤变临床多无症状，偶有阴道排液增多，伴或不伴臭味。可在性生活或妇科检查后发生接触性出血。

四、如何预防？

1. 保持良好的生活习惯，不吸烟、酗酒，不吸毒。
2. 注意性卫生，性生活不紊乱。

3. 保持外阴清洁,勤换内裤,注意经期卫生。

4. 定期普查普治,30 岁以上妇女到妇科门诊就医时,常规接受宫颈液基细胞学检查及高危型 HPV 检查,一般妇女 1～2 年普查一次。

5. 积极治疗宫颈中、重度糜烂。

6. 普及防癌知识,提倡晚婚、少育,开展性卫生教育。已婚妇女,尤其是绝经后有月经异常或有接触性出血者应及时就医。

五、如何治疗?

宫颈上皮内瘤变Ⅰ级:约有 60% 可自然消退,可观察随访。若在随访过程中病变发展或持续存在 2 年,应进行治疗。可行激光、冷冻治疗或子宫颈锥切术。

宫颈上皮内瘤变Ⅱ级和Ⅲ级:所有的宫颈上皮内瘤变Ⅱ级和Ⅲ级均需治疗。通常采用子宫颈锥切术,包括子宫颈环形电切除术和冷刀锥切术。对于诊断明确、年龄较大、无生育要求、合并有其他手术指征的宫颈上皮内瘤变Ⅲ级患者,可行全子宫切除术。

(王启玉)

第四节　子宫脱垂

一、什么是子宫脱垂?

子宫脱垂是指子宫从正常位置沿阴道下降,宫颈外口达坐骨棘水平以下,甚至子宫全部脱出于阴道口以外,常伴有阴道前后壁膨出。

二、为什么发生子宫脱垂？

1. 分娩损伤

分娩损伤是子宫脱垂最主要的原因，特别是阴道助产或第二产程延长者，使盆底肌、筋膜及子宫韧带均过度延伸而削弱其支撑力量。多次分娩增加盆底组织受损机会。

2. 长期腹压增加

长期慢性咳嗽、便秘、经常超重负荷、腹腔积液等造成腹压增加，使子宫向下移位。随着年龄的增加，特别是绝经后出现的支持结构的萎缩，在盆底松弛的发生和发展中具有重要作用。

3. 医源性原因

没有充分纠正手术所造成的盆腔支持组织的缺损。

三、子宫脱垂有什么表现？

以患者平卧用力向下屏气时子宫下降的最低点为分度标准，将子宫脱垂分为3度。

Ⅰ度：轻型为宫颈外口距离处女膜缘小于4厘米但未达处女膜缘；重型为宫颈外口已达处女膜缘，在阴道口可见宫颈。

Ⅱ度：轻型为宫颈已脱出于阴道口外、宫体仍在阴道内；重型为宫颈及部分宫体已脱出阴道口外。

Ⅲ度：宫颈及宫体全部脱出于阴道口外。

Ⅰ度患者多无自觉症状，Ⅱ、Ⅲ度患者主要有以下症状：

1. 不同程度的腰骶部酸痛及下坠感，站立过久或劳累后症状明显，卧床休息后症状减轻。

2. 肿物自阴道脱出，经过卧床休息，有的能自行回缩，有的经手也不能还纳。不能还纳的子宫脱垂常伴有阴道前后壁膨出。

3. 排便、排尿异常，部分患者可发生压力性尿失禁。

四、如何预防？

1. 加强营养，卧床休息。
2. 预防和治疗造成腹压增加的疾病，如慢性咳嗽、便秘等。
3. 避免重体力劳动。
4. 做盆底肌肉、肛门肌肉的运动锻炼。
5. 掌握子宫托的取放方法。
6. 医院应提高产科质量，避免困难阴道助产。

五、如何治疗？

无症状的患者不需治疗，有症状的患者可采用非手术治疗或手术治疗。

1. 非手术治疗

（1）盆底肌肉锻炼和物理疗法：嘱患者行收缩肛门运动，用力收缩盆底肌肉 3 秒以上后放松，每次 10～15 分钟，每天 2～3 次。也可辅助生物反馈治疗。

（2）放置子宫托：子宫托是一种支持子宫和阴道壁并使其维持在阴道内而不脱出的工具。

（3）中药和针灸：补中益气汤等促进盆底肌张力恢复、缓解局部症状。

2. 手术治疗

对脱垂超出处女膜且有症状者可考虑手术治疗。根据患者的年龄、全身状况及生育要求等采取曼氏手术、经阴道子宫全切除术、阴道前后壁修补术及阴道纵隔形成术等。

（王启玉）

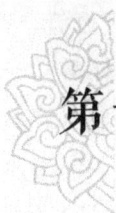

第十章 眼科疾病

第一节 白内障

一、什么是白内障?

晶状体混浊即称为白内障,许多因素,如老化、遗传、代谢异常、外伤、辐射、中毒、局部营养障碍等均可引起晶状体囊膜损伤,使其渗透性增加和丧失屏障作用,或导致晶状体代谢紊乱,使晶状体蛋白发生变性、晶状体混浊。

晶状体的特性:①透明;②有弹性;③无血管;④双凸面。

晶状体是眼球中重要的屈光间质之一,它呈双凸透镜状,位于虹膜之后,玻璃体之前(见图 10-1)。晶状体就像照相机里的镜头一样,对光线有屈光作用,同时也能滤去一部分紫外线,保护视网膜,但它最重要的作用是通过睫状肌的收缩或松弛改变屈光度,使看远或看近时

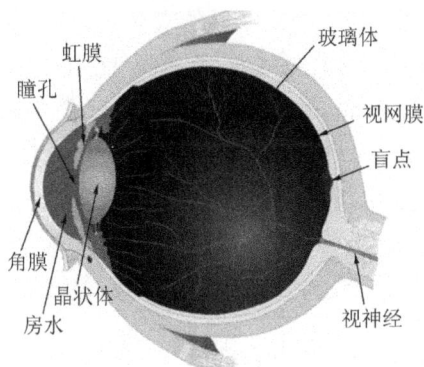

图 10-1 正常眼球结构

眼球聚光的焦点都能准确地落在视网膜上。晶状体内没有血管，它所需的营养来自房水，如果房水的代谢出了问题，或晶状体囊受损，晶状体就会因缺乏营养而发生混浊，原本透明的晶状体就成为乳白色，而变得不透明，最终影响视力，这就是白内障。

白内障分类：按病因可分为年龄相关性、代谢性、外伤性、并发性白内障等；按发病时间可分为先天性、后天获得性白内障等；按晶体混浊形态可分为点状、冠状和绕核性（带装、板层）白内障等；按晶体混浊部位可分为皮质性、核性和囊膜下性白内障等；按晶状体混浊程度可分为未成熟期、成熟期和过熟期白内障等。

二、为什么会发生白内障？

白内障是环境、营养、代谢和遗传综合作用的结果。过多紫外线照射、过量饮酒、吸烟、妇女生育多、心血管疾病、高血压、精神病等与白内障形成有关。

三、白内障有哪些表现？

年龄相关性白内障又称老年性白内障，是从中老年开始发生的晶状体混浊，随着年龄增加，其患病率和发病率均明显增高。多发生于 50 岁以上的老年人。

常常双眼患病，但发病有先后，严重程度也不一致。开始时，主要症状为随眼球转动的眼前阴影，以及渐进性无痛性视力下降，直至只能看到眼前手动或仅有光感。患眼可有单眼复视或多视。此外，部分患者会出现畏光和眩光。

四、如何治疗？

1. 药物治疗
目前尚无疗效肯定的药物。早期白内障可以应用一些药物延缓病情发展，如可视明、卡他灵、莎普爱思等滴眼液。

2. **手术治疗**

对于中、晚期白内障，尚无特效药物能使混浊的晶状体恢复透明，所以手术仍是治疗白内障的主要方法。通常采用在手术显微镜下施行白内障超声乳化＋人工晶体植入术。

方法：超声乳化术只需要 3 毫米左右的切口，利用超声乳化仪将混浊的晶体乳化吸出，再植入一枚人工晶体来替代病变的晶状体。白内障超声乳化＋人工晶体植入术的优点：①手术切口小，不缝合，术后散光小，恢复快，效果好；②术中不易撕破后囊，术后发生黄斑囊样水肿和视网膜脱离等并发症的概率低；③将手术时机提前到未成熟期，甚至是初发期，只要白内障导致您的视力下降至 0.5 以下，给日常生活和工作带来影响，就可以手术，不必等到视力下降到仅有光感或只能见到眼前手动时。这缩短了白内障带给患者视物不清的痛苦过程 。

五、手术后如何护理？

首先是适当的休息，但很快就可以和平时一样进行散步、用餐。当然手术的伤口仍需一定的时间来愈合；人工晶体也需几个星期的时间才能在眼内安全固定。手术后一段时间内，应定期请医生检查，确定人工晶体的位置，预防并发症的发生。

1. 一般护理：术后当日嘱患者安静平卧或健侧卧位，安静闭眼休息，2 周内避免看电视、读报等，减少头部活动，避免低头弯腰、用力大小便、剧烈咳嗽、打喷嚏等，禁止突然翻身或坐起，禁止大声谈笑，以防眼内出血、眼压骤然升高引起伤口裂开、虹膜脱出等并发症。

2. 饮食以清淡、高蛋白、高热量、高维生素、易消化及易咀嚼的食物为主，忌食过硬、辛辣刺激性食物。禁烟酒。多吃新鲜蔬菜、水果等高纤维食物，以保持大便通畅。

3. 手术后一天打开眼部敷料，遵医嘱术眼局部使用抗生素、皮质类固醇眼药水滴眼，注意无菌操作，动作轻柔，防止压迫眼球而致眼内出血和感染.

4. 保持敷料清洁干燥。手术后一般不会疼痛，可能出现眼花、轻度异物感，属正常现象。如发生明显眼痛、恶心、呕吐、视力突然下降或其他不适，应立即报告医生。

5. 手术后两周内避免脏水进入眼内，不要对手术眼施加压力并预防外伤。

6. 滴眼药水时，药瓶口勿触及眼皮、睫毛和手指，以免污染；滴药时勿压迫眼球；同时用数种药水时，先滴刺激性弱的药物，再滴刺激性强的药物。先滴眼药水后涂眼药膏，两种药物之间需间隔5～10分钟。门诊复查时将正在使用的眼药水带上。

六、自己怎么滴眼药水？

滴眼药水的方法见图 10 - 2。

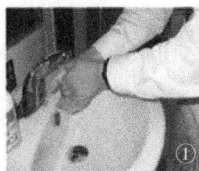

1. 洗手；

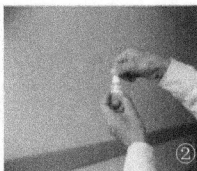

2. 核对药名、有效期，确保药物不变质；

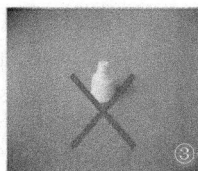

3. 错误放置瓶盖；

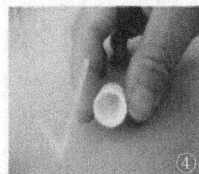

4. 正确放置瓶盖；

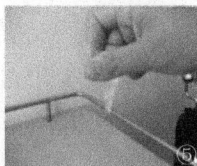

5. 打开瓶盖，用第一滴眼药水冲瓶口；

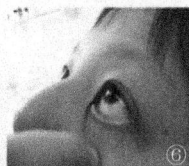

6. 中指轻轻拉开下眼睑，形成袋状沟；

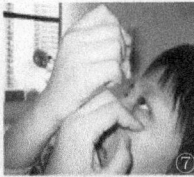

7. 拉开下眼睑的左手
作为底座，右手拿
药固定在左手上；

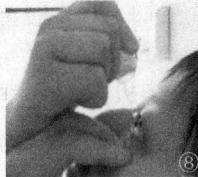

8. 瓶口距离眼睛1.5～
2厘米，在袋状沟滴
下眼药水，闭眼；

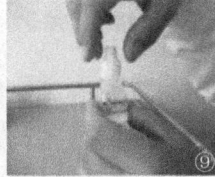

9. 拧紧瓶盖

图 10-2　滴眼药水方法

(丁春波)

第二节　青光眼

一、什么是青光眼?

青光眼是一组以视神经萎缩和视野缺损为共同特征的疾病，病理性眼压增高是其主要危险因素（眼球内容物对眼球壁的压力称为眼压，亦称眼内压。正常眼压值为 10～21 毫米汞柱）。眼压升高水平和视神经对压力损害的耐受性与青光眼视神经萎缩和视野缺损的发生、发展有关。青光眼是主要致盲眼病之一，有一定遗传倾向，在患者直系亲属中，10％～15％的个体可能发生青光眼。

青光眼的分类：青光眼可分为原发性青光眼、继发性青光眼、先天性青光眼等。原发性青光眼包括闭角型青光眼和开角型青光眼。其中，闭角型青光眼又可分为急性闭角型青光眼（主要）和慢性闭角型青光眼；开角型青光眼又可分为慢性单纯性青光眼和低眼压性青光眼。先天性青光眼主要有婴幼儿性青光眼和青少年性青光眼。以下主要详述急性闭角型青光眼。

二、为什么会发生急性闭角型青光眼？

急性闭角型青光眼是一种以眼压急剧升高并伴有相应症状和眼前段组织病理改变为特征的眼病，多见于 50 岁以上老年人，女性更为常见，男女之比为 1∶2。患者常有远视，双眼先后或同时发病。情绪激动、暗室停留时间过长、局部或全身应用抗胆碱药物等，均可使瞳孔散大、周边虹膜松弛，从而诱发本病。长时间阅读、疲劳和疼痛也是本病的常见诱因。

眼球局部的解剖结构变异，被公认为是本病的主要发病原因。这种具有遗传倾向的解剖变异包括眼轴短、角膜较小、前房浅、房角狭窄、晶状体厚且位置相对靠前。这使得虹膜与晶状体表面接触紧密，房水越过瞳孔时阻力增加，后房压力相对高于前房，并推挤虹膜向前膨隆，使前房变浅，房角进一步变窄。这就是闭角型青光眼的瞳孔阻滞机制。房水排出障碍，眼压升高，青光眼形成。随着年龄增长，晶状体厚度增加，前房变浅，瞳孔阻滞加重，从而使闭角型青光眼的发病率增高。图 10 - 3 为眼球的解剖结构。

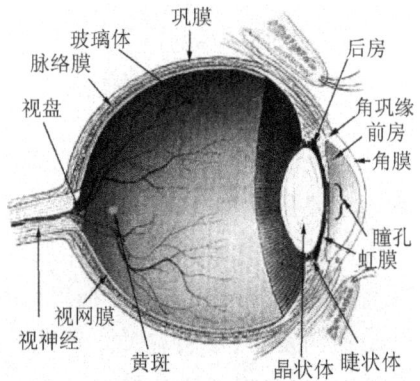

图 10 - 3　眼球的解剖结构

三、急性闭角型青光眼有哪些表现？

典型的急性闭角型青光眼有几个不同的临床阶段。

临床前期：急性闭角型青光眼为双侧性眼病，当一眼急性发作被确诊后，另一眼即使没有任何临床症状也可诊断为急性闭角型青光眼临床前期。

先兆期：表现为一过性或反复多次的小发作，发作多出现在傍晚时分，突感雾视、虹视，可能患侧额部疼痛，或伴同侧鼻根部酸胀。小发作缓解后，一般不留永久性组织损害。

急性发作期：表现为剧烈头痛、眼痛、畏光、流泪、视力严重减退，常降到指数或手动，可伴有恶心、呕吐等全身症状。体征有眼睑水肿，混合性充血（见图 10-4）。

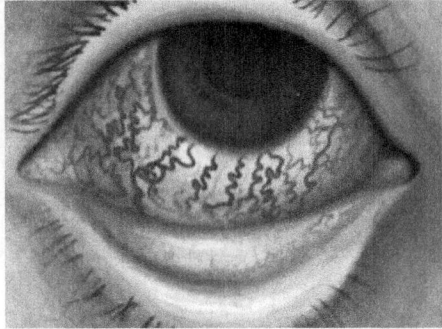

图 10-4　混合性充血

间隙期：小发作后自行缓解，房角重新开放或大部分开放，不用药或仅用少量缩瞳剂，眼压不再升高。

慢性期：急性大发作或反复小发作后，房角广泛粘连，眼压中度升高，有相应视野缺损。

绝对期：高眼压持续过久，视神经已遭受严重破坏，视力已降至无光感，为无法挽救的晚期病例。

四、如何治疗？

青光眼治疗目的是保存视功能。治疗方法包括：①降低眼压。眼压是相对容易控制的危险因素，目前对青光眼的治疗主要通过药物或手术，将眼压控制在视神经损害不进一步发展的水平，即所谓的目标眼压。②视神经保护性治疗，即通过改善视神经血液供应和控制节细胞凋亡来保护视神经。

1. 常用降眼压药

（1）缩瞳剂：使瞳孔收缩，增加虹膜张力，解除周边虹膜对小梁网的堵塞,使房角重新开放,为治疗闭角型青光眼的一线药。一般选择 1‰～4‰毛果芸香碱滴眼剂,每天 3～4 次。

(2)β-肾上腺素能受体拮抗剂:通过抑制房水生成降低眼压,长期应用后期降压效果减弱。常用 0.25%～0.50%噻吗洛尔、0.25%～0.50%盐酸左旋布诺洛尔或 0.25%～0.50%倍他洛尔等滴眼剂,每天 1～2 次。

(3)碳酸酐酶抑制剂:通过减少房水生成而降低眼压,可用醋甲唑胺 0.25 克,每天 3 次,首剂加倍。

(4)高渗脱水剂:50%甘油,每千克体重 2～3 毫升,口服;或 250 毫升 20%甘露醇,快速静脉点滴。

2. 常用手术

(1)周边虹膜切除术:使前后房水交通,压力保持平衡而降低眼压。适用于房角大部分开放,粘连范围<1/3 周者。

(2)小梁切除术:是一种滤过性手术,目的是建立房水向外排出的新通道,适用于房角已广泛粘连的患者。

(3)激光手术治疗:如激光虹膜切除术、小梁激光成形术。

(4)眼球摘除术:适用于青光眼反复发作,视力无光感,各种治疗效果不佳者。

五、如何预防及护理?

1. 避免青光眼发作的诱因:少吃或不吃辛辣等刺激性食品;忌烟酒、浓茶、咖啡;禁用散瞳药,禁服阿托品、东莨菪碱、颠茄酊、安定等药物。

2. 识别青光眼的发病前兆:青光眼的发病前兆包括剧烈的头痛、恶心、视力急剧下降,在此之前还可经常出现傍晚头痛、视物模糊、眼肿胀、眉棱骨酸痛、虹视等。

3. 严格遵照医嘱按时用药,注意用药反应。

（1）缩瞳药：滴药后要压迫泪囊区片刻，避免吸收中毒。

（2）碳酸酐酶抑制剂：应用乙酰唑胺时，应注意神经末梢反应（口周及四肢末梢端麻木、针刺感等），还要注意泌尿系不良反应（少尿、血尿、结石等）。

4. 保持心情舒畅，避免情绪过度波动。青光眼最主要的诱发因素就是长期不良的精神刺激，如脾气暴躁、抑郁、忧虑、惊恐等情绪。

5. 良好的生活、饮食习惯：起居规律，保持睡眠质量；劳逸结合，进行适量体育锻炼，不要参加剧烈运动；饮食宜清淡、营养丰富，禁烟酒、浓茶、咖啡；适当控制进水量，每天不能超过 1000 毫升，一次性饮水不得超过 300 毫升。

6. 注意用眼卫生，保护用眼：不要在强光下阅读，暗室停留时间不能过长，阅读时光线必须充足柔和，不要过度用眼。

7. 妇女闭经期、绝经期以及痛经可使眼压升高，经期如出现青光眼表现者，应及时就诊。

8. 有青光眼家族史及危险因素者，必须定期复查。

9. 强冷空气来临时，尽量减少外出，注意保暖；对有青光眼病史的老年人，最好不要从热的地方立即到寒冷处，以免引发眼压波动（气温的变化与青光眼发作有密切关系，尤其是当突袭的冷空气导致气温骤降的 24 小时内，很容易诱发青光眼）。

（丁春波）

第三节　年龄相关性黄斑变性

一、什么是年龄相关性黄斑变性？

年龄相关性黄斑变性（age-related macular degeneration,

ARMD)患者多为 50 岁以上,年龄越大,发病率越高。患者双眼同时或先后受害,视力呈进行性损害。年龄相关性黄斑变性是 60 岁以上老年人视力不可逆性损害的首要原因。

1. 什么是黄斑?

黄斑是视网膜后极部的一中央无血管的凹陷区,直径约 2 毫米,为浅漏斗状,该区富含叶黄素(见图 10 - 5)。黄斑处视网膜最薄,只有视锥细胞,主管视力和色觉功能,光线到达黄斑时能直接照射到视锥细胞上,所以黄斑是中心视力最敏锐之处。黄斑处于

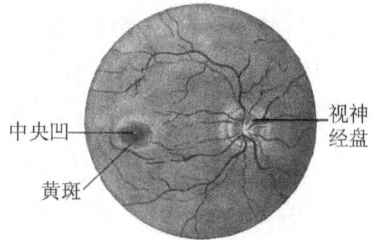

图 10 - 5 检眼镜下的黄斑

人眼的光学中心,眼睛所注视的目标则投影于黄斑区的中央凹处。一般情况下,人眼的视力检查,就是查黄斑区的视觉能力。黄斑一旦发生病变就会出现明显的视力减退甚至失明。当人体死亡或眼球脱离人体后,黄斑区呈现为淡黄色,因此而被命名为黄斑。

2. 黄斑变性分型

(1) 干性黄斑变性(约 80%):又称萎缩性或非新生血管性黄斑变性,由黄斑上的细胞逐渐受损而引起,并导致中心视力缓慢恶化。

(2) 湿性黄斑变性(约 20%):又称渗出性或新生血管性黄斑变性,由视网膜后面的血管不正常生长造成。血液从黄斑下的血管中渗漏出来,从而导致中央视觉受损 ,90% 的人会引起较严重的视力障碍。

二、引起黄斑变性的原因有哪些?

引起黄斑变性的因素包括吸烟、年龄、紫外线、种族、家族史及

其他因素。吸烟者较非吸烟者发生年龄相关性黄斑变性的危险增加数倍。年龄是黄斑变性明确而独立的危险因素,随着年龄的增长,衰老因素日益增多,黄斑变性发病率越高。紫外线使眼睛产生有害物质。白人比黑人、黄种人患病率高。有年龄相关性黄斑变性家族史的人群患该病的危险性更高。其他因素还包括肥胖、高血脂、高血压、阳光照射等。

三、年龄相关性黄斑变性有哪些表现？

年龄相关性黄斑变性的主要症状是中心视力下降,视物变形,视野中心有黑影遮挡,双眼视物时可能不会出现这些问题,但用单眼时就会在视野中出现黑影(见图 10 - 6)。另外就是直线变弯、水平线变波浪形等,本来很美丽的图像看起来也歪歪扭扭了(见图 10 - 7)。还有就是看东西的对比度会下降,眼前不是鲜艳、清晰的画面,而变成灰蒙蒙的难以辨别的图像。

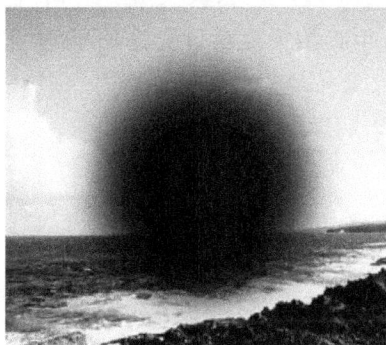

图 10 - 6　视野中的黑影

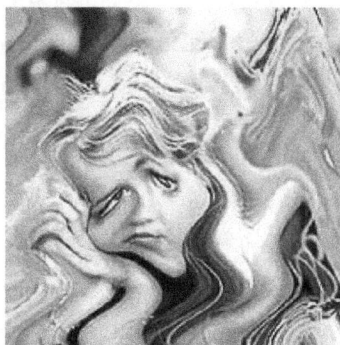

图 10 - 7　视物变形

四、如何预防？

1. 戴深色眼镜,避免光损害。科学家经过研究发现,太阳光中发出的短波可见光,即紫光和蓝光,对视网膜有很大的破坏作用,造成光敏细胞死亡、黄斑变性,这称为"蓝光伤害现象"。深色眼镜能抵御紫外线,但并不是颜色越深越好,以灰色、绿色眼镜的视物清晰度最好。另外,还有一个辨别眼镜适合与否的办法:看紫外线指数(滤除紫外线成效),指数越高越好。

2. 戒烟。吸烟是唯一确定的可控危险因素。长期吸烟增加患黄斑变性的危险,吸烟者患黄斑变性的概率是不吸烟者的 2～4 倍,被动吸烟也可增加患黄斑变性的风险。

3. 适当锻炼,控制体重、血压、血脂、血糖和血黏度。

4. 服用抗氧化剂(如维生素 C、维生素 E、β-胡萝卜素),补充微量元素等。进食富含叶黄素、玉米黄素、维生素 C 及维生素 E 的食物,可延缓衰老,防止自由基对视细胞的损伤。叶黄素和玉米黄素还有过滤蓝光的作用,从而有助于改善或延缓眼睛的老化、退步,也可保护黄斑区免受紫、蓝光的损伤。含以上物质充分的食物有:深绿色蔬菜,如菠菜、香菜、花椰菜、豌豆等;黄色蔬果,如胡萝卜、番茄、红薯、玉米、柑橘等;还有鸡蛋、鱼类、藻类等。有研究指出,天天大量吃这些食物的人,患年龄相关性黄斑变性的概率可减少 43%。

五、如何治疗?

1. 抗氧化剂

口服叶黄素合剂、维生素 C 和维生素 E,可防止自由基对细胞的损害,保护视细胞,营养视网膜组织。

2. 抗血管生成药物治疗

雷珠单抗注射液是抗血管内皮细胞因子的药物,用于治疗湿性黄斑变性,使用方法为玻璃体内注射,一般每 4～6 周注射一次。据报道,连续治疗 3 个月,随访 12 个月,视力提高 3 行以上者高达 17.65%,视力稳定者高达 82.35%。但它的价格昂贵。

3. 激光治疗

用激光所产生的热能,摧毁黄斑区的异常新生血管。激光光凝仅是为了封闭已经存在的新生血管,并不能阻止新的新生血管的形成,是一种对症维持治疗。同时,激光稍一过量,可以使脉络膜新生血管增生,且损坏附近的正常组织,使视功能受到很大的影响,必须警惕。

4. 光动力疗法

光动力疗法(photodynamic therapy,PDT)是将一种特异的光敏剂(维速达尔)注射到患者的血液中,当药物循环到视网膜时,用激光照射激发光敏剂,从而破坏异常的新生血管。由于它对正常的视网膜组织没有损伤,所以被用于治疗黄斑变性的脉络膜新生血管,特别是中心凹下的脉络膜新生血管。该疗法是目前国际上方便、安全和有效的方法。

5. 经瞳孔温热疗法

经瞳孔温热疗法(transpupillary thermotherapy,TTT)是利用二极管激光(波光810nm)产生的中等程度热量来对脉络膜和视网膜进行阈值下的光凝,目标是通过在治疗区引发一个相对较低的温度升高(升高10℃)过程,使新生血管发生萎缩或瘢痕化,而对神经视网膜没有严重的损害。

6. 手术治疗

手术治疗包括视网膜下新生血管膜的切除、黄斑转位术等。

六、如何检测黄斑变性?

1. 检查项目

检查项目包括视力检查(ETDRS视力表)、眼底检查、荧光血管造影、光学断层扫描等。

2. 自我检测法

老年人可用以下方法自我检测：单眼凝视远方景物,检查各眼视力是不是比以前下降了。例如：看有线条栅格的窗框或其他有线条、四方格的器皿,是否有线条变弯、方格变小或变形等。另外,还要注意远处有无黑影遮挡(见图 10-8)。一旦觉察视力逐渐下降、线条变弯、方格变形或变小、远处有活动黑影等异常情况,就应及时到医院就诊。

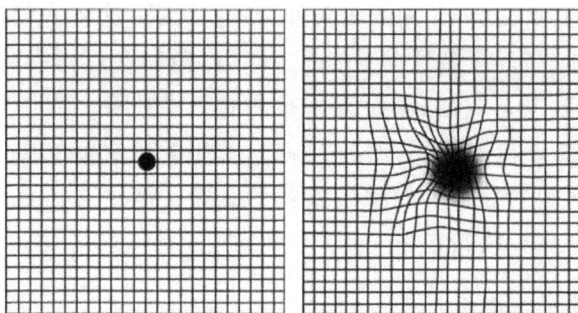

图 10-8　视物变形和黑影遮挡(左,正常;右,黄斑变性)

（丁春波）

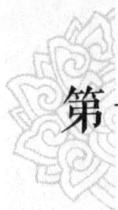

第十一章 耳鼻咽喉科疾病

第一节 慢性化脓性中耳炎

一、什么是慢性化脓性中耳炎？

慢性化脓性中耳炎又称慢性中耳炎，是中耳黏膜、骨膜或深达骨质的慢性化脓性炎症（见图 11-1），常与慢性乳突炎合并存在。其分为慢性非胆脂瘤型中耳炎和慢性胆脂瘤型中耳炎（见图 11-2）。

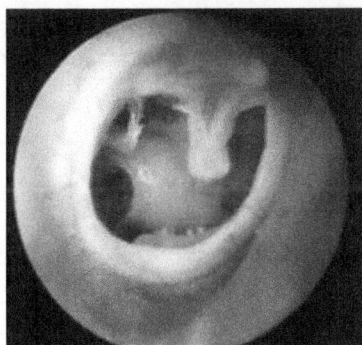

图 11-1 慢性化脓性中耳炎

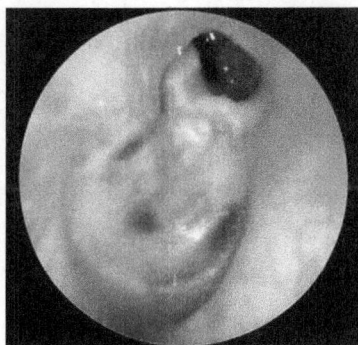

图 11-2 慢性胆脂瘤型中耳炎

二、为什么会发生慢性化脓性中耳炎？

1. 先天性发育不良

乳突发育不良，慢性化脓性中耳炎病变发生后很难消退。乳突是头部两侧颞骨上的锥形突起。从成年人的耳后可以很容易地感觉到乳突骨，但是小孩子的乳突骨发育不如成年人完全。

2. 感染

猩红热、麻疹和肺炎等感染导致中耳黏膜急性坏死，炎症侵及鼓窦乳突，从而引起慢性化脓性中耳炎。尤其是继发于耐药性较强的变形杆菌和绿脓杆菌感染，治疗非常困难。

3. 鼻咽部病变

鼻、咽部慢性疾病，如鼻窦炎、扁桃体炎及增殖体肥大等，使炎性分泌物易进入咽鼓管内，且病变妨碍了咽口引流。

4. 慢性疾病

贫血、糖尿病、肺结核和肾炎等使机体抵抗力减弱。

5. 炎性病变

过敏等炎性病变也可引起慢性化脓性中耳炎，如上呼吸道黏膜变态反应性水肿、渗出，累及咽鼓管和中耳。

6. 其他

急性期延误治疗和用药不当等。

三、慢性化脓性中耳炎有什么表现？

1. 耳流脓

耳流脓是本病的主要常见症状，可为黏液、黏脓或纯脓性。单纯型脓液一般较稀薄，无臭味；而骨疡型和胆脂瘤型流脓虽不多，但较稠,多为纯脓性,并伴有异臭味。

2. 耳聋

轻重不一,若单耳发病,则易被忽视。此种耳聋,多与病程的进展成正比,即病变加重,耳聋也加重。一般为传导性耳聋。

3. 耳鸣

部分患者可出现耳鸣。

4. 其他

除上述症状外,如有眩晕、呕吐、面瘫、剧烈头痛、寒战、高热等症状出现,则提示患者可能有并发症发生,应立即就诊,积极采取主动有效的治疗。

四、如何预防和护理?

1. 积极治疗鼻咽部疾病,以免病菌进入中耳,引发炎症。

2. 不能强力擤鼻和随便冲洗鼻腔,不能同时压闭两只鼻孔,应交叉单侧擤鼻涕。

3. 挖取底部耳垢时,应十分小心,宜先湿润后再挖,避免损坏鼓膜。

4. 游泳上岸后,侧头单脚跳动,让耳内的水流出,最好用棉签吸干水分或用耳塞防止进水。

5. 中耳炎急性期应注意休息,保持鼻腔通畅。

6. 患慢性化脓性中耳炎者不宜游泳。

7. 加强体育锻炼,增强体质,减少感冒。

8. 忌食辛、辣刺激食品,如姜、胡椒、酒、羊肉、辣椒等。

9. 不要服热性补药,如人参、肉桂、附子、鹿茸、牛鞭、大补膏等。

10. 多食有清热消炎作用的新鲜蔬菜,如芹菜、丝瓜、茄子、荸菜、蓬蒿、黄瓜、苦瓜等。

11.小虫进入耳道后,勿急躁、硬捉,可滴入食油泡死小虫后捉取。

五、如何治疗?

本病的治疗原则为消除病因,控制感染,清除病灶,通畅引流,并尽可能恢复听力。

1. 病因治疗

及时治愈急性中耳炎,积极治疗上呼吸道感染。

2. 局部治疗

静止期以局部用药为主,可根据不同病变情况选择局部用药,通常采用双氧水洗耳后用抗生素水溶液或抗生素与糖皮质激素的混合液滴耳;活动期则以清除病变,预防并发症为主,尽量保留听力相关结构。可根据病情采取局部用药后观察或手术治疗。

(李幼娣)

第二节　老年性耳鸣

一、什么是老年性耳鸣?

耳鸣是指患者自觉耳内有鸣响声,鸣响声或细或粗,有时如潮响,并妨碍听觉。老年性耳鸣是一个自然的生理过程,随着年龄的增长,到了老年时期,身体的各个器官的功能开始衰退,听力越来越差也是必然的。美国一组资料报道,55~64岁人群耳鸣的患病率为9%,65~74岁人群患病率为11%,女性多于男性。

二、老年性耳鸣的发病原因有哪些？

1. 心血管系统病变

内耳的血管管径极细，没有侧支循环。高血脂、高血糖、高血液黏度、血管硬化等几乎都会影响内耳的血液供应，进而引起听力下降。冠心病伴有听力减退的人，耳鸣往往早于冠心病症状之前出现。

2. 耳毒性药物

老年人对耳毒性药物作用敏感。这是因为，老年人的生理功能减退，对药物的吸收、分布、代谢、排泄、免疫功能和耐受能力等均有所下降。

3. 吸烟

烟草中的尼古丁被吸收后会刺激吸烟者的神经系统，引起血管痉挛，使内耳供血不足，导致内耳听毛细胞的萎缩和退化。

4. 噪声

城市居民中，老年性耳鸣发生的年龄较早，这与城市中的噪声多而强烈有关。

5. 精神紧张和疲劳

老年人应注意休息。如果长期处于精神高度紧张和身体疲劳状态，就易使耳鸣加重。因此，适当调整工作节奏，放松情绪，转移对耳鸣的注意力都是有益的。

6. 饮酒

酒精常常可使耳鸣症状加重。

三、老年性耳鸣有哪些表现？

耳鸣是老年人比较常见的一种症状。轻者耳畔仿佛有远处的蝉鸣声,重者如有汽笛声甚至擂鼓声,夜以继日嗡嗡作响,弄得老年人心神不安,影响其睡眠与生活,也势必影响身体健康。许多患耳鸣的人听力正常,而另有一些老年人常伴有重度耳聋。

四、如何预防?

1. 保持良好心理状态

精神心理与生理健康之间关系密切,老年人生活紧张、焦虑,久而久之容易引起血压增高,影响内耳血液供应,最终将引起耳鸣、耳聋等。

2. 坚持体格锻炼

老年人坚持一定的体格锻炼,可以增强生命活力,延缓组织器官的老化。老年人可有多种多样的活动,如散步、做体操、打太极拳、练气功、肢体拍打、做呼吸操等,这些都是适宜的健体强身的锻炼方法。

3. 调节饮食,保证合理营养

老年人饮食要新鲜、清洁、安全,没有致病微生物和有毒、有害物质。饮食要有合理的营养成分,少吃高脂肪、高胆固醇食品,宜常进食富有钙、磷脂的食品,如豆制品、蛋类、蔬菜、水果等。同时,饮食应有规律。避免过饥、过饱。

4. 定期健康检查

体检可以及时发现疾病,早期治疗,从而减少耳鸣并发症的发生。

5. 安全用药

老年人对药物的解毒排泄功能较低,耳毒性药物更应慎用。常见的耳毒性药物有:抗生素类,如庆大霉素、链霉素、卡那霉素、新霉素、小诺米星、红霉素、万古霉素等;解热镇痛类药,如乙酰水杨酸类。

五、如何治疗？

老年性耳鸣应早期治疗，发病的前 3～6 个月是治疗的重要时期。

1. 病因治疗

治疗引起耳鸣的原发病。

2. 药物治疗

治疗耳鸣的药物有血管扩张药、钙离子拮抗剂、耳鸣抑制药、减轻耳鸣影响药物和营养神经药物等。

3. 心理咨询和调适

分析耳鸣原因和病变情况，消除患者的担心，告诫患者要置身于声音充实环境中，主动接触自然界声音，争取与耳鸣共处，把耳鸣比作火车的轰鸣声、冰箱噪声等以适应和习惯这些声音，让患者尽力消除耳鸣引起的心理反应，抑制消极情绪，并树立耳鸣可以治疗的信心。

4. 掩蔽治疗

应用耳鸣治疗仪、耳鸣掩蔽器、纯音测听仪或者助听器进行治疗。

5. 耳鸣再训练，习服疗法

目的是使患者对耳鸣适应和习惯，从而减轻耳鸣程度，解除耳鸣对患者所造成的身心障碍。该疗法在国外已广泛应用于临床，适用于长期、严重的耳鸣患者，主要包括咨询和声治疗。

6. 其他

听觉辨别声音治疗和传统中医中药调理等。

（李幼娣）

第三节 老年性耳聋

一、什么是老年性耳聋？

老年性耳聋是指随着年龄增长逐渐发生的进行性听力减弱，重者可致全聋的一种老年性疾病。通常情况下，65～75 岁的老年人中，发病率可高达 60％左右。

二、老年性耳聋的发病原因有哪些？

导致老年性耳聋的因素很多，大致可分成两大类：一是内在因素，包括遗传因素和全身因素（情绪紧张，某些慢性病，如高血压、高血脂、冠心病、糖尿病、肝肾功能不全等）；二是外在因素，如环境噪声、高脂肪饮食、吸烟酗酒、感染、接触耳毒性药物或化学试剂等，这些因素均会引发或加重老年性耳聋的发生、发展。

三、老年性耳聋有哪些表现？

1. 双侧感音神经性耳聋

老年性耳聋大多是双侧感音神经性耳聋，双侧耳聋程度基本一致，呈缓慢进行性加重。

2. 高频听力下降

听力下降多以高频听力下降为主，老年人首先对门铃声、电话铃声、鸟叫声等高频声响不敏感，逐渐对所有声音敏感性降低。

3. 言语分辨率降低

有些老年人则表现为言语分辨率降低，主要症状是虽然听得见声音,但分辨很困难,理解能力下降,这一症状开始仅出现在特殊环境中(如公共场合,有很多人同时谈话时),随后症状逐渐加重引起与他人交谈困难,老年人逐渐不愿讲话而出现孤独现象。

4．重振现象

部分老年人可出现重振现象,即小声讲话时听不清,大声讲话时又嫌吵,他们对声源的判断能力下降,有时会用视觉进行补偿,如在与他人讲话时会特别注视对方的面部及嘴唇。

5．耳鸣

多数老年人伴有一定程度的耳鸣,多为高调性,开始时仅在夜深人静时出现,以后会逐渐加重,持续终日。

四、如何预防?

1．养成良好的饮食习惯

老年人要特别注意营养,多补充锌、铁、钙等微量元素,尤其是锌元素,这些微量元素对预防老年性耳聋有显著效果,富含锌的食物主要有海鱼、鲜贝类等,也可以选择服用一些富含多种维生素和微量元素的保健品。

2．保持情绪稳定

老年人的血管弹性差,情绪激动很容易导致耳内血管痉挛,如果同时伴有高血液黏度,则会加剧内耳的缺血、缺氧,最终导致听力下降。我们可以选用具有活血化瘀等作用的银杏叶制剂、丹参制剂,以改善微循环,达到保健和治疗的目的。

避免在噪声很大的地方工作和长久生活。在老年性耳聋患者中,城市居民比农村居民多,这可能与城市环境噪声比农村大有关,长期在噪声环境中工作生活的老年人耳聋的发病率也较高。因此,老年人要尽量避免长期的噪声刺激,遇到突发性噪声时,要尽快远离,以减少噪声对双耳的冲击和伤害。

3. 戒烟戒酒

尼古丁和酒精会直接损伤听神经,长期大量吸烟、饮酒还会导致心脑血管疾病的发生,致内耳供血不足而影响听力。

4. 加强体育锻炼

体育活动能够促进全身血液循环,内耳的血液供应也会随之得到改善。锻炼项目可以根据具体身体状况来选择,散步、慢跑、打太极拳等都可以,一定要坚持。

五、如何治疗?

1. 药物治疗

因致聋原因很多,发病机制和病理改变复杂,且不尽相同,故迄今尚无一种简单有效且适用于任何情况的药物或疗法。目前多在排除或治疗原发疾病的同时,尽早选用可扩张内耳血管的药物、降低血液黏稠度和溶解小血栓的药物、维生素 B 族药物及营养制剂,必要时还可应用抗细菌、抗病毒药物及类固醇激素类药物。

2. 助听器

药物治疗无效者可配用助听器。它主要由微型传音器、放大器、耳机、耳模和电源等组成。助听器种类很多,就个体应用者讲,就有气导和骨导、盒式与耳级式(眼镜式、耳背式和耳内式)、单耳与双耳交联等(见图 11-3)。一般需要经过耳科医生或听力学家详细检查后才能正确选用。

3. 耳蜗植入器

耳蜗植入器又称电子耳蜗或人工耳蜗。常用于心理精神正常、身体健康的中青年双侧极度语后聋者(应用高功率助听器无效,耳内无活动性病变,影像学检查证明内耳结构正常,耳蜗电图

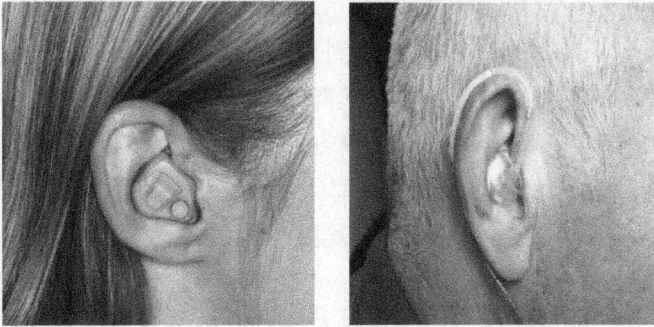

图 11-3 助听器(左,耳内式;右,耳背式)

检不出而鼓岬或蜗窗电刺激却可诱发出脑干反应者)。电子耳蜗是基于感音性耳聋者的耳蜗螺旋神经纤维与节细胞大部分仍存活的事实,将连接到体外的声电换能器上的微电极经蜗窗插入耳蜗底周鼓阶内或贴附于耳蜗外面骨壁上,用以直接刺激神经末梢,将模拟的听觉信息传向中枢,以期使全聋者重新感知声响,配合以言语训练,可恢复部分言语功能(见图 11-4)。

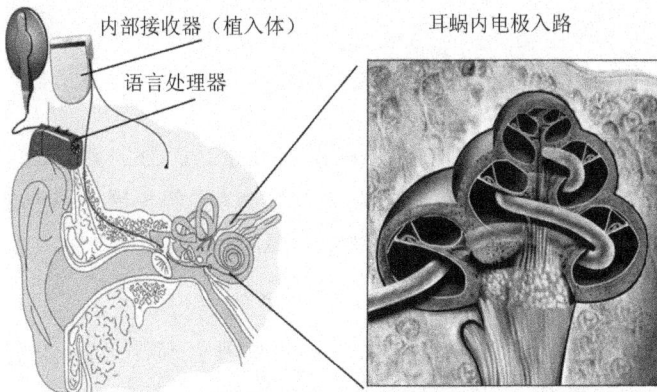

图 11-4 电子耳蜗

4. 听觉和言语训练

听觉训练是借助助听器和利用耳聋者的残余听力,通过长期有计划的声响刺激,逐步培养其聆听习惯,提高听觉察觉、听觉注意、听觉定位,以及识别、记忆等方面的能力。言语训练是依据听觉、视觉和触觉等互补功能,借助适当的仪器(音频指示器、言语仪等),以科学的教学法训练聋儿发声、读唇,进而理解并积累词汇,掌握语法规则,灵活准确地表达思想感情。发声训练包括呼吸方法、唇舌运动、噪声运用,以及音素、音调、语调等项目的训练。听觉和言语训练相互补充,相互促进,不能偏废,应尽早开始,穿插施行。若家属与教员能密切配合,持之以恒,定能达到聋而不哑的目的。

(李幼娣)

第四节　慢性鼻炎

一、什么是慢性鼻炎?

慢性鼻炎是鼻腔黏膜和黏膜下层的慢性炎症。若表现为鼻黏膜的慢性充血肿胀,则称为慢性单纯性鼻炎;若发展为鼻黏膜和鼻甲骨的增生肥厚,则称为慢性肥厚性鼻炎。

1. 慢性单纯性鼻炎

慢性单纯性鼻炎是由于鼻腔血管的神经调节功能紊乱,导致的以鼻黏膜血管扩张、腺体分泌增多为特征的慢性炎症。

2. 慢性肥厚性鼻炎

慢性肥厚性鼻炎是由于鼻腔血管神经调节功能障碍,过敏和激素的影响,或粉尘、气候和职业等因素引起的以鼻黏膜肥厚、鼻甲肿胀为特征的慢性鼻炎。

二、引起慢性鼻炎的因素有哪些?

1. 全身因素

(1)慢性鼻炎常为一些全身性疾病的局部表现,如贫血、结核、糖尿病、风湿病、急性传染病及慢性心、肝、肾疾病等均可引起鼻黏膜长期淤血或反射性充血。

(2)营养不良,如维生素 A、维生素 C 缺乏可致鼻黏膜肥厚,腺体退化。

(3)内分泌失调,如甲状腺功能低下可引起鼻黏膜水肿;青春期、月经期和妊娠期鼻黏膜可发生充血、肿胀,少数可引起鼻黏膜肥厚。

(4)烟酒嗜好或长期过度疲劳,可致鼻黏膜血管舒缩功能障碍。

(5)免疫功能障碍,如自身免疫性疾病、艾滋病、脉管炎、囊性纤维化及器官移植或肿瘤患者长期使用免疫抑制剂等可致慢性鼻炎。

2. 局部因素

(1)急性鼻炎反复发作或治疗不彻底,鼻黏膜未恢复正常,而演变成慢性鼻炎。

(2)鼻腔及鼻窦的慢性炎症,或临近感染灶的影响,如慢性扁桃体炎、腺样体肥大等,使鼻黏膜长期受到脓性分泌物的刺激,促使发生慢性鼻炎。

(3)鼻中隔偏曲、鼻腔狭窄、异物及肿瘤妨碍鼻腔通气引流,使病原体容易局部存留,以致反复发生炎症。

(4)鼻腔用药不当或全身用药的影响,如长期滴用血管收缩剂引起鼻黏膜舒缩功能障碍,导致血管扩张、黏膜肿胀。

3. 职业和环境因素

在职业或生活环境中,长期吸入各种粉尘,如煤、岩石、水泥、面粉、石灰等可损伤鼻黏膜纤毛功能。各种化学物质及刺激性气体(如二氧化硫、甲醛及乙醇等)均可引起慢性鼻炎。另外,环境中温度和湿度的急剧变化也可导致本病。

三、慢性鼻炎有哪些表现?

1. 慢性单纯性鼻炎

(1)间歇性和交替性鼻塞:白天、夏季、劳动或运动时鼻塞减轻,而夜间、静坐或寒冷时鼻塞加重;侧卧时下侧鼻腔阻塞,上侧鼻腔通气较好,当转向另一侧卧位时,另一侧鼻腔又出现鼻塞。

(2)多为半透明的黏液性鼻涕,继发感染后可有脓涕。鼻涕可向后经后鼻孔流入咽喉部,引起咽喉不适、多痰及咳嗽等症状。小儿患者由于鼻涕长期刺激鼻前庭及上唇,可出现鼻前庭炎及湿疹。

(3)由于鼻塞,可有间断嗅觉减退、头痛不适及说话时鼻音等。

2. 慢性肥厚性鼻炎

(1)鼻塞较重,多为持续性。有闭塞性鼻音,嗅觉减退。鼻涕不多,为黏液性或黏脓性,不易擤出。

(2)如肥大的下鼻甲后端压迫咽鼓管咽口,患者可出现耳鸣及听力下降。

(3)由于长时间的张口呼吸以及鼻腔分泌物的刺激,患者易发生慢性咽喉炎。

(4)多伴有头痛、头昏、失眠及精神萎靡等症状。

四、如何预防？

1. 戒烟酒，注意饮食卫生和环境卫生，避免粉尘长期刺激。

2. 治疗过程中宜配合体育疗法，以增强体质和抗病能力。

3. 避免局部长期使用麻黄素滴鼻。慢性单纯性鼻炎患者鼻黏膜光滑、有弹力，对血管收缩剂敏感；而慢性肥厚性鼻炎患者因黏膜肥厚，一般对血管收缩剂不敏感，故即使滴麻黄素，鼻塞亦无明显减轻，且麻黄素会引起嗅觉障碍、头痛、记忆力减退，并有可能引发"药物性鼻炎"。

4. 积极治疗急性鼻炎；每遇感冒、鼻塞加重时，不可用力抠鼻，以免引起鼻腔感染；注意环境卫生；嗜烟酒者应戒除。

五、如何治疗？

1. 病因治疗

找出全身、局部和环境等方面的致病原因，积极治疗全身疾病。对鼻中隔偏曲者进行矫正手术，积极治疗慢性鼻炎等。加强身体锻炼，改善营养状况，治疗全身慢性疾病，提高机体免疫力。

2. 局部治疗

（1）局部应用糖皮质激素鼻喷雾剂：可以在炎症的各个阶段发挥强大的抗炎、抗水肿效应，并能促进损伤的纤毛上皮修复，是目前治疗鼻黏膜炎症性疾病的一线药物。对于"妊娠期鼻炎"的患者忌用减充血剂，局部慎用糖皮质激素鼻喷雾剂；妊娠终止后2～4周内，患者鼻炎症状会得到缓解。

（2）减充血剂：只有在慢性鼻炎伴发急性感染时才可使用减充血剂滴鼻，每天1～2次，并且一般应用时间不宜超过7天，此类药物长期使用可引起药物性鼻炎。儿童可短期应用浓度较低的此类药物。

（3）封闭疗法：可用相关药物做迎香穴和鼻通穴封闭；也可做鼻丘或双侧下鼻甲前段黏膜下注射。但此种方法目前已很少应用。

（4）其他：鼻塞严重者可按摩迎香穴和鼻通穴，还可应用淡盐水冲洗鼻腔。

3. 全身药物治疗

如果炎症比较明显并伴有较多的分泌物倒流，可以考虑口服小剂量的大环内酯类抗生素，还可考虑中成药治疗。

4. 手术治疗

对于药物及其他治疗无效并伴有明显的持续性鼻塞的患者，可行手术治疗。目前手术多在鼻内镜下进行，可提高手术安全性和准确性。

（1）下鼻甲切除术：通过手术切除下鼻甲的一部分，使鼻甲组织变小，可以降低鼻腔阻力，改善鼻腔通气的状态。

（2）低温等离子、激光、微波下鼻甲手术：可通过消融肥大的下鼻甲黏膜或黏膜下组织，使鼻甲组织变小，从而改善鼻塞症状。此方法简便易行，但可能会引起术后鼻腔干燥。

（3）下鼻甲骨折外移术：对于下鼻甲骨局部肥大或向内过度伸展者，可行此手术。该方法一般不损伤下鼻甲黏膜，对鼻腔生理功能也无明显影响，并且术中、术后出血较少，是一种微创手术。缺点是减容效果有限，对较重的慢性鼻炎效果欠佳。

（李幼娣）

第五节　慢性咽炎

一、什么是慢性咽炎？

慢性咽炎是指慢性感染所引起的弥漫性咽部病变，多发生于成年人，常伴有其他上呼吸道疾病。急性咽炎反复发作，鼻炎、鼻窦炎的脓液刺激咽部，或因鼻塞而张口呼吸，均易导致慢性咽炎的发生。咽喉是脏腑的门户，脏腑虚火上升会熏扰到咽喉，热气凝结不散，导致喉咙干、痒、有痰咳不出来，再加上一些外邪的入侵和刺激，可逐步发展为慢性咽炎。

二、引起慢性咽炎的因素有哪些？

1. 局部因素

多因急性咽炎反复发作或延误治疗转为慢性；患有各种鼻病，因鼻阻塞而长期张口呼吸及鼻腔分泌物下流，长期刺激咽部所致；因慢性扁桃体炎、龋病等影响所致。

2. 全身因素

各种慢性病，如贫血、便秘、下呼吸道慢性炎症、心血管疾病、新陈代谢障碍、肝脏及肾脏病等都可继发本病。

3. 物理化学因素刺激

粉尘、颈部放疗、长期接触化学气体、烟酒过度等都可引起本病。

三、慢性咽炎有哪些表现？

1. 慢性单纯性咽炎

检查可见咽黏膜慢性充血，小血管曲张，呈暗红色，表面有少量黏稠分泌物（见图 11 - 5）。

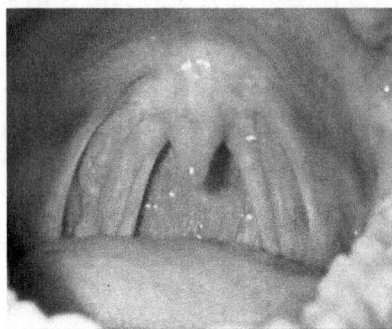

图 11 - 5　慢性单纯性咽炎

2. 慢性肥厚性咽炎

咽部检查可见咽后壁多个颗粒状滤泡隆起，呈慢性充血状，有时融合为一体，在淋巴颗粒隆起的顶部可形成囊状白点，破溃时可见黄白色渗出物，咽侧索淋巴组织可增厚呈条索状（图 11 - 6）。

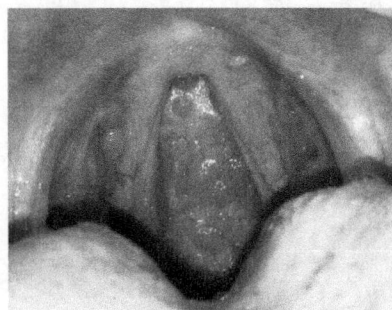

图 11 - 6　慢性肥厚性咽炎

3. 慢性干燥性（萎缩性）咽炎

咽部附有干痂，伴有口臭。检查见咽黏膜干燥、菲薄，重者呈鳞状、发亮，可覆盖脓性干痂。病变延续到咽鼓管可引起耳鸣、听力减退；蔓延到喉部，可引起声音嘶哑（见图 11 - 7）。

4. 反流性咽喉炎

咽部专科检查结果同慢性单纯性及肥厚性咽炎，咽喉反流可能伴有声带小结、声带息肉，从而出现声嘶。

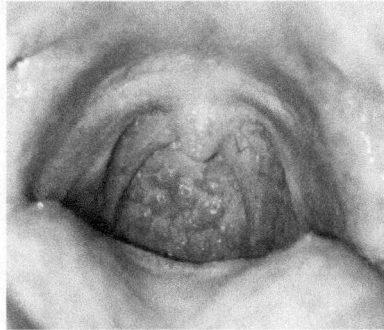

图 11 - 7　慢性干燥性咽炎

上述症状常在用嗓过度、气候突变、环境温度及湿度变化时加重，尤其以干燥性咽炎为著。

四、如何预防？

1. 注意口腔卫生，坚持早晚及饭后刷牙，减少烟酒和粉尘刺激，还需纠正张口呼吸的不良习惯。

2. 应加强身体锻炼，增强体质，预防呼吸道感染。

3. 戒烟酒，积极治疗咽部周围器官的疾病，合理安排生活，保持心情舒畅，避免烦恼郁闷。

4. 保持室内合适的温度和湿度，空气新鲜；多吃新鲜水果、蔬菜，经常含服四季润喉片、薄荷喉症片等。

5. 避免长期过度用声。

6. 避免急性咽炎反复发作。

7. 避免接触粉尘、有害气体，刺激性食物和空气质量差的环境对咽黏膜不利。

8. 积极治疗可能引发慢性咽炎的局部相关疾病：如鼻腔、鼻窦、鼻咽部的慢性炎症;慢性鼻炎、鼻中隔偏曲、慢性鼻窦炎、腺样体肥大、鼾症等阻塞性疾病;慢性扁桃体炎;口腔炎症;胃食管反流。

9. 积极治疗可能引发慢性咽炎的全身相关疾病:如贫血,消化不良,心脏病,慢性支气管炎,支气管哮喘,风湿病,肝、肾疾病等。

10. 尽量避免接触易导致慢性过敏性咽炎的致敏原。

五、如何治疗?

1. 去除病因

戒烟酒,积极治疗引起慢性咽炎的原发病(急性咽炎、鼻咽部慢性炎症、反流性胃食管疾病),改善工作及生活环境。

2. 改变生活方式

进行适当体育锻炼,正常作息,清淡饮食,保持良好的心理状态。通过增强自身整体免疫功能状态,提高咽部黏膜局部功能。

3. 局部治疗

(1)慢性单纯性咽炎:常用复方硼砂、呋喃西林溶液等含漱,保持口腔、咽部的清洁;或含服碘喉片、薄荷喉片等治疗咽部慢性炎症的喉片;中药制剂对慢性咽炎也有一定疗效;局部可用复方碘甘油、5%的硝酸银溶液或10%的弱蛋白银溶液涂抹咽部,有收敛及消炎作用;超声雾化可以缓解慢性咽炎的症状;一般不需要抗生素治疗。

(2)慢性肥厚性咽炎:治疗较困难,可以参照慢性单纯性咽炎。除上述方法外,还可以对咽后壁隆起的淋巴滤泡进行治疗,可用化学药物、电凝固法、冷冻或激光疗法等。化学药物多选用20%的硝酸银或铬酸溶液,以烧灼肥大的淋巴滤泡。电凝固法因副作用较多,目前已很少采用,多采用激光或射频治疗仪治疗咽后壁淋巴滤泡。上述处理淋巴滤泡的方法可能会增加黏膜瘢痕,从而加重症状。此外,超声雾化疗法、局部紫外线照射及透热疗法,对肥厚性咽炎也有辅助作用。

(3)慢性干燥性(萎缩性)咽炎:一般处理同慢性单纯性咽炎,但不可用烧灼法。可服用或咽部局部涂抹小剂量碘剂以促进黏膜上皮分泌增加;超声雾化治疗也可减轻干燥症状。服用维生素 A、维生素 B_2、维生素 C 及维生素 E,可促进咽部黏膜上皮组织增长。对于干燥性咽炎的患者,考虑行扁桃体切除术时应慎重,以免术后病情加重。

(4)慢性变应性咽炎:避免接触各种可能的过敏原,应用抗组胺类药物或肥大细胞稳定剂,局部或短期内全身应用糖皮质激素及免疫调节剂等。

(5)慢性反流性咽炎:避免食用促进胃酸分泌的食物(如巧克力、辛辣刺激的食物等)以减少咽喉部反流,减少对咽部黏膜的刺激;睡前 3~4 小时控制进食和进水量。可在慢性咽炎的一般处理基础上用胃酸抑制剂及胃黏膜保护剂配合治疗,同时积极治疗胃部疾患。

(李幼姝)

第六节 睡眠呼吸暂停综合征

一、什么是睡眠呼吸暂停综合征?

睡眠呼吸暂停综合征(sleep apnea syndrome,SAS)是指各种原因导致的睡眠状态下反复出现呼吸暂停和(或)低通气,引起低氧血症、高碳酸血症、睡眠中断,从而使机体发生一系列病理生理改变的临床综合征。患者每晚睡眠过程中呼吸暂停反复发作 30 次以上或睡眠呼吸暂停低通气指数（apnea hypopnea index，AHI）≥5 次/小时，并伴有嗜睡等临床症状。

二、为什么发生睡眠呼吸暂停综合征？

1. 中枢性睡眠呼吸暂停综合征

单纯中枢性睡眠呼吸暂停综合征（central sleep apnea syndrome，CSAS）较少见，一般不超过呼吸暂停患者的 10%，主要由呼吸调节紊乱所致。

2. 阻塞性睡眠呼吸暂停低通气综合征

肥胖所致的气道狭窄、鼻和咽喉部结构异常、鼻息肉、咽壁肥厚、软腭松弛、悬雍垂过长、扁桃体肥大、肢端肥大症、巨舌、先天性小颌畸形等解剖学因素可引起阻塞性睡眠呼吸暂停低通气综合征（obstructive sleep apnea hypopnea syndrome，OSAHS）。饮酒、服用安眠药、妇女绝经后、甲状腺功能减退、老年等也可引起阻塞性睡眠呼吸暂停低通气综合征。

三、睡眠呼吸暂停综合征有哪些表现？

1. 白天症状

（1）嗜睡：是最常见的症状，轻者表现为日间工作或学习时困倦、瞌睡，严重时在进食和与人谈话时也可入睡，甚至因此发生严重的后果。

（2）头晕乏力：由于夜间反复呼吸暂停、低氧血症，使睡眠连续性中断，觉醒次数多，睡眠质量下降，常有轻重不同的头晕、疲倦、乏力。

（3）精神行为异常：表现为注意力不集中、精细操作能力下降、记忆力和判断力下降,症状严重时不能胜任工作,老年人可表现为痴呆。夜间低氧血症对大脑的损害及睡眠结构的改变,尤其是深睡眠相对减少是精神行为异常的主要原因。

(4)头痛:常在清晨或夜间出现,隐痛多见,不剧烈,可持续 1~2 小时,有时需服止痛药才能缓解。头痛与血压升高、颅内压及脑血流的变化有关。

(5)个性变化:出现烦躁、激动、焦虑等情绪,家庭和社会生活均受一定影响,可出现抑郁症。

(6)性功能减退:约有 10% 的患者可出现性欲减退,甚至阳痿。

2.夜间症状

(1)打鼾:是主要症状。患者鼾声不规则,高低不等,鼾声—气流停止—喘气—鼾声交替出现,一般气流中断的时间为 20~30 秒,偶尔长达 2 分钟以上,还可出现发绀。

(2)呼吸暂停:75% 的同室或同床睡眠时发现患者有呼吸暂停,常担心呼吸不能恢复而推醒患者,呼吸暂停多随着喘气、憋醒或响亮的鼾声而终止,阻塞性睡眠呼吸暂停低通气综合征患者有明显的胸腹矛盾呼吸。

(3)憋醒:患者呼吸暂停后突然憋醒,伴有翻身,四肢不自主运动甚至抽搐,或突然坐起,感觉心慌、胸闷或心前区不适。

(4)多动不安:因低氧血症,患者夜间常频繁翻身、转动。

(5)多汗:出汗较多,以颈部、上胸部明显,与气道阻塞后呼吸用力和呼吸暂停导致的高碳酸血症有关。

(6)夜尿:部分患者夜间小便次数增多,可出现遗尿。

(7)睡眠行为异常:表现为恐惧、惊叫、呓语、夜游、幻听等。

3.并发症

阻塞性睡眠呼吸暂停低通气综合征患者可出现高血压、冠心病、肺源性心脏病、糖尿病、继发性红细胞增多症、脑血管病、精神异常等并发症。患者常以心血管系统异常表现为首发症状和体征,高血压的发生率为45％,且降压药物的治疗效果不佳。

四、如何治疗?

1. 一般治疗

对引起上气道阻塞的原发病进行治疗。

2. 减肥治疗

减肥能明显降低呼吸暂停和低通气的发生。

3. 药物治疗

鼻塞的患者睡前用血管收缩剂滴鼻;对有呼吸道感染者给予抗感染治疗。

4. 呼吸机辅助呼吸,维持气道正压通气

(1) 适应证:①AHI≥15次/小时的患者;②AHI<15次/小时,但白天嗜睡等症状明显的患者;③手术治疗失败或复发者;④不能耐受其他方法治疗者。

(2) 禁忌证:昏迷、肺大疱、咯血、气胸、血压不稳定等。

(3) 方法:①经鼻持续气道正压通气,是治疗中重度阻塞性睡眠呼吸暂停低通气综合征患者的首选方法,可以有效地消除夜间打鼾、呼吸暂停和低通气等,也可显著改善白天嗜睡、头痛及记忆力减退等症状。可用于不适合手术和经手术、减肥等治疗效果不佳者。②双水平气道内正压通气,利用在持续正压通气机的基础上发展起来的小型、可携型、使用简便的无创人工呼吸机维持气道正压通气。其吸气、呼气正压可分别调节,同步性能好,较持续正压通气易于被患者接受。③自动调压智能呼吸机治疗,根据患者睡眠时气道阻塞所致血氧饱和度降低程度不同,呼吸机送气压力可自行随时调节,患者耐受性好,但价格昂贵。

5. 外科手术治疗

(1)腭垂软腭咽成形术:为目前最常用的手术方法,适用于咽腔狭窄的患者。

(2)正颌手术:少数阻塞性睡眠呼吸暂停低通气综合征患者有不同程度的下颌畸形,可采用正颌手术。

(3)气管切开造口术:用于严重阻塞性睡眠呼吸暂停低通气综合征伴严重低氧血症导致的昏迷、肺源性心脏病、心力衰竭或心律失常者,是防止上气道阻塞、解除窒息最有效的急救措施。

6. 口腔内矫治器

可使睡眠时的呼吸暂停或低通气有一定程度的减少,改善血氧饱和度并提高睡眠质量。

(李幼娣)

第十二章　口腔科疾病

第一节　龋　病

一、什么是龋病？

龋病，又称龋齿，俗称蛀牙，是指牙齿在以细菌为主的多种因素作用下，牙体硬组织发生的慢性、破坏性、细菌感染性疾病。它是口腔常见病、多发病之一。龋病可发生于任何年龄，尤其好发于儿童、老年人。

龋齿的发展过程见图 12-1。

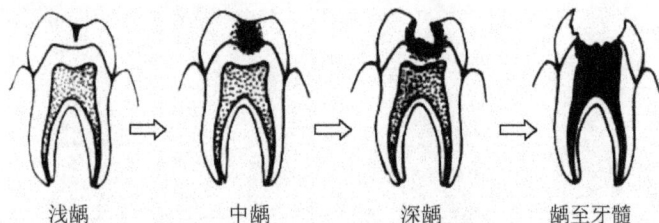

浅龋　　　　中龋　　　　深龋　　　龋至牙髓

图 12-1　龋齿的发展过程

中老年人易发根面龋，根面龋发生在釉质与牙骨质交界处的下牙根部的龋环(见图 12-2)。随着年龄的增长和牙周组织的病理改变，牙间间隙暴露，常造成食物嵌塞及细菌滞留，不易自洁，增加菌斑在牙面上的附着,增加龋病、龈炎、牙周炎的患病机会并形成根面龋。根面龋主要发生于牙龈退缩、根面外露的牙齿。图 12 - 3 为牙体的解剖图。

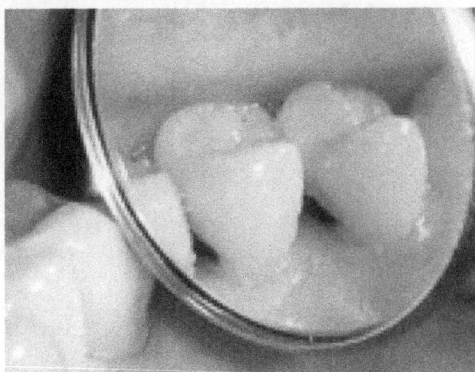

图 12 - 2　根面龋

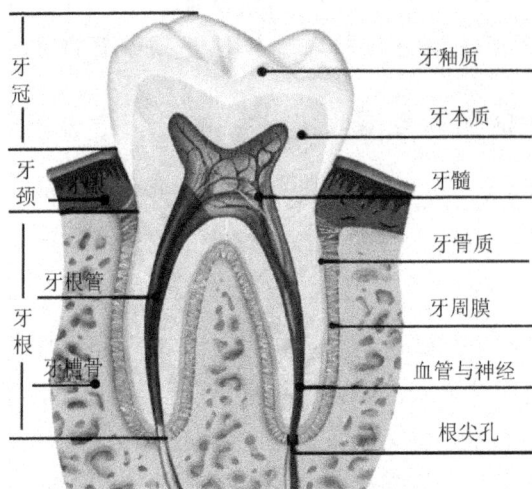

图 12 - 3　牙体的解剖图

二、为什么发生龋病？

1. 根面暴露和菌斑聚集

龋病的主要致病菌是黏性放线菌与变形链球菌。

2. 致龋菌进入通道

靠牙颈区的弹坑状孔突和裂隙是致龋菌进入的通道，导致牙本质暴露。牙骨质比牙釉质薄，钙化程度低，若发生龋损，则会很快波及牙本质。

3. 年龄因素

根面龋以老年人高发，其原因如下：①老年人口腔器官和组织出现衰老，牙龈萎缩，牙缝大，根面暴露，造成食物嵌塞，不易清洁；②涎腺的年龄性变化，使唾液分泌量减少，加剧致龋菌沉积，从而形成根面龋损；③老年人失牙，修复体多，其义齿固位体对根面摩擦，造成磨损，致龋菌易侵入牙本质，造成根面龋损。

三、龋病有哪些表现？

根面龋常见于老年人，好发于下前牙及双尖牙的邻面及唇面，向邻颊面及邻舌面发展，也可以由楔状缺损继发而得。

1. 根面浅龋

病变仅位于牙骨质层，也有一开始就位于牙本质者。患者一般无明显自觉症状，早期浅龋一般呈白垩点或斑，随着时间延长和龋损继续发展，可变为黄褐色或褐色斑点，常环绕牙颈部扩张。探针检查时有粗糙感，遇冷热可有激发性疼痛，由于老年患者对疼痛常不敏感，故当出现疼痛时病变往往已经伤害到牙本质甚至深部牙髓。

2. 根面中龋

病变位于牙本质浅层。龋病进展快,易形成龋洞。中龋时患者对酸甜饮食敏感,过冷过热饮食也能产生酸痛感觉,冷刺激尤为显著,但刺激去除后症状立即消失。

3. 根面深龋

病变侵及牙本质深层,可见深龋洞。常有食物嵌入洞中,食物压迫使牙髓内部压力增加,产生疼痛。遇冷热和化学刺激时,产生的疼痛较中龋时更为剧烈,激发痛加重,尤其对冷热刺激敏感。探针检查时易于探查到,患者出现牙敏感甚至疼痛感。

四、如何治疗?

1. 非修复性治疗

较浅的根面龋,质地较硬,颜色较深,发展较慢;或由于邻牙的拔除,龋损部位易于清洁,不再有牙菌斑堆积,龋病不再继续发展,应及时做非修复性治疗。即先用器械将损害的牙菌斑去除,再用细砂石尖将病损部位磨光,然后进行药物处理。可用 $10\% \sim 30\%$ 的硝酸银涂搽损害处半分钟,再用丁香油或碘酊将硝酸银还原沉淀于牙体组织内,或用 75% 氟化钠甘油糊剂涂擦损害面半分钟。使用含氟牙膏及定期洁牙从而控制牙菌斑。另外,患者可用含氟化钠的水溶液漱口。

2. 修复性治疗

龋病的修复治疗包括两个主要步骤:①制备洞形,即去除牙齿上病变组织,将洞制作成合理的形状;②修复,就是用修复材料填入洞内,恢复牙齿的功能和外形。常用修复材料有银汞合金、复合树脂、玻璃离子等充填修复材料。

五、如何预防和护理？

1. 保持口腔清洁，控制细菌生长。坚持每日三餐后刷牙，可有效地减少和控制细菌的生长。不要在睡前吃东西，尤其是甜食，以免粘在牙齿上的糖类发酵，使牙齿受蚀损坏。

2. 正确刷牙，防止菌斑形成。使用保健牙刷和正确的刷牙方法；每次刷牙3分钟，做到面面俱到；每天刷牙3次，餐后漱口；每隔3个月左右更换一次牙刷；每天使用牙线清洁牙齿缝隙和邻面残留的食物残渣和菌斑。

正确的刷牙方法：水平颤动法（Bass法）是一种唯一能清除龈沟内菌斑的重要的自我保健措施（见图12-4）。这种刷牙方法具有刷洗力强的优点，能有效地去除牙颈部及龈沟内菌斑，同时还可避免造成牙颈部楔状缺损及牙龈萎缩。洗刷时，刷毛与牙齿呈45°角，刷毛指向牙龈方向，使刷毛进入龈沟和邻间隙，部分刷毛压于龈缘上做前后向短距离的水平颤动。

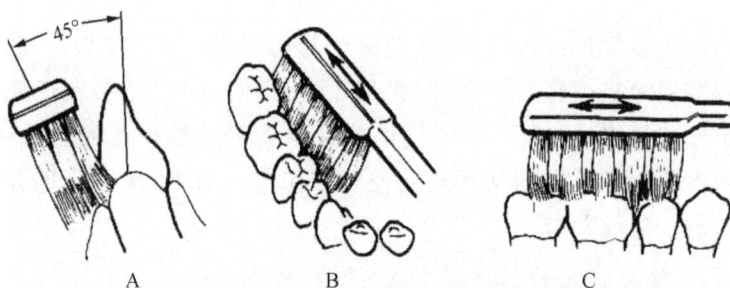

A. 刷毛以45°角指向根方，按压在龈-牙交界区，使部分刷毛进入龈沟和邻间隙；B. 用轻柔的压力，将牙刷头作近、远中方向短距离的颤动，4~5次；C. 牙面略施力，使毛尖达到点隙窝沟，做前后方向颤动4~5次

图12-4　水平颤动法刷牙

3. 加强牙齿锻炼，提高抗龋能力。氟元素是人体进行正常代谢和促进健康所必需的一种元素，它对牙齿的坚固起着主要作用，

还可以抑制细菌的生长。牙齿补充氟元素的方式很多,其中使用氟化物牙膏是一种简便而有效的途径。

4. 改变饮食结构,控制糖类摄入。食物越来越精细,含糖量不断增加,如巧克力、奶糖、精制蛋糕等,这些软而黏的食物粘在牙齿表面,为致龋菌提供了充足的"粮草"。因此,尽量限制此类食物的摄入量,多吃瓜果、蔬菜、蛋、肉类等食物,以促进牙齿的健康。

5. 定期进行口腔科检查。早期龋齿无症状,自己不易发现,等到有症状,则已发展到中龋或深龋,因此应半年到一年去口腔科检查一次。发现龋齿要及时治疗,以防后患。

(陆晓兰　丁春波)

第二节　牙周病

一、什么是牙周病?

牙周病是指发生在牙齿周围支持组织的慢性、破坏性疾病,是口腔科常见病、多发病之一。在人群中的发病率高达 $80\%\sim90\%$。目前,牙周病主要包括牙龈炎和牙周炎两大类(见图 12-5),前者

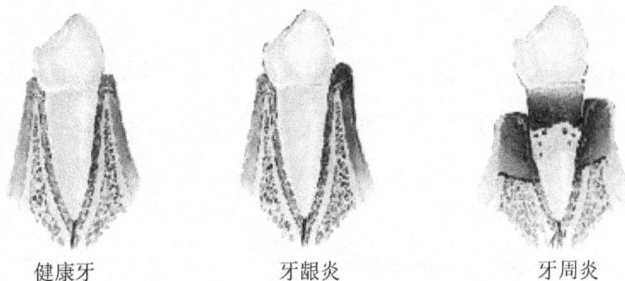

健康牙　　　　　　牙龈炎　　　　　　牙周炎

图 12-5　健康牙、牙龈炎和牙周炎

只发生在牙龈组织，而后者则是累及四种牙周支持组织（牙龈、牙周膜、牙槽骨和牙骨质）的慢性感染性疾病，往往引发牙周支持组织的炎性破坏。老年人牙周病较多且较严重。

老年人牙周组织的特点：牙龈退缩，牙龈上皮变薄，角化程度降低。牙周膜胶原纤维减少，弹力纤维增多，纤维间细胞成分减少，并可出现钙化。由于骨代谢能力的衰退，牙槽骨发生生理性萎缩，骨质疏松，弹性降低。牙槽骨骨髓腔中的红骨髓逐渐被脂肪组织所替代，骨膜细胞和成骨细胞减少，接近成纤维细胞。因此，在受刺激时骨质的吸收也较快。作为磨耗和继续萌出后的代偿，牙骨质持续增厚，70 岁时可达 10 岁时的三倍。此外，老年人唾液分泌量减少，咀嚼功能降低，自理能力降低，也是影响牙周状况的重要因素。

二、为什么发生牙周病？

1. 牙石和菌斑

经常黏附在牙颈部及龈沟内的牙菌斑是引起牙周病的主要因素。牙菌斑是一种细菌性生物膜，为基质包裹、互相黏附或黏附于牙面、牙间及修复体表面的软而未矿化的细菌群体，不能被水冲去或漱掉。牙菌斑钙化即成为牙结石。

2. 食物嵌塞

食物被咬合压力嵌入相邻两牙的牙间隙内，称为食物嵌塞。老年人牙龈生理或病理性的退缩，进食时容易导致食物的水平或垂直性嵌塞，嵌入的食物可直接压迫牙龈，也为细菌的生长繁殖提供了良好的环境和营养。

3. 不良充填体和修复体

不良的修复体和充填体既能直接刺激牙龈，引起炎症，又能为细菌提供良好的滋生条件。

4. 创伤

当咬合力过大或方向异常，超过牙周组织的承受能力时，即发生牙周组织的损伤。

5. 社会心理因素

一些负面的社会因素和心理因素也容易导致牙龈炎症的发作或加重，如丧偶、孤独无助、精神紧张、长期压抑等，影响人体防御系统的功能。

6. 营养因素和代谢障碍

蛋白质缺乏可引起牙龈、牙周结缔组织变性，牙槽骨疏松；维生素 C 缺乏，使结缔组织的新陈代谢受到影响，可导致牙龈出血、牙齿松动，严重时引发坏血病；维生素 D 缺乏可影响钙、磷代谢，使牙槽骨吸收或结构变得疏松。

7. 内分泌因素

雌激素缺乏，糖尿病，肾上腺皮质激素、甲状腺激素、甲状旁腺激素等分泌过多或不足也可使牙周病加重。

8. 其他

吸烟及不良的刷牙习惯。

三、牙周病有哪些表现？

早期的牙周病一般没有明显症状，当出现口臭或口腔异味，牙周红肿、疼痛，刷牙出血或牙龈萎缩而致牙齿变长，牙周袋形成，牙槽骨吸收，牙齿倾斜、松动或移位甚至脱落，食物嵌顿，咀嚼无力或疼痛等症状时，往往已是晚期，需要提高警惕。

1. 牙龈出血及炎症

早期病变局限在游离龈和龈乳头，充血及炎症使牙龈呈鲜红或暗红色,松软易出血(图12-6)。

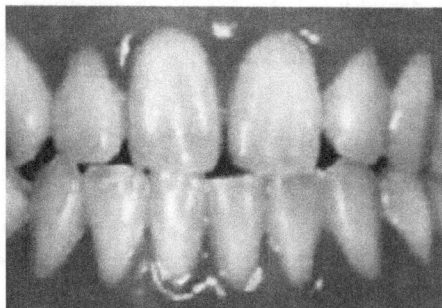

图12-6　牙龈出血及炎症

2. 牙周袋形成

牙周袋是病理性加深的龈沟。牙龈炎时,牙龈肿胀或增生使龈缘增高,结合上皮位置正常,此时称为假性牙周袋或龈袋。牙周炎时,结合上皮因炎症破坏或刺激向根方增生,使龈沟底移向根方而形成牙周袋,此为真性牙周袋(图12-7)。

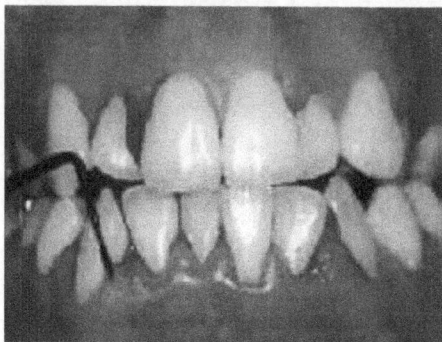

图12-7　牙周袋

3. 牙槽骨的吸收

牙槽骨吸收的程度与炎症持续的时间和严重程度有关。骨吸收的程度,一般按吸收区占牙根长度的比例来描述,如吸收为根长的 1/3、1/2、2/3 等。

4. 牙松动和移位

牙周炎时牙槽骨吸收,牙周组织支持功能受到影响,牙齿发生松动、移位。牙周炎的发展过程:牙菌斑→牙结石→牙龈炎→牙周炎→牙齿松动。

中-重度牙周炎:牙龈红肿,易出血,牙周袋加深、溢脓,有较明显口臭,牙槽骨继续破坏,牙齿松动、移位(图 12-8)。

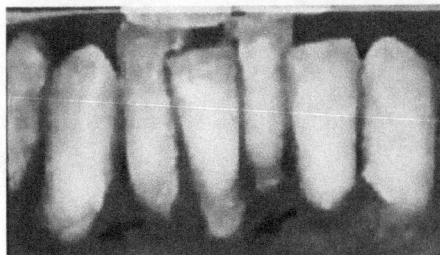

图 12-8　中-重度牙周炎

四、如何治疗?

1. 去除病因

机械性去除菌斑常用的方法有刷牙、牙线、牙签、牙间刷等。去除不良修复体和充填体,纠正引起食物嵌塞的因素。

2. 牙周洁治术

这是最主要的治疗方法。牙周洁治术是用器械除去龈上龈下牙石、菌斑、软垢,并磨光牙面,以延迟菌斑和牙石再沉积。牙周洁治术是各型牙周炎最基本的治疗方法;通过彻底清除菌斑、牙石,可使绝大多数的单纯性牙龈炎治愈;同时也是各种牙周病的复杂治疗以及口内其他手术的术前准备。

3. 药物治疗

应用有效的化学药物来抑制菌斑的形成或杀灭菌斑中的细菌。这只是辅助性措施,只有在机械性清除菌斑和牙石的基础上,再辅以药物治疗,才能较彻底地控制菌斑。应使用缓释、控释药物。另外,抗菌漱口水含漱对炎症消退也有帮助。对于急性发作者,可辅以服用抗生素治疗。

4. 手术治疗

牙周炎发展到较严重的阶段,需要进行牙周手术。

5. 维护治疗

牙周炎患者经过积极、恰当的治疗后,炎症消退,病情得到控制,但疗效的长期保持却有赖于患者坚持有效的菌斑控制,以及定期的复查、监测和必要的重复治疗。为了防止牙周治疗后的复发,最好的牙周维护治疗期为每 3 个月一次。

五、如何预防和护理?

1. 养成良好的口腔卫生习惯

首先掌握正确的刷牙方法,即每天 3 次,每次 3 分钟,并且在饭后、睡前漱口,保持口腔清洁;对不易去除的食物碎屑、软垢、牙菌斑,要用牙线清洁。掌握 Bass 法(水平颤动法)刷牙。

2. 提高抵抗力

积极治疗和控制与牙周病发生有关的全身性疾病,如糖尿病、内分泌紊乱、营养代谢性疾病、血液病及遗传性疾病。

均衡的营养对维持牙周组织健康起着重要作用,可以增强牙周组织的抗感染力和修复能力。同时应少吃甜食,因为蔗糖能促使牙菌斑内细菌的生长和繁殖。

3．牙龈按摩和叩齿

经常用手指按摩牙龈，能促进牙龈的血液循环，增加牙龈组织氧气和营养的供应，有助于牙龈的健康。叩齿也是一种古老的保健方法，对保持牙周的健康有一定作用。

4．口腔检查

定期进行口腔检查，最好是每 6 个月 1 次，定期洁齿，每年洗牙1～2次。洗牙是预防牙周病的主要手段之一。每天认真刷牙并不能代替洗牙，洗牙能清除牙面上多年存积的牙菌斑、牙结石，尤其是龈下牙菌斑、牙结石。每 3～6 个月复查 1 次，如果发现新的牙垢、菌斑或牙结石，可再洗 1 次牙。

5．戒烟

吸烟是牙周疾病的重要因素，提倡戒烟。

6．牙齿保健操

第一步：叩齿。舌尖抵住上腭，口、唇闭拢或者微张，上、下齿自然叩击，注意舌体不要动，力量均衡。叩齿可以增加牙周及上下颌骨的血液循环，刺激口腔分泌唾液，保护免疫功能，可预防牙周疾病。

第二步：搅海。口、唇微闭，牙齿张开，让舌头伸入上、下齿之间，按顺时针、逆时针方向搅动。搅海可以促进舌体血液循环和舌体灵活性，并按摩了口腔黏膜及牙龈，可增强咀嚼功能。

第三步：鼓漱与吞津。上两式完成后留在口中的唾液，在左、中、右三个方向的齿缝间挤进挤出，然后将唾液分三次慢慢低头吞下，尽量在咽喉处发出"叽咕"的响声。这样做可以刺激口腔分泌唾液，冲洗牙面、齿缝和整个口腔，不利于菌斑附着，充分发挥唾液的免疫防病功能。

第四步：按摩牙龈。先用右手食指和拇指夹左侧上、下牙龈，逐个按摩;再用左手按摩右侧牙龈。也可将食指、中指放在口外牙龈相应部位按摩。按摩可使牙龈、齿面变得光滑,还可以矫正牙列不齐。

7. 牙周病的自我检测

近来刷牙时刷毛上有血迹,咬食物时食物上有血迹,说明开始有牙龈炎。牙齿不松动,但牙龈红肿、一碰就出血,说明有牙龈炎。牙齿有不同程度的松动、咬合无力、牙根暴露,说明已发展成为牙周炎。牙龈红肿、牙周袋溢脓、有口臭,说明已患有牙周炎。如有上述症状应及时治疗。

(陆晓兰　丁春波)

第三节　根尖周病

一、什么是根尖周病?

根尖周组织包括根尖部的牙槽骨、牙周膜和牙骨质。根尖周组织疾病(简称根尖病)是牙髓病的继发病。牙髓病变所产生的刺激,特别是牙髓中的感染通过根尖孔,作用于根尖组织,引起根尖周病。病变主要为炎症,在机体抵抗力较强或经不彻底治疗时,可转化为慢性炎症;当机体抵抗力低时,又可由慢性炎症转化为急性炎症。急性根尖周炎有剧烈疼痛、肿胀,甚至伴有全身反应。慢性炎症的病理变化特点是骨质破坏,在根尖部骨质破坏区域形成炎症肉芽组织,肉芽组织的中心可能存在脓灶。骨质破坏区逐渐增大,骨质也受到更多的破坏。这种慢性炎症灶可以成为感染病灶,引起远隔器官的疾病,如颌骨骨髓炎、颌面部间隙感染、蜂窝组织炎等,对患者危害严重。

二、引起根尖周病的因素有哪些?

根尖周病继发于牙髓病,所以凡能引起牙髓病的因素均能直接或间接地引起根尖周病。

1. 感染

根尖周病的主要致病因素是牙髓和根管中的感染,包括细菌和细菌产物。

2. 创伤

急性损伤,如牙体受到外力打击,跌倒碰撞;慢性损伤,如咬合创伤;医源性损伤,如根管治疗器械超出根尖孔。

3. 化学刺激

在治疗牙髓病和根尖周病时,若使用药物不当,将造成化学性刺激,引起根尖周炎。

4. 免疫因素

进入牙髓和根尖周围组织的抗原物质可诱发机体发生特异性免疫反应,导致牙髓和根尖周围组织损伤。

三、根尖周炎的分类及临床表现

1. 分类

(1)急性根尖周炎:①急性浆液性根尖周炎;②急性化脓性根尖周炎,包括根尖脓肿、骨膜下脓肿和黏膜下脓肿。

(2)慢性根尖炎:①根尖周肉芽肿;②慢性根尖周脓肿;③根尖周囊肿;④根尖周致密性骨炎。

2. 临床表现

(1)急性根尖周炎:包括急性浆液性根尖周炎和急性化脓性

根尖周炎。

1) 急性浆液性根尖周炎：又称根尖周炎的急性浆液期，是根尖周炎的初期，可发展为化脓性炎症，也可转为慢性根尖周炎。最初患者自觉患牙根尖部不适，轻咬牙时疼痛可缓解。炎症加重时，可出现持续性自发性钝痛，感觉牙伸长或浮起。此时咬着患牙反而更痛，使患者不敢咬合。叩诊疼痛（＋）～（＋＋）。患牙可有 I 度松动。对于原发性急性浆液性根尖周炎，X 线检查根尖周组织影像常无明显异常表现。

2) 急性化脓性根尖周炎：又称根尖周炎的急性化脓期，多由急性浆液期发展而来，也可由慢性根尖周炎转化而来。此阶段也可称作急性根尖周脓肿或急性牙槽脓肿。可根据脓液集中的区域再划分为 3 个阶段（见图 12-9）：①急性根尖脓肿，根尖部牙周间隙内聚集的脓液得不到引流，患牙持续跳痛，伸长感加重。因咬合时，首先接触患牙而加剧疼痛，所以患者不敢咬合。患者根尖部黏膜潮红，但未肿胀，扪及痛。所属淋巴结可以扪及，有轻微疼痛。②骨膜下脓肿，因骨膜坚韧、致密，脓液聚集于骨膜下，产生很大压力，患牙疼痛达高峰，为持续性、波动性跳痛。患牙浮起、松动，轻触患牙时亦感到疼痛。牙龈表面在移行沟处明显红肿，移行沟变平，有明显压痛及深部波动感。所属淋巴结肿大、压痛。相应颌面部形成蜂窝组织炎而肿胀，引起面容的改变。可伴有全身症状，如发热、不适、白细胞增高等。③黏膜下脓肿，脓液穿破骨膜至黏膜

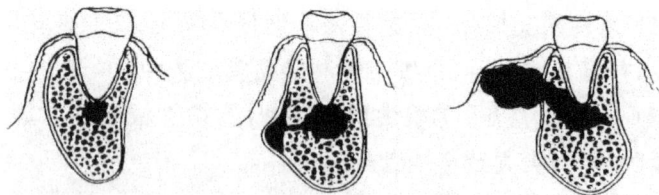

图 12-9　急性化脓性根尖周炎的 3 个阶段
（左，急性根尖脓肿；中，骨膜下脓肿；右，黏膜下脓肿）

下,肿胀已局限,呈半球状隆起。扪诊时,波动感明显,脓肿较表浅而易破溃。疼痛缓解,患牙的松动度和咬合痛也明显减轻,全身症状也缓解。

(2)慢性根尖周炎:是指根管内的感染或病原刺激物长期缓慢刺激而导致的根尖周组织的慢性炎症反应,表现为炎症性肉芽组织的形成和牙槽骨的破坏。有的病例则在机体抵抗力下降时,可转化为急性根尖炎。患牙有反复疼痛肿胀史、牙髓病史或牙髓病治疗史。在临床上根据病变类型,慢性根尖周炎分为根尖周肉芽肿、慢性根尖周脓肿(慢性牙槽骨脓肿)、根尖周囊肿和根尖周致密性骨炎。它们在临床表现上很相似,而且治疗原则和方法都基本相同。慢性根尖周炎多无明显自觉症状,有的病例仅在咀嚼时轻微疼痛,有的病例则无任何异常感觉。X线片特点:根尖周肉芽肿为圆形的透射影像,边界清楚,周围骨质正常或稍致密,直径一般不超过1厘米;慢性根尖周脓肿的透射区边界不清楚,形状也不规则;大的根尖周囊肿可见有较大的圆形透影区,边界很清楚,并有一圈由致密骨组成的阻射白线围绕。

四、如何治疗?

1. 急性根尖周炎

治疗原则是消除急性炎症以缓解疼痛,然后采用根管治疗或牙髓塑化治疗。这时消除急性炎症的措施为开髓、拔髓,使渗出液通过根尖孔沿根管引流,开放根管。同时给予抗生素或其他全身消炎药物,以及维生素支持疗法。

若为骨膜下脓肿或黏膜下脓肿,开放根管已不足以排出脓液,故应切开脓肿处的骨膜或黏膜以便脓液得以引流。为了减轻咬合痛,可磨低对颌牙与患牙相对的牙尖。一般1~2天后复诊,最好在切口愈合前进行根管治疗或牙髓塑化治疗。

2. 慢性根尖周炎

治愈根尖周病的主要原理是消除病原刺激物,促使根尖周组织愈合、恢复健康。根尖周炎主要的病原刺激物来自感染根管,因此,消除根管内感染是治愈根尖周病的首要条件。消除病原目前有多种方法,主要是：①清创原则,以根管治疗为代表,彻底清除感染根管内的有害物质,封闭无效腔,防止再感染,达到消除病原的目的。②无害化原则,以牙髓塑化治疗为代表,将根管内的感染物质用塑化剂使其塑料化而固定、包埋在根管内,成为无害物质,同样达到消除病原的目的。

五、如何预防及护理？

1. 保持口腔卫生清洁。
2. 养成良好的饮食习惯。
3. 切割牙体组织时要正确操作,并选择合适的充填材料。
4. 有龋齿时,须及时治疗。

（陆晓兰　丁春波）

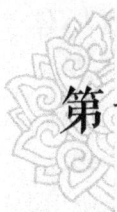

第十三章　其他疾病

第一节　皮肤癣病

一、什么是癣病？

"癣病"系指浅部真菌病，是由真菌感染所致。老年人最常见的癣病就是手癣和足癣。手癣俗称"鹅掌风"，皮肤癣菌感染手指屈侧、指间及手掌皮肤，往往单手发病。足癣俗称为"脚气""香港脚"，是指发生于足跖部及趾间的皮肤癣菌感染，是皮肤癣病中最常见的疾病，多见于成人。出汗多、穿不透气的鞋袜等会使足汗蒸发不畅，局部温暖潮湿而容易引起足癣。

二、引起癣病的因素是什么？

癣病由真菌引起。真菌也叫霉菌，在自然界中种类很多，绝大多数对人体无害，只有少数真菌可以致病，有的真菌侵入人体的皮肤、毛发、指（趾）甲后引起浅部真菌病。真菌生存能力极强，喜欢温暖潮湿的生活环境。根据发病的部位，皮肤癣病可以分为手癣、足癣、股癣、体癣、甲癣和头癣。由于夏季气温升高，湿度大，人身体上更是温热而潮湿多汗，因此适合真菌繁殖生长，也就更容易患癣病。那么什么样的人容易患癣病呢？过度肥胖、好出汗的人，体育运动的爱好者，过团体生活或常常有机会接触真菌的人容易患癣病。由于真菌到处存在，大多数人在一生之中最少感染一次，因此会被很多人忽视。随着年龄增大，皮肤抵抗力会下降，癣病会加重。对于70岁以上的老年人，很多系统性抗真菌药都不能使用，因此皮肤科医师建议中老年人的癣病务必及时治疗。

三、癣病有哪些表现？

痒是癣病的主要临床表现。俗话说："脚癣不是病，痒起来真要命。"而手癣多因足癣传染，可分为角化型和水疱型。夏季，手癣多为水疱、鳞屑；冬季，干燥、粗糙，呈皲裂状。足癣分为浸渍糜烂型、水疱型和角化过度型。癣病常伴剧烈瘙痒，给患者正常生活带来极大的不便，并且还严重影响到患者的肌肤美观。尤其是手癣，常会给患者正常社交带来额外的烦恼。

癣病具有传染倾向：真菌生命力极强，在脱离活体的毛发、指甲、皮屑等也可以存活和保持毒性一年以上。所以手足癣患者脱落的皮屑就是传染媒介。手足癣也会引起继发感染。脱皮、起疱、瘙痒等症状只是足癣的早期表现，如果不及时治疗，随着真菌的不断的繁殖，病情会继续发展，可传染到身体其他部位，引起手癣、股癣、体癣及甲癣，还会继发细菌感染导致淋巴管炎、丹毒。

四、如何预防？

不要与他人共用拖鞋以免交互感染。如果其他人也有此困扰，请一起治疗，不可只"独善其脚"，必须大家同治，才不会又被感染。另外鞋子和袜子的选择也非常重要，以通风凉爽为原则，尽量选择天然皮革的制品。袜子宜选择纯棉吸汗的，而且必须天天换洗。有足癣者，不要用手搔脚，洗脚或涂药后应立即用肥皂水洗手,以免传染到手上。痊愈后换新鞋袜,以免重复感染。

五、如何治疗手足癣?

首选外用药治疗,可选用溶液、霜剂、软膏剂等,常用的有克霉唑霜、咪康唑霜、布替萘芬乳膏等,疗程为 2～4 周,对有继发感染者应先用抗菌药物控制感染后再进行抗真菌治疗。对于外用药治疗效果不好者,可给予口服药物治疗:特比萘芬 250 毫克/天,2～4 周;伊曲康唑 200 毫克/天,2 周。

癣病尽管有典型特征,但是对于具体的一名患者,临床上需要与多种其他疾病相鉴别。各种癣病只有确诊之后才能做到正确的治疗。在工作中常常见到一些患者因为误用药膏而使病情加重,因此,不可怀疑自己患了癣病就随意买支药膏涂搽,而应及时到医院皮肤科就诊。各种癣病的治疗,要根据癣病的分型和不同患者的具体情况选择用药。近几年,国内外已经研制出多种高效的治疗癣病的药物,癣病的治愈率大大提高、复发率大大降低,只要正规足量用药一般都可以彻底治愈。癣病治愈后,要采取预防措施才能防止再次感染。要避免与癣病患者直接接触;避免穿过紧、透气性差的袜子、内裤、鞋;过度肥胖者要减肥;加强糖尿病等其他疾病的治疗;避免与他人共用拖鞋、浴盆、脚盆、毛巾、理发工具等;家里如果有其他患癣病的人,必须同时治疗。

总之,夏季是癣病的高发和加重季节,也是防治癣病的最重要季节,只要正规治疗并注意预防,癣病可以完全治愈、减少复发。

(张 力)

第二节 冬季瘙痒症

一、什么是冬季瘙痒症？

一到冬天，天气变得寒冷，空气也变得干燥起来，此时不少人就会出现皮肤瘙痒，特别是晚上临睡前刚脱下衣服时，从胳膊到腿都痒得厉害。这就是冬季瘙痒症。

二、冬季瘙痒症的发病原因是什么？

冬季皮肤瘙痒的原因比较复杂。秋冬季节气候寒冷，皮脂腺分泌物向体表排出困难，同时汗腺的分泌也明显减少。皮脂腺和汗腺分泌功能的减退使皮肤含水量和含脂量减少，缺乏皮脂滋润使皮肤长期干燥，导致皮肤瘙痒的发生，故常常冬重夏轻。此外，随年龄增长，老年人新陈代谢功能逐渐减退，皮肤萎缩、血供下降，皮肤汗腺和皮脂腺的活动功能较青壮年时期明显减退，汗液、皮脂排出量减少，皮肤的湿度下降，表现为皮肤干燥，而干燥更易导致皮肤瘙痒。老年人肝肾等器官功能下降，体内一些代谢产物如胆红素、尿素氮等排出障碍，也是瘙痒症的原因之一。此外周围环境因素刺激也可诱发皮肤瘙痒，如进食辛辣刺激食物、饮酒或频繁洗澡（肥皂摩擦后）都可引起瘙痒。

三、冬季瘙痒症有哪些表现？

冬季瘙痒症多见于中老年人，男性的发病率比女性高；晚间瘙痒比白天严重；皮肤瘙痒的范围不定，可局限于一两处，也可全身皮肤发痒。发痒的程度不定，往往间歇出现或连续不断。皮肤主要的变化：干燥变薄，表面有糠秕状的脱屑，长期的搔抓使皮肤出现许多抓痕、血痂、色素沉着、苔藓样变，重者可以发生皮肤感染。

四、如何治疗？

皮肤瘙痒的治疗方法分为局部治疗和全身治疗。局部治疗以止痒润肤为原则，可使用含甘油和樟脑的搽剂，也可使用皮质类固醇霜剂（如艾洛松、去炎松等）；全身治疗以内服抗组胺药物为主，氯苯那敏（扑尔敏）、赛庚啶等传统药物和氯雷他定、西替利嗪等新药均有效，当病情较重时，可选用两种抗组胺药物联合用药，还可配合使用钙剂、多种维生素、镇静安眠药及中药。积极防治原发疾病，如糖尿病、黄疸、肠寄生虫病，以去除加剧皮肤瘙痒的病因。单纯药物治疗往往不能根治，还需要配合合理的皮肤护理、良好的生活习惯等措施，才可以长期缓解。

五、如何护理？

1. 皮肤痒了不能过分挠。用手，尤其是用痒痒挠搔痒，实际上是增强了对皮肤的刺激，使皮肤产生了疼痛，从而掩盖了痒感，久而久之，皮肤表面就会发生增殖性变化。皮肤变得粗糙、肥厚，肥厚的皮肤对于末梢神经感受器来说本身就是一种刺激，会使瘙痒加重，其结果是越搔越痒，便形成了新的条件反射，造成恶性循环。

2. 有一些老年人可能会有这样的经验，痒痒时洗个热水澡，好好地烫一烫来解痒。但是，最终的结果往往是烫洗后的那一刻很舒服，但很快瘙痒又会出现，而且痒得更严重。这是因为洗热水澡时，频繁的烫搓和肥皂刷洗会使人体皮肤表面本来不足的皮脂膜丧失掉，甚至皮肤表面正常的水分含量也难以保持。所以，虽然刚刚烫洗后很舒服，但皮脂减少后瘙痒的发生就是"秋后算账"了。

因此这种解痒方式也不可取。正确的做法是冬季减少洗澡次数，尤其是老年人和婴幼儿，建议每周1～2次。洗澡时避免用肥皂等强碱性的清洁剂，可用少量弱碱性沐浴露，对于皮肤特别干燥的人可以不用任何沐浴露，只是用清水清洗。水温不要太高，温度以35～37℃为宜。此外，洗浴后用浴巾吸干水分，而不要用力擦拭，因为后者会使已经变薄的表皮更多的剥脱。每天使用保湿润肤产品，沐浴后也应马上使用，最好使用天然产品，尽量不用矿物油。

3. 内衣最好选用柔软的棉丝织品，不要穿毛织品（如羊毛、兔毛制品），少吃刺激性食物，戒烟酒，不喝浓茶、咖啡。

4. 良好的生活习惯可以有效防止瘙痒的发生。加强平常的饮食调养，多吃些富含维生素 A 的食物，如瘦肉、动物肝脏、菠菜和豆制品；多吃有健脾润肺、养血润肤功能的食物，如大枣、百合、银耳、花生、牛奶等，不吃易引起过敏或有刺激的食物，如鱼、虾、蟹等。

（张　力）

第三节　压　疮

一、什么是压疮？

压疮是指皮肤和（或）皮下组织的局部损伤（由于身体局部组织长期受压，血液循环障碍，组织营养缺乏，皮肤失去正常功能而引起的组织破损和坏死），通常位于骨隆突处，由压力或压力联合剪切力所致。许多影响因素或混杂因素与压疮有关，这些因素的作用机制尚待研究阐明。研究表明，卧床或长期使用轮椅超过一周，患者的压疮发病率为 8%；住院患者的压疮发病率为 1%～

5％;老年护理中心的患者压疮发生率为1.5％～25.0％。

二、压疮产生的原因有哪些?

1. 压力因素

机体组织所受压力与缺血之间存在紧密的关系。在做受压部位的仔细检查时,必须考虑到持续时间与强度两方面的关系。动物实验表明:增加压力,短时间后皮肤产生溃疡;另外,组织能够耐受的周期性压力比不变压力高得多。如果周期性解除压迫,时间至少3分钟,组织在相同或更长的时间内能够耐受更高的压力。长期维持低压力比短期内的高压力更损伤皮肤组织。压疮随着时间的推移而发展。长时间的低压已显示出与短时间的高压相似的影响。

2. 机体组织的压力耐受性

不同的组织对压迫有不同的敏感性,肌肉组织最敏感,而皮肤耐受较久。压力作用于皮肤2小时后下面的肌肉会产生缺血改变。当相同压力作用于皮肤6小时后,肌肉将完全变性。当皮肤组织持续承压9.33千帕(70毫米汞柱)以上且大于2小时就可能发生不可逆损害。

3. 摩擦力

摩擦可引起皮肤的表皮层剥脱,外层的角质脱落降低了真皮纤维蛋白的溶解活性,进而使皮肤更易受到压迫而坏死。摩擦还增加了经皮的水丢失,体表水分聚积。如果机体的表皮接触面潮湿,则会导致摩擦的系数加大。摩擦与剪切力结合促进皮肤溃烂。

4. 潮湿

酸碱度改变会使表皮角质层的保护能力下降。潮湿能降低皮肤的抵抗力,导致溃烂及感染,使褥疮的发病率上升约5倍。

压疮的易患人群：①老年、卧床者；②尿失禁、大便失禁者；③营养不良者；④有压疮史者；⑤糖尿病患者；⑥意识障碍者。

老年压疮特点：老年人由于常年卧床，不能自主翻身，营养不良及新陈代谢改变，长时间受压导致局部血液循环障碍，耳廓、肩胛部、髋部、枕骨粗隆、脊椎体隆突处、髂嵴、骶尾部、坐骨结节、内外踝、足跟部以及无肌肉包裹或肌肉较薄的骨隆突处长期受压和缺乏脂肪组织保护，较容易发生褥疮。

三、如何预防老年压疮？

1. 管理大小便失禁，避免局部潮湿。

2. 减轻水肿。

3. 保证循环。鼓励适当床上运动或者被动肢体运动，可以减轻组织受压，促进血液循环，减少褥疮发生。

4. 加强营养。食物多样化饮食，宜清淡可口，合理烹调；饮食有节，少食多餐。老年人细胞内液减少，每天摄入水量应不少于2000毫升。从膳食安排上应适当增加一些汤、羹类食物。正确的饮水方法应是少量多次。清晨饮适量开水，有利于刺激食欲、促进循环。

5. 避免使用损坏的床、轮椅。

6. 皮肤护理。保持皮肤清洁干燥，可使用干毛巾轻柔地擦拭皮肤，吸干水分，根据情况适当扑爽身粉，以减少皮肤和床面之间的摩擦。每天检查皮肤状况，保持皮肤清洁，防止其被污物浸泡，保持适度的湿度环境，禁止按摩，穿着舒适的衣服。

7. 保持适当的体位，避免剪切力和摩擦力。当床头抬高30°时，极易引起剪切力。如必须抬高30°时，可在其足底部放一坚实的木板，并用一木板垫于腘窝下，屈髋30°，以尽量减缓躯体下滑。对于坐轮椅患者，各支持面必须用软垫垫起，以使患者尽量坐直。

8. 特殊部位的护理。对于形体消瘦的患者,可使用泡沫贴等保护骨骼隆突部位,也可使用减压设备,如海绵垫、水垫、凝胶垫、气垫床等。

9. 保持情绪稳定、心情愉悦。情绪紧张也是褥疮发生的一个主要因素。肾上腺功能增强导致糖皮质激素的生成增加,胶原蛋白的合成被抑制。

(陈　萍)

第四节　痔

一、什么是痔?

痔是一种常见病、多发病,发病率位列所有肛肠疾病的首位,约占 80.6%。医学所指的痔包括内痔、外痔、混合痔,是肛垫的病理性肥大、移位及肛周皮下血管丛血流瘀滞形成的团块。

痔的发病率随着人的年龄增长而增加。老年人机体的形态和系统的功能逐渐衰老,消化系统功能降低,肠蠕动减弱,导致的消化障碍可引起便秘,且老年人患便秘的比例也比其他人群高;此外,老年人肛门直肠部的神经、血管、肌肉、韧带等处于功能减退的松弛无力状态,因而易于引起痔。

二、痔有哪些表现?

痔是老年人的多发病,且反复发作,时好时坏经久不愈。

1. 便血

无痛性、间歇性便后出现鲜血,是内痔和混合痔的早期临床表现。轻者多为大便或手纸上带血,继而滴血,重者为喷射状出血,长期可导致缺铁性贫血。

2. 肿物脱出

肿物脱出常是晚期症状,在腹压增加时(如咳嗽、用力排便等),可有肿物脱出。轻者可自行回纳,重者需手法复位。严重时,内痔伴有血栓形成,加上肛门括约肌痉挛,不能还纳,常可发生嵌顿、绞窄。

3. 肛缘突起

患者有肛门异物感或肛门不洁,肛缘突起呈单发或多发,或不规则突起形成皮赘,质软或硬,触痛不明显。

4. 肛门疼痛

单纯性内痔无疼痛,可有坠胀感。当合并有内痔嵌顿、外痔血栓形成或感染时,可出现肛门剧烈疼痛,影响行动。

5. 肛门瘙痒

痔块脱出时常有黏液或分泌物流出,刺激肛周皮肤引起局部瘙痒。

老年人痔的特点:①老年痔因肛管较松弛,发现时即重度。痔以突出为主,易加重,并发嵌顿、出血及血栓等;②老年人常常伴有多种慢性病,如心血管疾病(高血压、各种心脏病)、呼吸系统疾病(慢性气管炎等)和内分泌疾病(糖尿病等);③很少为单纯的内痔,大多都是混合痔,并且外痔的部分多为皮赘样的结缔组织增生和静脉曲张。

三、如何治疗?

老年人得了痔,应引起足够的重视,及时到正规的医院进行治疗。老年人体质较弱,同时可能伴有其他基础疾病,医生会针对不同的情况采取不同的治疗方法。痔的早期，一般提倡保守治疗，主要以改善便秘、缓解局部症状为主：适当增加运动，饮食上增加蔬果及粗粮，可刺激肠蠕动功能；温水坐浴可促进痔区消退；药物上，可采用乳膏剂涂抹突出的痔区。治疗采用内服润肠化痔的中药（如痔消散等），同时配合中草药清洗或外用治疗痔疮的软膏、药栓等保守疗法，平时多饮水和按摩腹部以改善排便。如果痔出血较多，可以采取硬化剂注射的方法进行治疗。在单纯的药物治疗起不到明显效果的情况下，老年人首选微创手术治疗。

四、如何预防？

老年患者治疗常有一定困难，多数患者常伴有全身性多发性疾病。可以通过下列方法来预防痔的发生或减轻痔的症状。

1. 加强锻炼

老年人平时要避免久坐、久站、久蹲。经常参加力所能及的体育活动，如太极拳、散步等，不仅能增强机体的抗病能力，减少罹患痔的可能，而且能调和人体气血，促进胃肠蠕动，改善盆腔充血，防止大便秘结，从而预防痔疮的发生。

2. 合理饮食

老年人由于自身的原因，易患便秘，从而发生痔。但通过合理调配饮食，可预防痔的发生，老年人日常饮食中可多选用新鲜蔬菜、水果、燕麦、豆类等含维生素和纤维素较多的食物。少食含辛辣刺激性的食物，如烟酒、辣椒、芥末等。同时饮食不要过分精细，要食五谷杂粮，平时荤素搭配，每天补充充足的水分。这样形成的大便量多、较软，便于大便的排出。

3. 养成排便习惯

健康人直肠内没有粪便，早上起床和早餐进食后会引起体位反射和胃、结肠反射,将粪便快速推入直肠,从而产生便意。每日养成早晨定时排便习惯是最合乎生理性的,对预防痔的发生有着重要的作用。老年人晨起喝1杯温开水有利于大便的排出。排便过程是一个经大脑控制的复杂的反射过程,由几个排便动作组成,不能持续用力。老年人最好用坐厕排便,有便意时不要抑制排便,以防人为造成便秘。在大便时应专心,不要看书、吸烟等。

4. 积极治疗慢性病

慢性病,尤其是致腹内压力增高的慢性病,如肝硬化、肝瘀血、老年性慢性支气管炎引起的剧咳、前列腺肥大、慢性便秘、腹泻等,均可使无静脉瓣的直肠静脉血液回流困难,造成壁薄位浅的直肠上下静脉丛淤血扩张。尤其老年人肌肉无力,组织松弛,静脉管壁张力衰退,局部血运差,更易扩张成痔,或使痔疮加重,间接影响治疗效果。积极治疗这些慢性病,减轻症状,使腹内压降低,有利于痔的治疗和痊愈。

5. 加强肛门周围皮肤护理

如果便后肛周留有大便,会造成瘙痒、湿疹甚至肛周脓肿。如厕后需用柔软的卫生纸擦拭干净,最好每次便后用温水清洗肛门及周围皮肤,保持肛门周围皮肤清洁干燥,防止感染。

6. 调整生活习惯

避免过度劳累,保持精神愉快,注意劳逸结合,保证正常的睡眠时间均能防止痔的发生。

对于老年人来说,由于体质较弱,肛肠疾病的早诊断、早治疗非常重要,如果等到疾病严重的时候再进行治疗的话,不仅增加治疗难度,而且风险比平时要高很多,所以老年朋友一旦出现肛门不适,要及早到正规的医院寻求治疗。

(孔振芳)

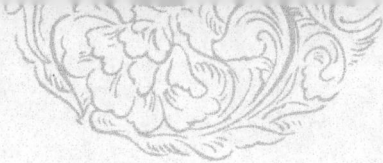

谨以此书献给亲爱的老年朋友！

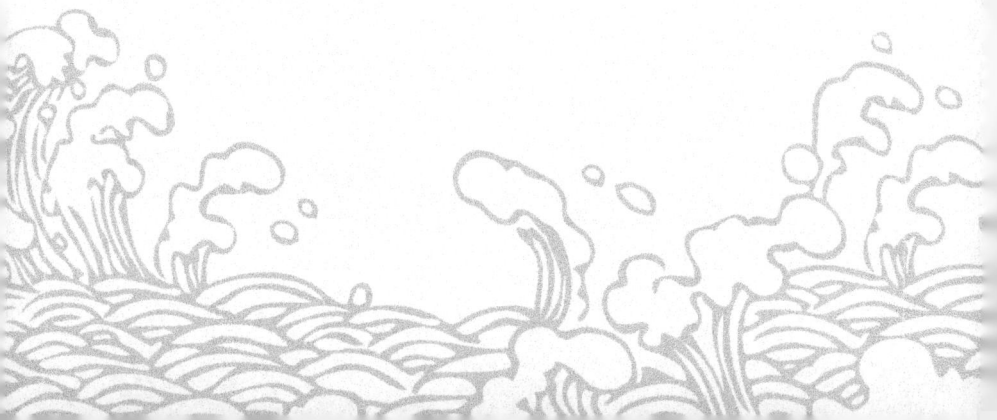